PROFESSEUR PAL

MÉDECIN DES HÔPITAUX DE VIENNE

LES
CRISES VASCULAIRES

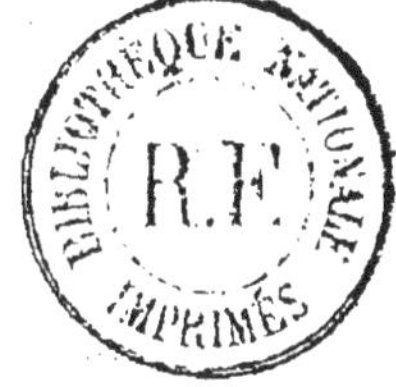

Traduit de l'allemand

PAR LE

Docteur G. BABLON

MÉDECIN MAJOR DE 2ᵉ CLASSE

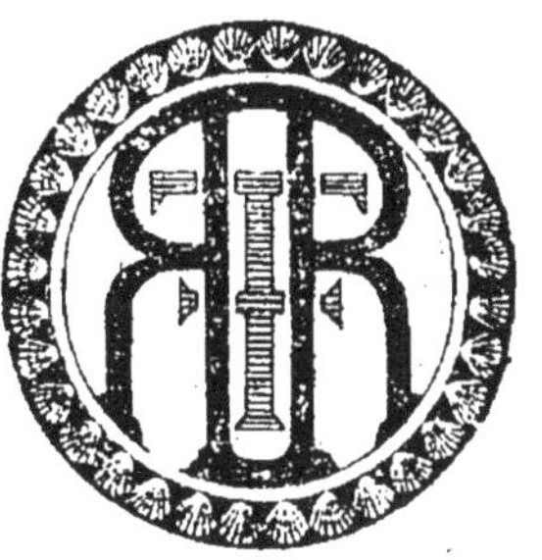

PARIS

F. R. DE RUDEVAL, ÉDITEUR

4, RUE ANTOINE-DUBOIS, 4

1908

Les Crises Vasculaires

PROFESSEUR PAL

MÉDECIN DES HÔPITAUX DE VIENNE

LES
CRISES VASCULAIRES

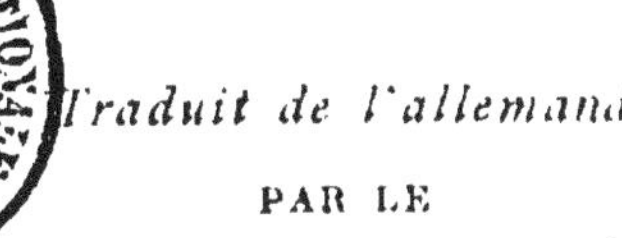

Traduit de l'allemand

PAR LE

Docteur G. BABLON

MÉDECIN MAJOR DE 2ᵉ CLASSE

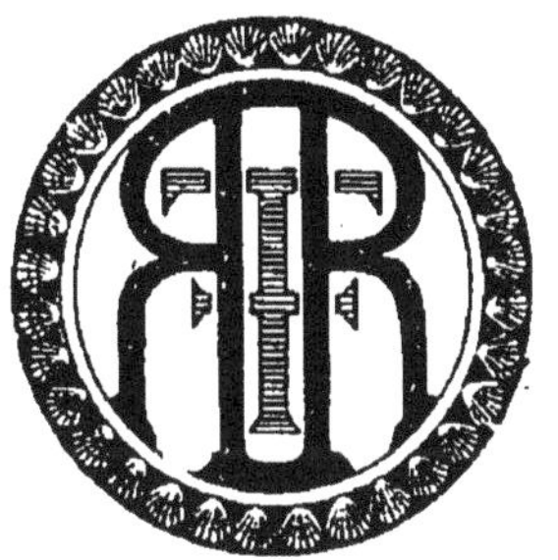

PARIS

F. R. DE RUDEVAL, ÉDITEUR

4, RUE ANTOINE-DUBOIS, 4

1908

AVANT-PROPOS

L'étude des crises vasculaires est basée à la fois sur des faits déjà connus et sur des données nouvelles. Elle réunit dans une même vue d'ensemble des symptômes appartenant à des maladies diverses. Non seulement elle élargit le cercle de nos connaissances symptomatologiques, mais encore elle éclaire la nature de certains phénomènes morbides, et prépare dans ce sens la voie au progrès. Les rapports qu'elle permet de découvrir sont variés, mais dans l'état actuel des choses, il est impossible d'en donner un tableau absolument complet.

Les expériences auxquelles je me réfère ont été poursuivies à l'Institut de Pathologie générale et expérimentale de Vienne de 1884 à 1904.

Les nombreuses constatations tonométriques ont été en grande partie, faites dans mon service par mes assistants, parmi lesquels, je dois citer le Dr S. Tauber, que je remercie pour le zèle et l'intérêt qu'il a apporté à la solution de ces problèmes.

D[r] PAL.

Dans la littérature médicale allemande l'expression « crise » n'était employée à l'origine que pour désigner le tournant décisif d'une maladie. Les cliniciens français ayant appliqué ce mot à tous les phénomènes d'une signification importante survenant dans le cours d'une affection, nous avons également étendu le sens de ce mot. C'est ainsi par exemple que l'on appelle « crise » les troubles fonctionnels graves qui apparaissent dans le développement du tabès. Jusqu'à présent, cette acception était seule usitée, je ne crois pourtant pas que l'on trouve quelque chose à objecter à la désignation de « crise vasculaire » (1), appliquée à des désordres ayant leur siège dans l'appareil circulatoire, bien qu'il ne s'agisse pas précisément de troubles tabétiques. L'expression « crise vasculaire » me parait aussi mieux convenir à l'ensemble des phénomènes que nous étudions ici, que la plupart des autres dénominations, qui indiquent un symptôme ou un effet, mais non la nature du processus.

(1) Collier est le seul à ma connaissance qui ait employé cette expression à propos de deux cas d'Erythrométalgie observés chez deux diabétiques atteints de crises gastriques. Mes recherches expliqueront le rapport qui existe entre les deux phénomènes.

II. — CONSIDERATIONS
SUR LA PHYSIOLOGIE PATHOLOGIQUE

Les phénomènes vaso-moteurs paroxystiques qui intéressent les vaisseaux artériels ne peuvent être naturellement que de deux sortes : vaso-constricteurs ou vaso-dilatateurs.

Pour les expliquer, deux hypothèses sont en présence : s'agit-il d'un processus purement musculaire, ou d'un processus neuro-musculaire ?

L'hypothèse que des excitations purement musculaires peuvent déterminer dans les territoires étendus des phénomènes de vaso-constriction, sans intervention du système nerveux a été inspirée par l'étude de l'action des extraits de capsules surrénales. C'est ainsi que Königstein a constaté sur des embryons de poule, à un stade où le système nerveux vaso-moteur n'était pas encore dé-

---

(1) Brodie et Dixon admettent comme cause de vaso-constriction une action excitante elective de l'extrait de capsules surrénales sur les terminaisons nerveuses qu i se trouvent dans les parois des vaisseaux.

veloppé, une action vaso-constrictive de l'extrait de capsules surrénales.

Mais en général, il faut admettre que les phénomènes vaso-moteurs se produisent par l'intermédiaire du système nerveux. Ils peuvent être dus à des excitations périphériques, comme aussi à des excitations centrales ou réflexes.

L'apparition de phénomènes vaso-moteurs d'une même sorte, est par conséquent possible dans diverses conditions, et effectivement, nous les rencontrons dans les affections variées.

Bien que nos données sur l'innervation des vaisseaux soient assez étendues, elles ne sont pourtant pas suffisantes pour élucider complètement les processus pathologiques de l'homme.

La physiologie et la pathologie expérimentale nous ont fait connaître une série de faits importants, qui doivent faciliter la compréhension des signes cliniques. Le résultat le plus marquant de ces recherches fut la découverte du centre vaso-moteur médullaire (Ludwig et ses élèves). Puis vint celle des centres vaso-moteurs situés plus profondément et plus haut, et de leurs relations réflexes (Goltz).

Tous ces faits sont importants pour l'observation clinique, mais ils ne suffisent pas, et nous devons encore recourir à des centres situés dans les ganglions sympatiques, et qui viennent seulement d'être expérimentalement démontrés (Langley, Franck). D'après ces expériences, il faut admettre que certains territoires vasculaires possèdent un centre vaso-moteur séparé. Les vaisseaux des viscères abdominaux, qui sont surtout sous la

dépendance du splanchnique appartiennent à cette catégorie, de même, ceux de la peau et des extrémités ; ceux
des organes thoraciques, des poumons et du cerveau ont
leurs centres spéciaux, sur lesquels nous ne savons encore rien de net.

Le territoire le mieux étudié est celui des vaso-moteurs des organes abdominaux, qui joue un rôle prédominant dans l'équilibre circulatoire. Le centre du splanchnique a été exactement délimité par sa situation anatomique chez l'animal (chien), (Sticker).

Il n'y a rien à objecter à l'opinion de ceux qui veulent
que ce centre à l'occasion, spontanément en action, en
son entier, ou partiellement, sous l'influence d'excitations spécifiques. Cette possibilité est basée sur des
observations cliniques, qui trouvent une confirmation
dans l'étude de certaines irritations segmentaires récemment réalisées en divers endroits et sous diverses
formes.

Il n'est pas superflu de faire remarquer ici que ce
que nous apprenons expérimentalement à considérer
comme effet de l'excitation du splanchnique, ne se rencontre qu'exceptionnellement dans la pathologie de
l'homme. Le splanchnique est un nerf complexe, dont
l'excitation directe comme on peut le voir sur l'animal,
produit un ensemble de phénomènes, dus à l'excitation
simultanée des nombreux éléments composants.

Quand, dans un tableau morbide nous voyons apparaître des phénomènes analogues à ceux fournis par l'excitation du splanchnique, il ne s'agit cependant ordinairement, que de phénomènes d'excitation partielle de ce
tronc nerveux, mis en évidence grâce aux relations ré-

flexes ; ce sont le plus souvent des phénomènes vaso-moteurs.

Beaucoup d'auteurs admettent que dans tous ces cas, les filets non vaso-moteurs qui font partie du splanchnique sont également excités ; mais c'est là une hypothèse très douteuse. On ne peut l'émettre que si des troubles de la motilité de l'estomac ou de l'intestin accompagnent les phénomènes vaso-moteurs, tandis que d'après nos expériences, il est évident que des processus purement vaso-moteurs peuvent exciter ou immobiliser, rendre atone ou paralyser l'intestin. L'influence de la circulation sur la fonction des organes de la vie végétative et prédomi· nante. C'est ce que ne paraissent pas toujours assez considérer des physiologistes autorisés.

Les mêmes processus d'excitation vaso-motrice qui se produisent dans le territoire du splanchnique se montrent dans les autres.

Des recherches expérimentales, il ressort en outre qu'un antagonisme existe entre certains territoires vaso-moteurs : une vaso-constriction dans l'un amène une vaso-dilatation dans un autre et, cela, soit par l'intermédiaire du système nerveux, soit d'une façon purement mécanique. C'est ainsi, que le sang expulsé du territoire en vaso-constriction trouve place. Les expériences montrent par exemple, que l'excitation du splanchnique qui produit la contraction des vaisseaux des intestins, refoule le sang dans les vaisseaux cutanés et dans ceux des extrémités.

Ce phénomène a été considéré d'abord comme la preuve d'une vaso-dilatation concomittante des vaisseaux des extrémités, tandis que d'après Bayliss c'est un processus mécanique. Quoiqu'il en soit chez l'homme dans les phénomènes qui ont pour cause la contraction des vaisseaux abdominaux, nous ne voyons pas toujours survenir une congestion des vaisseaux cutanés. Le sang expulsé des organes abdominaux doit par conséquent pouvoir fuir ailleurs que dans les vaisseaux de la peau.

Toutefois, en des circonstances, qui ne nous sont pas entièrement connues, il survient dans plusieurs territoires vasculaires des phénomènes de même nature qui amènent des troubles paticulièrement graves. Nous croyons dans ces cas, à une excitation ou à une paralysie du centre vaso-moteur médullaire.

Récemment, pour expliquer ces troubles des nouvelles opinions ont été émises ; elles sont liées à la question des sécrétions internes.

Depuis que nous savons que la substance médullaire des capsules surrénales, et celle des organes à cellules analogues, (cellules chromophiles ou chromaffines) donnent des produits, qui jetés dans la circulation font contracter les vaisseaux, l'idée s'impose que la sécrétion interne de ces cellules influence le tonus des vaisseaux, et le détermine même exclusivement dans certaines conditions pathologiques. Cette action se manifeste par une augmentation du fonctionnement des groupes cellulaires cités, au moment de la production de l'hypertension et par la diminution des cellules ou de leurs fonctions ; dans les cas d'hypertension artérlelle.

Une série de travaux récents (Bernard et Bigart, Vaquez, Gouget) nous enseignent que dans certaines maladies, liées à l'hypertension, les capsules surrénales présentent des lésions qui parlent en faveur d'une augmentation de leur fonction (Hyperépinéphrie de Sergent et Bernard) (1). La seule difficulté en ce qui concerne ces états et leur valeur, réside en ce que les lésions n'attei‑gnent pas la partie médullaire des capsules surrénales, qui produit la substance hypertensive, mais bien la zone certicale de l'organe.

Par contre, il est établi que les affections qui détrui‑sent le tissu des capsules surrénales (Tumeurs, Tuber‑culose, Hémorrhagies) ou celles dans lesquelles les cel‑lules *chromophiles* disparaissent complètement, donnent lieu à des phénomènes d'hypotension et d'asthénie.

De même, les recherches expérimentales ont montré que les animaux, après l'extirpation simultanée des deux capsules surrénales succombent dans l'adynamie. Ils ne doivent cependant pas mourir comme je pus le constater sur un chien que j'opérai. Ils ne le doivent pas disait l'enseignement dominant, puisqu'il existe encore des cellules des capsules surrénales. Les recherches de Korn ont jeté la lumière sur ce fait. Il a montré que tout le grand sympathique est traversé par des cellules chromophiles, qui fonctionnellement, et à l'origine, son les analogues de la substance médullaire des capsules surrénales, et Wiesel trouva que ces cellules périssent en masse dans la maladie d'Addison.

Nous savons peu de chose sur les conditions dans les‑quelles sont sécrétées les cellules chromophiles à l'inté‑rieur, et sur les influences qu'elles subissent.

---

(1) Au sujet de l'hyperplasie des capsules surrénales, voir *Sem. Méd.*, 15 mai 1907 ; « Les Lésions surrénales dans les néphrites, par Beaujard ». (Bablon).

Une série de recherches d'auteurs français laisse présumer que les capsules surrénales réagissent particulièrement à l'injection des poisons, et subissent d'importantes modifications (Bernard et Bigart, Oppenheim et Löper). Malgré cela, il n'est pas certain que ce soient ces appareils cellulaires qui entrent en action, partout où la pathologie ne trouve pas l'explication de l'augmentation de la pression sanguine. De même on ne sait pas si des produits de sécrétion interne autres que ceux du système chromaffine, circulent dans le sang, excitant directement les vaisseaux ou agissant sur le centre vasomoteur (cytolysines, cytotoxines), comme on l'a déjà supposé pour l'urémie et l'éclampsie

Un seul fait est à retenir : l'apparition de phénomènes vaso-moteurs généralisés, variant avec l'absence ou la présence de produits de sécrétion interne : mais il est difficile de comprendre que leur action reste localisée strictement aux vaisseaux.

Dans tout territoire vasculaire, les phénomènes vaso-moteurs, peuvent se montrer isolément ou combinés à d'autres. D'où la variété d'aspect des crises vasculaires. Nous n'avons pas trouvé chez l'animal l'analogue des expériences que nous avons faites chez l'homme. Les conditions expérimentales artificiellement obtenues, ne sauraient être assimilées aux états pathologiques.

L'observation et la production des crises vasculaires, rencontrent chez l'homme dans ces circonstances des difficultés notables. Ce n'est que dans certains cas que nous voyons les phénomènes vaso-moteurs se manifester sous nos yeux d'une façon évidente, par exemple dans les crises vasculaires des extrémités. Pour suivre les crises rétiniennes, il faut avoir recours à l'ophtalmoscope. Mais au moins, dans tous les cas, le fait est facilement constatable. La chose est beaucoup plus difficile, quand les processus vasculaires se déroulent dans les territoires soustraits à l'observation directe. A ce groupe appartiennent les plus importants des faits qui m'ont conduit à la conception des crises vaso-motrices. J'y ai été amené grâce à de nouvelles méthodes de recherches et à des expériences précises.

III. — ANALYSE DES TROUBLES CIRCULATOIRES

Il n'y a pas longtemps, l'on considérait encore toutes les modifications du pouls d'un malade comme dépendant exclusivement de l'action de l'organe central.

La notion que la circulation, abstraction faite de l'influence de la masse sanguine, est fonction non seulement de l'énergie du cœur mais aussi des résistances vaso-motrices, ne s'est fait jour que que peu à peu, et maintenant encore, on ne lui accorde pas dans la pratique toute l'importance qui lui est due.

Traube a eu le mérite d'étudier les relations existant entre l'augmentation des résistances et la pression artérielle, en s'appuyant à la fois sur la clinique et sur l'expérimentation. Grâce à lui, nous avons appris à connaître d'importants syndromes où les altérations des vaisseaux jouent un rôle certain.

C'est ainsi que dans l'artériosclérose on a constaté qu'une pression élevée dans l'appareil circulatoire est en rapport avec une lésion anatomique des vaisseaux et produit l'hypertrophie du cœur.

De même on a expliqué la genèse de l'hypertrophie cardiaque et l'élévation de la pression dans le cas de rein contracté par l'état des parties périphériques de l'appareil circulatoire. Mais dans tous ces cas il y a une lésion visible et palpable. Il en est tout autrement là où des troubles circulatoires passagers, des excitations vaso-motrices, entrent surtout en jeu. En ce cas, s'il ne s'agit pas de troubles visibles comme dans les névroses vaso-motrices des extrémités, on ne peut suivre le cours des phénomènes vaso-moteurs, même dans les plus grands territoires vasculaires, que par les retentissements qu'ils exercent sur la pression générale. On ne pourra étudier ces questions d'une façon plus précise aussi longtemps qu'il n'existera pas d'autre procédé d'appréciation.

Mais il ne faut pas contester que, avec l'aide de la seule palpation on n'ait déjà observé des faits importants dont l'explication doit être cherchée dans des processus vaso-moteurs. Je rappelle de nouveau ici, le nom de Traube auquel nous devons de nombreuses et fructueuses inspirations. Cette étude ne pouvait avoir une base solide qu'en s'appuyant sur la mesure de la pression sanguine.

On a longtemps cherché un procédé de mesure de la pression sanguine pour remplacer par une méthode d'observation objective la méthode d'observation subjective, admissible dans une certaine limite. On employa d'abord le sphygmographe pour représenter objectivement les variations de pression. Nous devons déjà à cette méthode quelques observations cliniques nouvelles et importantes, ainsi celles de Lauder-Brunton concernant le nitrite d'amyle dans l'angine de poitrine, et celles de Riegel dans la colique de plomb la néphrite aiguë, etc.

La mesure en chiffres de la pression sanguine réalisa un important progrès. En cette circonstance, c'est le

nérite de Basch d'avoir fait avec succès le premier pas ;
il a créé non seulement le premier mais encore le plus
parfait des sphygmomanomètres. Outre, les modifications faites à cet instrument par Potain, d'autres appareils ont été contruits par Riva-Rocci, Gartner, Recklinghausen, etc., (1). Les efforts faits pour remplacer
l'instrument de Basch sont dus à plusieurs causes.

Les grands avantages de son appareil se trouvent ré-
duits par le fait qu'il nécessite l'emploi simultané des
deux mains pour des buts différents et qu'il est basé sur
le sens tactile de chacun qui s'épuise vite et est soumis a de grandes variations individuelles.

Mes recherches onté été faites au moyen du tonomètre
de Gartner. Si j'ai donné la préférence à cet instrument
c'est qu'il ne fatigue pas la vue, ce qui rend les erreurs
subjectives peu vraisemblables et que ses indications sont
faciles à contrôler. Il suffit d'un peu d'exercice pour en
connaître la technique, et plusieurs individus peuvent
mesurer le même cas d'une façon également conscien-
cieuse et obtenir des observations concordantes.

Cette méthode a permis les recherches étendues dont
je parle ici, et auxquelles tout mon personnel médical a
contribué. Il est également important de pouvoir répéter
rapidement les mensurations les unes après les autres,
ce qui grâce au peu de temps nécessaire, permet d'avoir
des chiffres plus exacts que ceux obtenus par l'appareil
de Basch.

A la vérité, on a dit que des mensurations opérées

(1) Pour la technique de la sphygmotonométrie, voir
Bouloumié. Sphygmotonométrie clinique 1905 (Bablon).

rapidement les unes après les autres, en causant l'anémie des extrémités des doigts, faussent les résultats. A supposer qu'occasionnellement de tels facteurs entrent entrent en considération, ils ne modifient pas le résultat en raison des discordances qui se produiraient avec les observations antérieures.

J'ai tenu compte de l'influence psychique qui dans certains cas peut entrer en ligne de compte.

En ce qui concerne la méthode, je signalerai brièvement que les mesures effectuées avec l'anneau de gomme mou et large de Gärtner ont été prises avec toutes les précautions. Comme manomètre nous employâmes les manomètres de mercure, depuis environ 1 an 1/2 un manomètre construit par Tauber, et depuis peu de temps un manomètre à air bien contrôlé de Gärtner.

Ainsi que cela découle d'une série d'expériences, la pression sanguine aussi bien chez l'home que chez l'animal varie constamment. Dans les conditions normales ces variations se manifestent chez l'individu à l'état de repos, et, en tant que nos instruments nous permettent de le constater, oscillent dans d'étroites limites.

Par contre, les modifications de pression dont il doit être question ici, sont très importantes et si rapides qu'on ne peut les suivre aisément avec les appareils de Riva-Rocci et de Recklinghausen, sans compter que l'usage de ces instruments épuise aussi bien l'observateur que le malade.

Je ne discute pas la question de savoir ce que nous mesurons avec le tonomètre de Gärtner. Pour la plupart des auteurs c'est la pression artério-capillaire, si toutefois une telle mesure est possible. Pour moi j'ai seulement la prétention d'obtenir une évaluation en chiffres des grosses variations de pression et, dans son état actuel, l'instrument remplit ce but. Je ne crois pas que des tracés pris avec d'autres appareils puissent modifier les résultats d'une façon appréciable.

Les recherches cliniques faites jusqu'ici avec les appareils enregistreurs ont eu pour but de savoir comment se comportait la pression sanguine dans diverses conditions physiologiques et dans certaines maladies. Un deuxième groupe de recherches mit en évidence les affections dans lesquelles existe une pression sanguine basse, moyenne, ou haute. Potain, Vaschide et Lahy ont encore élargi ces données par l'étude des actions toxiques et des autres conditions pathologiques dont les effets influencent la pression sanguine.

On a de cette façon obtenu des résultats qui diffèrent peu de ceux de la simple palpation et ne permettent guère d'apprécier toute l'importance des mensurations.

La mesure de la pression est pourtant appelée à résoudre d'autres questions. Nous sommes par elle en état de suivre d'une façon continue dans certaines limites, et la où la palpation du pouls est sans valeur, les variations de pression, et de placer les chiffres obtenus en regard des autres symptômes. Une succession rapide de semblables *notations* prises avec persévérance nous donne dans certains cas non seulement un tableau des modifications circulatoires, mais montre en outre les rapports qui existent entre des phénomènes, dont nous ne pourrions sans ce moyen trouver la dépendance. C'est à ces recherches que je suis redevable de la connaissance des crises vasculaires. Nous pourrions pénétrer plus avant dans ce domaine, si nous possédions un appareil qui put de lui-même enregistrer la pression d'une façon continue.

Dans l'organisme humain l'excitation et son effet se suivent aussi promptement que chez l'animal. Si nous voulons élucider les relations de certains états aigüs avec la pression sanguine, nous devons pouvoir être sûrs, d'obtenir l'enregistrement permanent de la pression, comme dans les expériences sur les animaux, ou du moins nous rapprocher de cette façon de faire. On comprend que des observations exactement isochrones ont seules de la valeur. Les difficultés inhérentes à de telles expériences ne doivent pas conduire à dénier toute valeur aux mesures de la pression ou à diminuer leur importance. De même l'usage défectueux des chiffres obtenus, ou leur interprétation trop étroite ne doivent pas faire déprécier la méthode ; c'est la faute des observateurs qui ont reculé devant la fatigue de telles recherches.

Mais si malgré nos procédés plus perfectionnés nous avons peu obtenu dans certains domaines dépendant de l'observation expérimentale, cela vient des difficultés que nous offre l'analyse des facteurs de la circulation.

La mesure de la pression sanguine ne nous fait connaître que ce qui est dû à l'action impulsive du cœur, mais nous n'avons aucune base en ce qui concerne la participation des vaisseaux.

Pour apprécier les deux composantes, il faut l'examen physique du cœur et des vaisseaux. Les caractères du pouls ne nous permettent de contrôler que l'effet du travail du cœur et l'état de la circulation périphérique.

Ces facteurs importants en eux-mêmes et pour eux-mêmes ne peuvent nous fournir d'indication sur la contribution respective de chacune des deux composantes au travail effectué, distinction importante au lit du malade.

En analysant soigneusement les symptômes et en les appuyant sur certaines données physiques et pharmacodynamiques, nous sommes pourtant en mesure d'établir, du moins dans tout un groupe de cas, le rôle des vaisseaux et de nous en faire une représentation exacte.

IV. — DIVISION

Les phénomènes produits par les crises vasculaires
se classent de plusieurs façons suivant les points de vue
auxquels on se place. Ils comprennent d'abord les conséquences directes et indirectes des troubles vaso-moteurs. Parmi elles nous trouvons des phénomènes locaux
immédiats ou éloignés et des phénomènes généraux.

Les actions locales ne consistent pas seulement dans
l'anémie et l'hyperhémie des parties atteintes, suivant
qu'il s'agit d'une vaso-constriction ou d'une vaso-dilatation ; elles comprennent aussi les troubles fonctionnels
dûs à ces processus. Les signes locaux peuvent occuper
le premier plan et dominer le tableau morbide. Mais,
tandis que dans maintes circonstances les phénomènes
se limitent à une région, dans d'autres ils produisent
dans certains territoires, une série de conséquence importantes, dont j'ai essayé ailleurs d'élucider les rapports avec les phénomènes fondamentaux. Ces nouveaux
complexus sont dûs, d'une part à ce que les processus
en question sont par eux-mêmes une cause d'excitation
et à ce que d'autre part, ils exercent une action sur la
pression sanguine d'ou un retentissement sur les organes
éloignés, surtout sur le cœur, et le système nerveux : on
a alors le tableau *des grandes crises vasculaires*.

Il ne peut en être ainsi qu'autant que la lésion est

suffisamment importante pour modifier la pression.
Ainsi par exemple une constriction ou une dilatation des
vaisseaux d'une ou des deux extrémités inférieures ne
suffit pas en soi à amener un trouble notoire dans la
circulation ; il faut en outre la constriction ou la dilatation des vaisseaux du territoire du splanchnique. Tout
dépend aussi beaucoup de la façon dont se comportent
les autres territoires vaso-moteurs et dont ils réagissent
à l'excitation. Du reste les effets immédiats de ces crises
dépendent de la dignité fonctionnelle du territoire vasculaire atteint, de l'intensité ou de l'extension des processus, de leur durée, et à un haut degré, d'une série de
facteurs tout à fait individuels, parmi lesquels, l'état du
cœur et des vaisseaux, et l'excitabilité du système nerveux doivent être mis en première ligne.

Les crises vasculaires se divisent d'une façon très
simple *en crises de vaso-constriction et en crises de vaso-
dilatation*. Cependant cette division que je place à la
base de mon exposé ne doit pas être prise d'une façon
entièrement absolue car dans l'organisme humain une
vaso-constriction dans une région cause fréquemment
une vaso-dilatation dans une autre, en outre un phénomène peut être le point de départ de beaucoup
d'autres.

Une autre mode de classification pourrait être fourni
par le cortège symptomatique des crises, suivant qu'il
existe seulement des phénomènes locaux ou qu'il y a de
plus des phénomènes généraux. Mais, entre ces deux
types on trouve de nombreuses formes de passage, qui
ne sont pas strictement délimitées.

Nous rencontrons des crises vaso-constrictives, en première ligne dans les maladies qui nous offrent des lésions vasculaires importantes ou dans lesquelles ces dernières existent fréquemment, ainsi dans l'empoisonnement chronique par le plomb et l'artério-sclérose, dans le tabès, la néphrite, l'éclampsie. Nous trouvons également des crises vasculaires semblables, dans les coliques menstruelles, et aux extrémités ou elles constituent une névrose vaso-motrice spéciale, à l'œil (dans les vaisseaux rétiniens), enfin dans certains états cérébraux particulièrement les états éclamptiques ou épileptiformes, et probablement aussi dans l'épilepsie.

Un deuxième groupe comprend ces crises vasculaires dans lesquelles la vaso-dilatation prédomine. Les symptômes en sont comme nous le verrons, difficiles à déterminer. Dans cette catégorie se rangent l'action paralysante des poisons, les phénomènes d'origine infectieuse qui s'accompagnent d'effets analogues, et certains troubles constatés dans les daladies nerveuses.

V. — CRISES VASO-CONSTRICTIVES

Les crises vaso-constrictives se montrent dans les territoires vasculaires les plus variés. D'après mes observations je distingue les formes principales suivantes :

1) Le type abdominal ;
2) Le type thoracique ;
3) Le type cérébral ;
4) Les crises des extrémités ;
5) La grande crise vasculaire générale.

Ces formes peuvent se combiner, elles peuvent aussi dans certaines circonstances, se conditioner les unes les autres en ce que produisant une élévation de la pression artérielle, elles déterminent des retentissements tout à fait caractéristiques, c'est-à-dire des crises vasculaires dans des territoires éloignés.

J'ai déjà dans mes communications antérieures attiré l'attention sur ces sortes de crises ; je les comprends ici sous le nom générique de crise d'hypertension et je leur consacre une description conforme à leur importance clinique.

Une série d'auteurs s'est livrée à l'étude de l'hypertension : (Traube, Basch, Potain, Huchard, Vaquez). Huchard s'est depuis dix ans occupé particulièrement de cette question, ses travaux à ce sujet ont porté quelques auteurs à désigner les états d'hypertension sous le nom de *Maladie de Huchard*.

Ce que je désigne ici sous le nom de crise d'hypertension ne répond pas au sens que lui attribue Huchard. Il ne s'agit ici que d'une hypertension paroxystique.

A. — *Crises d'hypertension*

C'est un fait souvent constaté que dans beaucoup de maladies l'on trouve une élévation persistante de la pression sanguine : dans ces dernières années on l'a même mesurée. Il s'agit là de processus dont on sait depuis longtemps qu'ils coïncident avec de l'hypertension. Mais les indications qu'elles comportent, n'ont pas été vues dans toute leur étendue, et ont besoin d'être complétées, et rectifiées.

On pose habituellement la question de la façon suivante : Dans quelles maladies existe-t-il de l'hypertension ? Cette manière de formuler, la question a donné lieu à des conclusions défectueuses. C'est ainsi qu'on ne tient pas compte de se que dans certains processus la pression est continuellement élevée, tandis que dans d'autres elle ne l'est que par paroxysmes. Il est même des cas de la première catégorie qui rentrent dans la seconde.

Je citerai comme exemple, l'intoxication saturnine chronique dans laquelle l'hypertension est considérée par beaucoup d'auteurs comme un symptôme constant et caractéristique. Or cela n'est exact que dans certains états ainsi dans le rein saturnin ; par contre, il existe une hypertension passagère dans cette affection, pendant la crise de coliques, dans l'urémie, etc., hypertension qui est liée à ces syndromes spéciaux, et qui n'existe plus dans les intervalles des accès. Il en est de même dans l'artério-sclérose, le tabès, la néphrite, etc.

L'individu normal présente également des variations de pression. Chez lui, elle peut s'élever à certains moments, sans laisser de traces : la crise d'hypertension ne prend une signification pathologique, que par la façon dont elle survient, et par les phénomènes spéciaux qui la manifestent.

Bien que transitoire, ses conséquences peuvent être d'autant plus graves, que la maladie fondamentale a davantage éprouvé le sujet, que la somme des excitations s'est portée dans une direction plus pathologique, et enfin que la pression ordinaire de l'individu est plus élevée (comme dans l'artério-sclérose, le tabès, etc.).

On ne peut donc donner la valeur absolue de l'élévation de pression qui produit dans certains cas des phénomènes de crise ; elle dépend d'une série de facteurs individuels ou accidentels, et aussi de la prédisposition de chacun. C'est ainsi que, toutes choses égales d'ailleurs, un individu peut supporter une élévation de pression sans manifester aucun des troubles qu'un autre ressent avec une élévation de pression relativement moindre. Je rappelle ici que l'énergie cardiaque joue dans ces cas un rôle important.

Il suit de là, que l'on ne peut fixer le point où commence l'hypertension. Ce qui est normal pour l'un, peut pour un autre être morbide surtout dans un moment donné. Les tableaux fixant les pressions élevées, moyennes, basses comme Potain les a établis, et les opinions régnantes sur la pression sanguine sont inadmissibles et ne peuvent que jeter le trouble dans les enseignements cliniques à ce sujet. Dans son rapport sur l'hypertension, l'élève de Potain, Vaquez, s'est rangé complètement à ma façon de voir. Le maximum absolu, obtenu dans un cas d'hypertension paroxystique de mon service en mesurant au doigt et au tonomètre, fut de 29 milligrammes de mercure. Dans les chiffres dePotain et de ses élèves qui ont été obtenus sur l'artère radiale avec l'instrument de Basch modifié, les chiffres de 28 et de 30 millimètres ne sont pas rares. Forlanini a vu dans un cas d'urémie 350 millimètres de mercure avec l'appareil de Riva-Rocci.

Il me paraît évident que les nombres trouvés sur l'artère radiale d'après la méthode de Riva-Rocci modifiée, doivent être plus élevés, que ceux obtenus par Basch sur la radiale, et ceux-ci plus élevés que ceux obtenus avec le tonomètre sur l'artère digitale (il est entendu que par toutes ces méthodes nous n'avons que la tension maxima) (1). C'est ce que j'ai trouvé dans la plupart des expériences de contrôle faites à ce sujet. Les chiffres du tonomètre se rapprochent du reste plus de la pression moyenne que ceux pris sur le bras.

Dans certains cas la connaissance de la pression habituelle d'un sujet donné est très importante. J'entends par là, la pression sanguine de l'individu, en dehors de la crise, dans l'état de repos absolu. Je n'ai pas

____

(1) Bosc et VEDEL. — Congrès médecine interne 1902.
  SIILE. — *Wiener Klin. Wochenschrift.* 1904, n° 14.

besoin de donner ici des détails sur la pression physiologique normale. Nos appareils ne conviennent pas pour
la solution de cette question.

Federn, qui a porté un grand intérêt à l'étude de la
pression sanguine a obtenu avec l'appareil de Basch,
comme limites inférieures 60 à 70 millimètres, tandis
que d'autres comme Basch ont indiqué des chiffres de
110 à 150 millimètres. Nem donne comme limites normales avec le tonomètre de Gartner 80-130 millimètres ;
les limites inférieures seraient 85 pour les hommes,
80 pour les femmes.

Ce sont là résultats de signification secondaire pour
mes recherches, car dans ces sortes de crises, il n'y a
que le point de départ individuel de la pression sanguine
qui importe ; parfois il s'agit aussi de sujets se trouvant déjà dans des conditions pathologiques. Avec nos
méthodes actuelles, les rapports qui ne concernent pas
le même individu sont sans valeur.

D'autant plus basse est d'ailleurs la pression normale, d'autant plus en général une augmentation élevée
de la pression peut être vraisemblablement supportée.
Quand le chiffre normal est élevé une forte augmentation n'est plus possible, et l'élévation même la plus
faible acquiert une grande importance. Un individu
ayant une pression de 80 millimètres de mercure au
tonomètre pourrait subir une augmentation de 160 millimètres donc de 100 pour 100, un malade ayant une
pression de 160 supportera à peine une élévation de
100 o/o. Dans un appareil circulatoire hypertendu une
simple augmentation de pression de 10 o/o est un phénomène qui a son importance. Il en est ici comme pour

les porteurs de fardeaux. Celui qui peut porter un maximum de 50 kilogrammes, supportera bien une augmentation de 25 à 50 kilogrammes, mais au-delà rien, pas même un kilogramme.

On comprend donc que des phénomènes qui sont déterminés chez un individu à tension primitive basse par une augmentation de 100 o|o, peuvent se montrer chez un sujet à tension normale élevée avec une simple augmentation de 10 à 15 o|o. Il ne faut pourtant pas perdre de vue que beaucoup d'individus, qui se trouvent dans des conditions particulières, réagissent d'une façon très sensible à de faibles élévations de pression, quoique leur pression ordinaire soit basse.

Pour expliquer l'apparition des états d'hypertension la physiologie expérimentale et la pathologie nous fournissent un certain nombre de données. Ainsi dans les observations prises au lit du malade, on constata avant tout que l'excitation d'un nerf sensitif augmentait la pression sanguine, et ne produisait que dans des conditions très spéciales une chute de cette pression. C'est ce qui se voit aussi lorsque avec l'hypertension considérée surviennent des phénomènes douloureux. On admet en général que l'excitaion douloureuse, quand elle ne cause pas de phénomènes de collapsus augmente constamment d'une manière notable la pression sanguine de l'homme. Mais ce n'est pas exact. J'ai souvent trouvé que la douleur n'agit pas toujours en élevant la pression sanguine, elle la diminue même parfois considérablement François Franck, sur le fondement de recherches expérimentales, admet que l'organisme contrebalance ces augmentations de pression par une vaso-dilatation

compensatrice des vaisseaux de certains territoires qui
limite ainsi les dangers de l'hypertension. Il faut remarquer en outre que la vaso-constriction cause de l'augmentation de pression, n'est pas toujours la conséquence,
mais souvent l'origine des phénomènes douloureux.

Federn a depuis plusieurs années émis une opinion
analogue dans ses communications sur l'atonie intestinale partielle, mais cela concerne un ordre de relations
entre l'élévation de pression et la douleur (sciatique, névralgies) tout différent de celui dont je m'occupe ici.
Federn di reste semble admettre qu'une des causes les
plus fréquentes d'augmentation de pression dans l'appareil circulatoire est l'atonie intestinale partielle qu'il
a décrite, et l'excitation qu'elle produit sur le nerf
splanchnique dans la paroi intestinale.

Il me reste à étudier plus intimement, dans les limites que je me suis assignées, le rapport entre la douleur et l'hypertension.

L'hypertension paroxystique est plus rarement causée
par l'excitation des nerfs sensitifs, que par l'excitation
directe des centres ou des nerfs vaso-moteurs, et des
vaisseaux eux-mêmes. Nous ne savons pas grand chose
sur les facteurs d'excitation de ces éléments. Les plus
fréquents seraient les poisons endogènes ou exogènes.
On a récemment émis l'opinion non fondée que dans
des conditions pathologiques des produits toxiques d'origine interne seraient déversés dans le courant circulatoire
et agiraient sur les centres suivant une certaine affinité
(urémie, éclampsie).

D'autre part, grâce à l'étude des capsules surrénales
et de l'action de leurs extraits nous avons appris à con-

naître des corps qui produisent la constriction des parois vasculaires dans des territoires étendus, et peuvent ainsi amener une hypertension maxima. En pathologie, on a déjà utilisé ces données.

Parmi les hypertensions paroxystiques, on distingue deux sortes de formes, impossibles à méconnaître : celles, dans lesquelles l'hypertension est causée par la constriction d'un territoire vasculaire déterminé, et celles dans lesquelles l'appareil circulatoire est intéressé presque dans son entier. Dans les deux cas la pression sanguine monte plus ou moins vite et les phénomènes cliniques ultérieurs de la crise vasculaire apparaissent. Mais entre ces deux groupes existe une différence essentielle. Dans le premier, où l'hypertension est produite par la constriction d'un territoire déterminé, ce sont les conséquences locales qui se montrent d'abord et dominent le tableau. Elles se traduisent ordinairement par des sensations douloureuses spéciales et par des troubles fonctionnels locaux. A l'hypertension s'ajoute ensuite des phénomènes généraux plus ou moins étendus.

Tandis que dans les cas de cette catégorie, les faits se succèdent suivant deux phases qui se distinguent aisément, les choses se passent autrement dans les grandes crises vasculaires générales. Là où il s'agit d'une excitation du grand centre vaso-moteur médullaire ou de la plus grande partie des vaisseaux comme par exemple dans l'urémie aiguë, les symptômes graves apparaissent presque immédiatement. Mais cela n'est vrai qu'autant que nous ne suivons pas longtemps l'évolution de la pression sanguine. Une observation prolongée donne une idée de la marche des phénomènes.

Il ne faut donc pas se représenter cette hypertension comme absolument continue. Elle subit habituellement comme l'expérience l'apprend, des oscillations fugitives qui dépendent non seulement de l'état des vaisseaux mais aussi de celui du cœur. J'ai par exemple, dans un cas d'urémie aiguë, survenue au cours d'un état chronique, noté successivement les chiffres suivants : 195-200-140-220-170-195-220 millimètres.

On doit distinguer les phénomènes immédiats de la crise et les phénomènes secondaires. A la première catégorie appartiennent les douleurs et les troubles fonctionnels directs. Les seconds concernent ordinairement le *cœur* et le *cerveau*, mais d'autres organes peuvent aussi être atteints par la crise vasculaire d'une façon secondaire, particulièrement les reins ; il n'est pas facile de déterminer dans quelle mesure cette complication se réalise dans un cas donné.

Les troubles cardiaques, si les vaisseaux du cœur ne sont pas intéressés (angine de poitrine), s'expliquent par l'intervention d'une résistance inaccoutumée dans dans le courant circulatoire. Pour en triompher, il faut une augmentation correspondante de l'énergie cardiaque. Cependant l'influence de cette complication sur le cœur dépend autant de la valeur de l'élévation paroxystique des résistances que de la force contractile du myocarde et de l'état de ses vaisseaux. L'effet produit est ainsi très divers. Mais il faut faire ressortir que l'on a souvent l'occasion, dans les autopsies, de se convaincre qu'un myocarde, gravement altéré, présentant par exemple des indurations ou des foyers de ramollissements, peut pendant un temps relativement long, surmonter de hautes pressions, car ni la hauteur ni la faiblesse de la pression ne donnent d'indication certaine sur l'état anatomique du cœur.

Un des signes cardiaques les plus constants d'hypertension est, comme on sait, la prédominance du 2e bruit aortique, cependant ce signe n'est pas absolument fidèle. Du reste, dans les mêmes circonstances, nous trouvons dans un cas de l'accélération du pouls, dans un autre de l'arythmie, une dilatation du cœur ou une insuffisance complète du cœur, dans un 3e du ralentissement de l'action du cœur, et nous voyons souvent chez le même individu l'état du cœur varier d'une façon notable même pendant la crise. L'examen des cas morbides de cette espèce fournit quantité de documents à ce sujet, aussi ne puis-je affirmer que cette question ait été suffisamment élucidée.

Une autre série de phénomènes d'intensité variable intéresse le *cerveau*. Telle est la céphalalgie, qui est peut être dûe à un état de congestion, parfois visible même sur le visage. Fréquemment il y a des vertiges. Ces deux symptômes se montrent comme prodromes dans cette catégorie de cas où se développent des troubles cérébraux graves, ainsi dans l'urémie aiguë et l'éclampsie.

Quant l'hypertension atteint son summum, outre les graves lésions éventuelles dues à une rupture vasculaire apparaissent des phénomènes spéciaux fonctionnels et passagers. Ce sont des symptômes transitoires de foyer, une perte de connaissance, des convulsions, des états maniaques. Ces symptômes de foyer passagers, paralysies ou phénomènes d'excitation ne dépendent pas entièrement de l'hypertension. Leur rapport avec la maladie fondamentale était jusqu'ici obscur, et à cause de leur fréquence dans l'urémie, ils ont été en général considérés comme des symptômes urémiques de nature toxique.

J'ai déjà dit que ces phénomènes passagers de déficit sont produits par l'hypertension (1903). En ce qui concerne l'amaurose transitoire j'ai déjà démontré qu'elle survient avec l'hypertension et disparait avec la chute de la pression. Ces données sont applicables à l'amaurose saturnine transitoire qui est moins un signe d'intoxication que d'hypertension, et aux amauroses de l'éclampsie et de l'urémie aiguë qui apparaissent comme les prodromes des accès convulsifs, et par conséquent dans les phases d'hypertension. Une observation d'Elschnig, que je cite à cause de son importance, va nous donner des éclaircissements sur la nature des processus qui se déroulent à cette occasion dans un organe central.

D... Auguste, peintre, 25 ans, entre le 18 novembre 1897. Il est depuis 6 jours atteint de coliques, et présente presque en même temps des troubles moteurs du bras droit.

Le 18 novembre à 4 heures du matin, il éprouva de violentes coliques et se mit en devoir de sortir avec une bougie allumée pour aller aux lieux. Il devint alors soudainement aveugle au point de ne pas pouvoir percevoir l'image de la bougie, et là-dessus il perdit rapidement connaissance. Il se réveilla à 10 heures du matin, mais il était complètement aveugle. Ce n'est que peu à peu que réapparut une lueur appréciable et que la vision s'améliora lentement. Au début, il était, disait-il, comme quelqu'un qui aurait passé du soleil le plus éclatant à l'obscurité.

A son entrée, les pupilles étaient moyennement dilatées, paresseuses, la vision incertaine. Elschnig à 6 h.

du soir trouva les pupilles très étroites à cause de l'action de l'opium, insensibles à la lumière. Le malade comptait les doigts avec peine jusqu'à un mètre. Le champ visuel exploré par les mouvements de la main était à peu près normal. A l'examen ophtalmoscopique pratiqué à l'homatropine, à ce moment, et deux heures plus tard, Elschnig observa le phénomène rare d'une anémie causée par une constriction artérielle. La papille était pâle, d'un blanc presque clair, les fibres nerveuses radiées recouvraient comme d'un voile délicat les limites de la papille, presque aucun des petits vaisseaux capillaires n'étaient visibles. Les artères de la papille et de la rétine avoisinante étaient filiformes. Ce n'est qu'à une distance de deux ou trois diamètres de papille du bord papillaire que leur calibre augmentait, sans atteindre cependant la grosseur normale.

Les veines périphériques étaient très gonflées, au niveau de la papille elles étaient étonnamment amincies et se terminaient pour ainsi dire en pointe. La colonne sanguine dans tous les vaisseaux était extrêmement sombre. Il n'y avait pas d'épaississements de la paroi vasculaire. Les veines papillaires s'affaissaient à la pression la plus légère sur la bulbe oculaire, les artères ne présentaient des pulsations que si l'on pressait fortement. Du reste le fond de l'œil était normal. L'acuité visuelle permettait de compter les doigts à une distance de trois mètres. Le jour suivant, l'acuité visuelle continua à s'améliorer.

Dans la matinée O. D. Acuité visuelle : 6/18. O. G. acuité visuelle : 6/8. Champ visuel concentriquement rétréci, à droite plus qu'à gauche. Vision des couleurs dans les limites susdites, perception centrale des couleurs presque normale. A l'ophtalmoscope, légère diminution du contenu vasculaire. L'après-midi, l'acuité visuelle était presque normale, mais il se produisait des obnubilations passagères d'une durée de 1/4 à 1/2 minute, pendant lesquelles la vision s'abaissait assez pour ne permettre de ne compter les doigts qu'à quelques mètres, et le champ de la vision se rétrécissait jusqu'à 10 et 20°. Ces obnubilations survenaient souvent à l'état isolé, mais toujours aussi au moment où se produisait une crise de coliques

Ce n'est que dans l'après-midi du troisième jour, le 20 novembre, que les obnubilations s'arrêtèrent et que l'acuité visuelle ainsi que le champ visuel restèrent normales.

A l'ophtalmoscope, à ce moment, la coloration de la papille était à peu près normale et très bonne, mais on constatait une réplétion vasculaire très inégale ; à l'œil droit par exemple l'artère supérieure de la papille était presque aussi large que la veine qui l'accompagnait, et l'artère inférieure de la papille à son origine encore filiforme. Par des examens longtemps poursuivis, on put constater des variations dans l'état des vaisseaux artériels. Ces derniers vestiges d'un tableau morbide si menaçant disparurent rapidement, et l'acuité visuelle ainsi que le champ visuel furent normales jusqu'à sa sortie le 20 janvier 1898.

Bien qu'Elschnig ne connut pas les rapports de dépendance existant entre les symptômes cérébraux et la colique de plomb, par l'intermédiaire de la crise vaso-motrice qui les produisait et de l'hypertension consécutive, l'étude de ce cas est une confirmation de ma thèse. Elschnig lui-même trouva dans son observation une preuve à l'appui de cette opinion longtemps présumée, ou basée sur des états anatomiques que le plomb agissait essentiellement en excitant les fibres lisses, et remarqua qu'il y avait là une base pour la théorie de l'action du plomb sur l'organisme.

Elschnig ne vit dans son observation qu'une amaurose analogue à celles que l'on décrit dans les empoisonnements par la quinine, le salicylate, l'ergotine, dans la malaria au stade du frisson, dans la migraine, dans l'épilepsie, dans l'accouchement normal, dans la maladie de Raynaud.

A mon point de vue, le cas d'Elschnig, qui du reste est isolé dans les observations de colique de plomb, prend une signification particulière en ce qu'il montre que sous l'influence d'une hypertension dans un territoire vaso-moteur cérébral, il peut se produire une contraction des vaisseaux artériels. Nous sommes dès lors autorisés à admettre par analogie, que dans le cerveau en d'autres points, et dans des conditions semblables, une vaso-constriction peut apparaître dans certains territoires vasculaires.

Les symptômes cliniques montrent du reste nettement que l'amaurose est ordinairement causée non par des processus périphériques, siégeant dans l'œil, mais par des processus cérébraux centraux.

C'est ce que confirme la persistance des réflexes pupillaires, et surtout le fait que la contraction ne s'opère que dans un seul hémisphère c'est-à-dire dans un des deux lobes occipitaux, et ne cause pas une amaurose totale, mais seulement de l'hémiopie. (Pick, Knopp).

Très récemment, Kahn fit des recherches sur l'influence de l'hypertension sur les vaisseaux rétiniens. Ces études poursuivies sur des chats et des caniches démontrèrent que l'action hypertensive d'une injection intra-veineuse d'extrait de capsules surrénales, dilataient les vaisseaux rétiniens, et les veines plus que les artères. Si l'on pousse une injection de la même préparation dans les carotides, une contraction très courte des vaisseaux rétiniens précède la phase d'hypertension. La

strychnine et l'augmentation de pression d'origine dyspnéique doivent agir dela même façon que l'injection
intra-veineuse d'extrait de capsules surrénales. Pour
Kahn, la dilatation plus accentuée des veines est le
signe d'un obstacle à la circulation veineuse. Les conclusions d'Henderson et de Starling, dont les études ont
porté sur la pression intra-oculaire, à la suite de l'action
de l'adrénaline, parlent dans le même sens.

Le cas d'Elschnig nous apprend à reconnaître dans la
rétine une autre sorte de réaction à l'hypertension. Ce
serait une réaction spéciale à l'organisme humain, ou
un état particulier des vaisseaux ou des nerfs dans les
cas considérés.

Mes observations et descriptions ne jettent pas seulement de la lumière sur les amauroses transitoires, mais
également, sur les autres phénomènes transitoires de
déficit qui se manifestent dans les mêmes conditions, tels
que l'aphasie, la surdité, et les paralysies, désignées
d'une manière générale sous le nom d'urémiques. Celles-
ci constituent un terme de passage avec l'accès éclamptique, que l'on observe dans la crise d'hypertension avec
ou sans les phénomènes susdits.

Ma conception vient corroborer l'hypothèse qui fait
de l'accès aigü éclamptique ou urémique une conséquence de l'hypertension, mais je me sépare de l'opinion
communément enseignée, en ce que les symptômes cérébraux ne m'apparaissent pas comme l'effet d'une action
toxique immédiate sur les vaisseaux de l'encéphale, mais
comme une réaction produite par l'hypertension, grâce
à une prédisposition favorable, sur les vaisseaux de l'en-
phale ou de ses centres. On trouve dans la bibliographie

suffisamment de documents à l'appui de cette manière de voir, mes expériences particulières nous fourniront à ce sujet de nouvelles preuves.

Un des arguments les plus importants est le fait qu'une diminution de la pression artérielle suffit en général pour faire disparaître les symptômes de crise. Ainsi s'explique par exemple l'action de la saignée. On a dit que, cette action et purement désintoxicatrice, parce qu'elle ne diminue pas la pression sanguine. Ce point de vue à été soutenu parForlanini, et récemment par Bosc et Vedel, il n'est cependant pas exact. La saignée diminue habituellement la pression sanguine de l'individu normal, ainsi que cela ressort des chiffres de Buttermann. Pour ce qui est de son action dans les conditions pathologiques, j'en citerai quelques exemples. Il est vrai que la saignée ne diminue pas toujours la pression du sujet normal, et c'est là un point important dans la question, car il n'y a à en attendre de succès, que si elle amène une diminution de pression dans l'appareil circulatoire. Elle agit alors en faisant cesser les vaso-constrictions locales.

L'expérimentation sur les animaux n'a pas expliqué clairement le rapport existant entre l'hypertension et les accès éclamptiques. J'ai fait quelques expériences décisives et complexes qui plaident en faveur de ma théorie, mais elles ne peuvent trouver place ici. Les nombreuses recherches faites sur l'action de l'extrait de capsules surrénales sur la circulation cérébrale ont donné jusqu'ici des résultats tout à fait contradictoires, et ne sont pas de nature à résoudre les questions en suspens. Mais dans l'étude des effets de l'hypertension, il ne faut pas perdre de vue qu'il est d'autant plus difficile de comparer l'homme à l'animal, que même entre humains l'excitabilité présente de fortes différences dans les limites physiologiques.

Parmi les symptômes cérébraux déjà mentionnés, qui dépendent de l'hypertension, il faut encore signaler le glaucôme et la maladie de Menière.

Les conséquences les plus graves de l'hypertension aiguë sont la rupture d'artérioles cérébrales, qui arrive souvent dans ces conditions, surtout dans l'artério-sclérose.

Quoiqu'il en soit, l'influence de l'hypertension paroxystique sur le cœur et sur les vaisseaux surtout ceux du cerveau, fait comprendre comment les crises de ce genre peuvent être une cause fréquente de mort subite.

A côté des symptômes cardiaques et cérébraux, il me paraît intéressant de mentionner l'influence de l'hypertension sur le rein. Il y a sous ce rapport à envisager deux alternatives. Les vaisseaux du rein sont directement influencés par la crise vasculaire, c'est-à-dire contractés, ou sont au contraire passifs et ne subissent que l'action de l'hypertension. Il n'est pas toujours facile de savoir à laquelle de ces deux éventualités on a affaire dans un donné.

Si nous raisonnons par analogie avec ce que nous montre l'expérimentation, on doit admettre que les excitations du centre vaso-moteur bullaire font contracter les vaisseaux du rein (Conheim, Gartner). Dans leurs expériences Conheim et Roy ont trouvé que l'excitation de ce centre faisait apparaître dans l'urine de l'albumine et des cylindres.

D'après les recherches de Conheim l'élévation de la
pression ne suffit pas à causer de l'albuminurie. Nous
voyons cependant des cas de petits reins contractés avec
hypertension évoluer sans albuminurie, et d'autre part,
les périodes d'hypertension les plus fortes ne s'accompagnent pas toujours d'albuminurie. L'action de l'hypertension sur les reins dépend avant tout de leur état. C'est
un facteur avec lequel l'expérimentation ne compte pas
mais qui, au lit des malades est de tout premier ordre
pour l'interprétation de notre problème.

D'après l'expérimentation, l'albuminurie est le seul
indice, qui permette d'affirmer l'existence de troubles
circulatoires dans le rein. Ce serait exact, si ce signe
était fidèle et permettait de déceler les troubles les plus
légers de la circulation.

De tout temps on a admis que les glomérules étaient
très sensibles aux troubles circulatoires (Overbeck, Hermann). Conheim admet, que tout trouble circulatoire
important, comme la stase ou l'ischémie, rend le rein
perméable à l'albumine. Il rappelle à ce sujet l'albuminurie du choléra, de l'éclampsie, de la crise épileptique
et du tétanos, et aussi celle que l'on constate fréquemment dans la colique de plomb. Seules les urines de
l'éclampsie et du choléra contiennent habituellement de
grandes quantités d'albumine. Dans ces deux affections
existent souvent de graves lésions rénales parenchymateuses, dans les autres (tétanos, épilepsie), le paren-
chyme est ordinairement intact. Dans ces cas, mais pourtant pas dans tous, l'albuminurie augmente pendant la
période d'hypertension, elle diminue au contraire avec
la chute de la pression. Edel a fait ces constations dans

l'inflammation chronique interstitielle du rein. Je ne les ai pas toujours trouvées exactes.

Il faut enfin brièvement étudier l'influence de l'hypertension sur la respiration. Le type respiratoire n'est en général nullement modifié. Les déviations du type normal qui peuvent se présenter doivent être rapportées soit à des troubles dans le fonctionnement du cœur, soit à des lésions des vaisseaux pulmonaires, et à leurs conséquences, soit à une action des centres nerveux éloignés. Les physiologistes admettent que les variations de pression qui se manifestent dans la grande circulation exercent une certaine influence sur la circulation pulmonaire. Les hypertensions paroxystiques de la première retentissent sur la seconde, en entraînant une augmentation de la pression dans l'artère pulmonaire. Cette solidarité est souvent très manifeste dans certaines hémoptysies, non tant dans celles des tuberculeux que dans celles qui se produisent au cours d'états morbides liés à une forte hypertension artérielle (menstruations vicariantes, coliques de plomb, urémie, etc.).

L'état des vaisseaux périphériques, accessibles à la palpation offre lors des crises vasculaires, des particularités intéressantes et dignes d'attention. Ainsi celui des artères radiales pendant la colique de plomb, a donné lieu à des opinions variées.

Les uns les croient dilatées, les autres contractées et on à émis des hypothèses diverses à ce sujet. Pour moi leur état dans ces crises varie selon qu'elles sont ou non intéressées par elles. Si par exemple les vaisseaux splanchniques sont contractés, l'artère radiale peut se trouver dans deux conditions différentes ; ou l'artère, comme l'a indiqué Bayliss, se dilate pour faire de la place au sang issu des intestins, ou bien, à la suite de l'excitation que subit le sympathique abdominal, il se produit secondairement une contraction réflexe des vaisseaux des extrémités. Dans ces circonstances, j'ai constaté dans plusieurs cas, que l'artère radiale pendant la crise d'hypertension prenait un aspect sinueux tout à fait significatif, qui diminua considérablement avec la chute de la pression.

VI. — SYMPTOMATOLOGIE DES CRISES CAUSÉES PAR LA VASO-CONSTRICTION

I. — *Crises vasculaires abdominales*

Le type abdominal des crises vasculaires est caractérisé par l'intégrité des nerfs sensitifs, l'apparition d'une douleur violente dominant tout le tableau morbide, et par l'arrêt de la péristaltique intestinale au summum de l'accès.

Nous rencontrons cette sorte de crise surtout dans la colique de plomb, dans l'artério-sclérose (angine de poitrine abdominale), dans le tabès (grande crise gastrique). Comme base de ce complexus symptomatique et des phénomènes qui l'accompagnent, nous trouvons la vaso-constriction des vaisseaux abdominaux dans le territoire du splanchnique. Et comme expression de ce processus, nous constatons dans l'appareil circulatoire une augmentation de pression, dûe à l'intensité et à la généralisation de cette contraction.

Dans ces cas, le siège de la douleur est principalement l'épigastre, la région du plexus solaire, qui est sensible à la pression et d'où la douleur rayonne d'une façon variée. Dans de nombreux cas, tout l'abdomen est douloureux, ou bien il existe un point éloigné particulièrement sensible.

Quand on parle de douleurs abdominales, il semble que l'on devrait désigner des douleurs étendues à tout l'abdomen, à tout ce qui dans la cavité abdominale est au dessous du diaphragme. Mais la douleur qui siège dans le segment supérieur de la cavité abdominale est regardée par les malades comme une douleur de poitrine, ou si elle a un siège médian comme une douleur stomacale, ou si son siège est latéral comme une douleur du foie ou de la rate. Ce qu'on appelle la douleur de ventre, répond dans le langage courant, aux coliques intestinales.

Nous sommes même habitués à localiser dans un organe déterminé les douleurs que nous ressentons dans le corps sans considérer si cette origine présumée est exacte. Mais cette localisation est fréquemment une grossière erreur en ce qui concerne les organes abdominaux.

Nous ne pouvons distinguer objectivement une douleur stomacale et intestinale que si cette douleur s'accompagne de troubles de l'organe, et que s'il s'agit de lésions palpables ou pouvant être vérifiées. Cet état de choses tient à ce que les nerfs des organes abdominaux ne sont pas sensibles à la douleur. On ignore encore s'ils peuvent l'être dans certaines circonstances. Ainsi, nous voyons parfois comme premier symptôme d'un ulcère de l'estomac apparaître un vomissement de sang abondant, qui n'a été précédé d'aucune manifestation douloureuse, de même que nous trouvons dans les autopsies, de grosses tumeurs de la paroi stomacale, sans que les malades n'aient jamais éprouvé de troubles douloureux, tandis que dans d'autres cas, l'ulcère stomacal et même les plus petites érosions causent à leurs porteurs des douleurs significatives.

Plus fréquemment encore que pour l'estomac, les plus graves altérations pathologiques évoluent dans l'intestin sans douleurs : par exemple, les ulcères typhiques, les inflammations appendiculaires, etc. Mais comme des maladies inflammatoires de l'estomac et de l'intestin, et certaines affections des vaisseaux abdominaux s'accompagnent de sensations douloureuses, on est cependant forcé d'admettre l'existence de relations entre les organes abdominaux et les nerfs sensitifs.

Si à cette occasion nous passons en revue les opinions des physiologistes, nous les trouvons très contradictoires. Il y a un siècle que l'on discute pour savoir si les viscères abdominaux et surtout l'intestin contiennent des nerfs sensitifs, et quelles voies ils suivent ? Tandis qu'à l'origine, on les cherchait dans le vague et le sympatique, on considère aujourd'hui comme assuré, que le vague n'a aucune part dans les sensations douloureuses.

Reste donc seulement le sympathique. On ne sait encore jusqu'à quel point il contient des nerfs sensitifs. Récemment les chirurgiens ont cherché à éclaircir la question. De ce nombre sont : Bier, Byron, Robinson. Oscar Bloch, Lennander. En s'appuyant sur des interventions chirurgicales faites sans narcose sur l'homme. Lennander pense que dans la cavité abdominale le péritoine pariétal est seul sensible. Les conducteurs des sensations douloureuses seraient les nerfs spinaux de la sous-séreuse. Les organes eux-mêmes, l'intestin ne sont pas sensibles : même l'écrasement avec l'entérotome de

Dupuytren ne provoque aucune douleur intestinale. Pour ce qui est du mésentère qui contient du reste des ter minaisons nerveuses sensitives, Lennender n'est arrivé à aucun résultat concluant, il incline cependant à penser qu'il peut également ne pas être sensible.

Buch a une autre façon de voir. Il lui paraît que la forte douleur qui, à l'occasion, est ressentie dans les organes abdominaux, n'est pas en rapport avec le peu d'importance des nerfs sensitifs qui s'y trouvent. Et il arive à cette conclusion, qu'abstraction faite du splanchnique qui est toujours sensible, une excitation dans les conditions normales du sympathique et des organes innervés par lui ne provoque aucune douleur. Mais si l'animal ou la partie de son sympathique sur laquelle on expérimente se trouve pour un motif ou un autre en état d'excitation, ou encore est soumis à une irritation violente et persistante, le sympathique peut être la source des douleurs les plus vives, comme l'ont déjà vu Wutzler, Flourens, Brachet, Valentin et Longet.

En faveur de cette opinion on peut citer les intéressantes recherches de Buch sur la sensibilité à la pression des plexus sympathiques de l'homme dans des conditions pathologiques.

Buch a donné de l'apparition de cette sensibilité à la douleur, par exemple dans l'artério-sclérose, une explication qui est d'accord avec l'observation clinique ; nous y reviendrons dans la partie spéciale de cet ouvrage. D'après moi l'opinion de Buch n'est pas en contradiction avec les observations des chirurgiens, en ce qui concerne les organes, particulièrement l'intestin. Pour le mésentère, je ne considère pas les résultats des interventions chirurgicales comme concluantes. Je ne tiens pas pour démontrées les conclusions de Lennander, qui sous ce rapport ne sont pas décisives, parce qu'il fit avant l'opération une injection de morphine, qui, d'après son observation et la mienne, en exerçant une action sédative sur le sympathique abdominal est propre à diminuer la sensibilité.

Pour ce qui est spécialement de l'insensibilité de l'intestin à la douleur, il n'est besoin d'aucune intervention compliquée pour se convaincre de son existence. Dans toute colostomie, on peut à l'ouverture de la portion intestinale attirée au dehors, se rendre compte de l'exactitude du fait, que, du reste, j'ai trouvé confirmé dans diverses opérations de fistule sur les animaux.

Des recherches cliniques et expérimentales il ressort aujourd'hui, que les organes abdominaux ne son pas sensibles aux excitations employées, tactiles, mécaniques ou thermiques. D'où il suit que les douleurs qu'on leur attribue viennent d'ailleurs.

Les observations citées ne prouvent pas non plus que les vaisseaux des parois intestinaies sont sensibles à la douleur. Par contre, dans la littérature clinique, on cite souvent Colin qui aurait établi la sensibilité des vaisseaux intestinaux. Mais la communication de Colin ne contient pas ce que l'on dit. Colin a fait des expériences sur les vaisseaux afférents des organes, sur leur sensibilité et il a essayé de les exciter par la ligature. Il est ainsi arrivé à conclure que les diverses artères ne sont pas également sensibles. Il considère surtout comme sensibles les artères de l'estomac, du foie et celles de la rate. Il ne parle pas de la sensibilité des artères des organes, mais seulement des artères du mésentère et de l'artère épiploïque. Ce n'est pas la paroi des artères qu'il trouva sensible mais leur gaîne dans laquelle s'épanouit un fin réseau de nerfs. Déjà avant Colin, Müller avait constaté la sensibilité (1844) des artères rénales en le liant fortement, de même Valentin celle de la veine porte. Müller et Valentin attribuent cette sensibilité au réseau de fibres sympathiques qui entourent ces vaisseaux.

L'expérience n'a donc pas jusqu'ici démontré que les vaisseaux des organes abdominaux, ou de la paroi intestinale peuvent devenir sensibles : il faut seulement admettre que les vaisseaux afférents ou plutôt les filets nerveux qui les accompagnent hors des organes, dans le mésentère peuvent devenir sensibles, et que des processus siégeant dans cette partie des vaisseaux peuvent déterminer une sensation douloureuse.

Colin s'exprime à ce sujet de la façon suivante : « Ces causes qui sont susceptibles de mettre en jeu la sensibilité artérielle sont sans aucun doute celles qui modifient la violence des pulsations et la tension du sang. » Cette opinion est en elle et pour elle-même, d'un intérêt particulier, mais elle l'est surtout à mon point de vue, car j'attribue l'apparition de la douleur dans les crises abdominales, à des modifications particulières survenues dans le mésentère, dans ses vaisseaux, ses nerfs, et dans les plexus sympathiques.

Il y a bien des années Riegel (1876) a exprimé l'opinion que les douleurs de la colique de plomb dépendent de la vaso-constriction des vaisseaux des organes contenus dans l'abdomen ; constriction à laquelle est dûe aussi l'hypertension qui accompagne la colique de plomb.

Les expériences de Riegel ont provoqué diverses objections sur lesquelles je reviendrai à l'occasion de la colique de plomb. Il expliquait l'apparition de la douleur dans cette affection par l'ischémie des intestins et surtout de leurs parois. Cette explication à perdu sa valeur, car l'on n'a pu démontrer l'existence dans la paroi intestinale de nerfs sensitifs.

Mais comme je l'ai établi dans mon étude sur les origines de la douleur intestinale, la douleur, dans ces conditions doit être rapportée non au segment ischémié, mais aux territoires vasculaires artériels qui en sont les plus rapprochés. Dans une certaine mesure, il s'agit de conséquences rétrogrades de la constriction des vaisseaux périphériques, et à proprement parler d'une distension des territoires vaso-moteurs voisins.

Si l'on ouvre le ventre d'un animal soumis à la narcose et si l'on observe le mésentère après l'excitation des deux splanchniques, ou après une ïinjection intra-veineuse d'adrénaline, on voit les vaisseaux de la paroi intestinale se contracter et pâlir ; mais les artères du mésentère se comportent tout autrement ; elles ne peuvent se vider à cause de la résistance opposée par les capillaires de la paroi intestinale, elles sont dilatées, paraissent sinueuses et battent d'une façon intense.

Elles peuvent ainsi tirailler le mésentère et exciter les appareils sensitifs voisins, ainsi que les plexus. Il me paraît vraisemblable, comme j'ai déjà eu l'occasion de le dire, que l'état des vaisseaux spéciaux des grands plexus nerveux (vasa-nervorum) joue un rôle. C'est d'une manière analogue que nous devons nous représenter les processus qui se passent dans la colique

de plomb, dans les crises vaso-motrices abdominales des
tabétiques et des artério-scléreux, et aussi dans les autres
affections dans lesquelles se dévloppent des symptômes
abdominaux semblables, où les lésions anatomiques artérielles qui existent en même temps, peuvent être importantes.

Le rôle de la vaso-constriction dans ces crises douloureuses découle du fait que la diminution de tension dans
l'appareil circulatoire fait disparaître la douleur et tout
le cortège symptomatique.

D'après moi, il n'est pas nécessaire pour le soulagement des douleurs que les capillaires contractés subissent une vaso-dilatation. Je considère comme suffisant,
que la pression et la stase dans les artères abdominales
se trouvent diminuées par le fait que d'autres voies de
décharge ont dilatées et abaissent ainsi la pression dans
les vaisseaux abdominaux.

Un symptôme, qu'il ne faut pas négliger et qui confirme mes idées, mais qui n'est pas toujours facile à
trouver, c'est l'apparition pendant la crise d'une pulsation forte et diffuse de l'aorte abdominale aux creux
épigastrique. On ne peut naturellemnt apporter la
preuve de cette exagération des battements aortiques, que
dans ces cas où l'aorte abdominale est accessible à la
palpation, comme dans l'entéroptose. La sensibilité des
vaisseaux à la pression doit être rapportée aux nerfs qui
les entourent et qui sont excités soit par une hyperhémie,
soit par la vaso-dilatation. En outre il ne faut pas
oublier que l'état des vaisseaux (rigidité, sclérose, périartérite, etc.), a une influence sur la production de
la douleur. Sommering disait déjà que les troncs et les

filets sympathiques ne sont sensibles et douloureux, que s'ils sont très distendus ou comprimés.

La douleur abdominale de la crise vasculaire outre son caractère spécial et l'élévation de la tension est un phénomène bien caractérisé par une série de symptômes accessoires, non absolument constants. Ce sont : la constipation, avec, très souvent, rétraction de l'abdomen ou dans d'autre cas météorisme, et les troubles de sensibilité segmentaire dans le domaine des nerfs, dorsaux inférieurs et des nerfs lombaires supérieurs.

La *constipation* est un symptôme typique bien qu'elle n'existe pas toujours. La dépendance des deux phénomènes a été expliquée dans une de mes expériences : j'ai démontré que la contraction des vaisseaux des parois intestinales arrête les mouvements péristaltiques et place l'intestin dans une sorte d'état d'atonie. Ce fait se manifeste cliniquement pour la constipation ; mais contrairement à ce qui se passe dans la constipation habituelle, il y a arrêt des mouvements intestinaux dans territoires dans lesquels survient la vaso-constriction.

Avec la cessation de cet état vaso-moteur les mouvements reparaissent et d'une manière d'autant plus intense que l'afflux artériel se fait plus rapidement dans les parois de l'intestin. Mes expériences sur les animaux me montrèrent que cet afflux de sang artériel excite puissamment les mouvements péristaltiques de l'intestin.

Comme dans ces crises vasculaires il s'agit surtout d'une excitation des vaso-moteurs dépendant du splanchnique, la circulation peut ne pas être troublée dans les segments inférieurs de l'intestin (colon transverse et descendant) ; il peut même exister en amont de l'hyperhémie, sans que la motilité de ces derniers soit influencée. Le fait et important pour la compréhension de ces cas exceptionnels dans lesquels surviennent des selles malgré l'existence de la crise vasculaire. Pour expliquer ces symptômes, on peut encore dire que les spasmes vaso-moteurs survenant dans le territoire du splanchnique ne sont pas permanents, mais présentent des rémissions. De même il est vraisemblable que la vaso-constriction n'est pas toujours maxima ni égale dans tous les segments.

Le signe du *ventre en bateau*, que l'on observe fréquemment comme un phénomène accompagnant la crise abdominale, surtout dans la colique de plomb et dans la grande crise tabétique est un réflexe spinal typique, qui est causé par l'excitation du sympathique, en l'espèce du plexus solaire.

John Müller dans sa Physiologie dit avoir observé chez des caniches par excitation du splanchnique des contractions de la paroi abdominale. Dans une expérience sur un animal j'ai obtenu le résultat suivant : si l'on sectionne la moëlle allongée d'un chien, on provoque avec la plus faible excitation du sympathique thoracique, c'est-à-dire du splanchnique, une contraction de la paroi, abdominale qui devient dure comme du bois. C'est là une circonstance qui ne permet pas d'observer l'effet de l'excitation du splanchnique sur les intestins sans une narcose complète.

Tandis que l'aspect de ventre en bateau existe dans la colique de plomb, dans l'iléus et fréquemment dans les grandes crises des tabétiques, on ne l'observe que rarement dans l'angine abdominale. Il dépend beaucoup de l'intensité de l'excitation qui agit sur les nerfs sympathiques, et en outre de l'état de réplétion des intestins. Dans les cas d'angine abdominale la congestion passive du foie qui existe fréquemment pourrait empêcher cette rétraction.

A ce sujet je note qu'en France la rétraction du ventre en bateau est considérée comme due à une diminution du volume du foie. L'hypothèse est de Potain qui au cours de crises de coliques de plomb trouva une diminution de la matité du foie et de la rate. Potain rapporta ce phénomène à une vaso-constriction s'effectuant dans ces organes. Si cette explication est exacte, ce serait là un autre facteur d'augmentation de la stase artérielle dans les vaisseaux intestinaux et par conséquent de la pression. A ce sujet, je renvoie à mes expériences sur les conditions de la circulation des organes abdominaux et sur l'innervation du foie (1887).

Les résultats de ces recherches entreprises sous la direction de Stricker furent le point de départ pour moi des maintes constatations, faites au lit du malade, et qui ont plus tard été l'origine de cette étude.

Quand le réflexe spinal ne se produit pas, l'état opposé, c'est-à-dire le *météorisme* de l'abdomen, peut survenir dans des conditions analogues parce que l'intestin, à la suite de la contraction des vaisseaux de ses parois, se trouve dans un état d'atonie, et loin de s'opposer au développement des gaz conséquence des troubles de la résorption, les favorise. D'ailleurs, pendant la crise, l'intestin peut ne présenter aucun phénomène anormal.

Le météorisme que l'on observe dans la colique néphrétique, etc., s'explique de cette façon, de même celui que l'on trouve dans d'autres crises abdominales, qui offrent les mêmes symptômes, et dont la pathogénie est inconnue.

Un autre symptôme accompagnant la crise abdominale est le *vomissement*. Ce n'est souvent qu'un phénomène secondaire dont les rapports avec le substratum de l'accès ne sont pas aussi clair que les livres le prétendent. Je ne suis pas sûr qu'il s'agisse dans tous ces cas d'un réflexe passant par le centre du pneumo-gastrique. Nous rencontrons ce vomissement dans tous les types de crises abdominales. La grande crise des tabétiques était généralement désignée par les auteurs comme une crise gastrique, celle des artério-scléreux comme pseudo-gastrique.

Récemment enfin on a attiré l'attention sur l'apparition de troubles de la sensibilité segmentaire au niveau de la poitrine et de la peau de l'abdomen dans les crises gastriques ou abdominales du tabès. Ce genre de phénomènes se présente fréquemment dans les crises vasculaires, sous la forme de zone hyperesthésiques et hyperalgésiques, variables dans leur étendue et leurs combinaisons. Pour les idées que je soutiens ici, il est important de pouvoir établir dans la colique de plomb, l'existence fréquente de ces zones dans une étendue variable. Les expériences de Lange, Kyri, Head, etc., nous ont fait connaître que les excitations qui atteignent les voies sympathiques déterminent d'une façon réflexe dans les territoires correspondants de l'hyperesthésie et de l'hyperalgésie. On a cependant admis l'apparition dans les mêmes conditions de zones d'hyperesthésie et d'analgésie pendant les crises gastriques des tabétiques (Roux, Heitz). A ma connaissance, nous ne possédons pas encore

la clef de ces phénomènes. Il me paraît très vraisemblable, comme je l'ai déjà fait observer que la répartition
des territoires vasculaires intéressés dans ces crises vas
culaires, n'est pas toujours la même, et que, dans beaucoup de cas, ce ne sont que des secteurs isolés de la circulation abdominales qui entrent en action. D'après mes
observations, il est probable à ce sujet, que certaines
relations anatomiques sont encore peu connues.

A côté des grandes crises abdominales qui ont surtout
et presque exclusivement comme siège l'estomac et les
vaisseaux des parois intestinales, ou seulement les derniers, nous trouvons, dans des conditions analogues, des
phénomènes qui démontrent que le même processus se
manifeste dans les vaisseaux d'un ou de plusieurs des
autres organes abdominaux. C'est ainsi que nous ren
controns des crises avec localisation de la douleur dans
le foie, les reins, alternant avec la grande crise ou pouvant coïncider avec elle. Les crises rénales et hépatiques
des tabétiques sont connues. J'ai vu les symptômes que
j'ai notés dans les crises rénales, survenir chez un malade atteint de sténocardie. Il est difficile de savoir si des
crises semblables se manifestent dans d'autres organes.

Il serait particulièrement intéressant d'apprendre à
connaître l'état de la rate dont les crises demanderaient
une étude spéciale, je n'ai malheureusement pas jusqu'ici
élucidé cette question. Dans deux cas, que je rapporte-
rai, j'ai trouvé lors de certaines crises des modifications
de volume à la percussion. Potain a du reste observé la
diminution de la matité splénique dans la colique de
plomb.

On a dans le cours des temps, interprété de diverses

façons les grandes crises abdominales douloureuses, et en général on s'en est tenu sur ce point difficile à la conception la plus simple, en considérant ces douleurs comme névralgiques.

Entre la simple névralgie du sympathique abdominal et ce que décris ici sous le nom de crise vasculaire abdominale, il y a cependant une différence essentielle, qui est exprimée par l'état de la pression sanguine. J'ai vu des névralgies violentes dans lesquelles, au maximum de la douleur, on ne trouvait aucune élévation notable de cette pression.

En France, les états que je décris ici ont été désignés sous le nom de « *syndrôme solaire aigü d'excitation* ».

Cette appellation est due à Jaboulay. Ce dernier intervient dans deux cas (*2* femmes de 25 et de 35 ans) où existaient des battements épigastriques violents et du ballonnement de l'intestin. Son opération consista à élonger le plexus solaire en glissant une sonde cannelée entre l'aorte et lui.

Comme symptôme du syndrome solaire d'excitation Laignel Lavastine cite, la douleur, la constipation, l'hypertension artérielle, que jusqu'ici on avait trouvée unie seulement à la colique de plomb. Il base sa conception sur ce que dans le plexus solaire, aussi bien chez le saturnin, que chez l'animal expérimentalement intoxiqué, on a fréquemment rencontré des lésions anatomiques.

A côté de ces crises vasculaires, il y a encore une autre sorte de crises, qui accompagne les altérations des vaisseaux abdominaux (inflammation, sclérose) ou leur obstruction par embolie ou thrombose. L'artériosclérose a été mise en évidence de divers côtés surtout par

Buch. Je reviendrai sur ces phénomènes, je veux seulement ici affirmer leur nature différente.

II. — *Crises vasculaires thoraciques*

Il existe diverses formes de crises vasculaires thoraciques, c'est-à-dire s'accompagnant de phénomènes thoraciques. Elles intéressent les vaisseaux du cœur ou des poumons, atteignent éventuellement ces deux organes et peuvent coexister avec les processus vaso-moteurs siégeant en dehors du thorax. La concomittance de ces derniers montre qu'il s'agit bien là de phénomènes vaso-moteurs, et là où ces crises extra-thoraciques font défaut, la disparition des phénomènes sous l'influence des agents thérapeutiques vasculaires plaide dans le même sens. Les crises vasculaires dont il s'agit ne s'accompagnent pas toutes de sensations douloureuses : les crises cardiaques sont douloureuses, mais non les crises pulmonaires, du moins quand ces dernières évoluent isolément.

Quoiqu'il ne s'agisse ici que de deux organes, le cœur et les poumons, l'explication des états qui se produisent dans ces organes sous l'influence des processus vaso-moteurs est très complexe. Il est difficile d'établir que dans certaines crises thoraciques, il s'agit de désordres vaso-moteurs. Le territoire irrigué par les vaisseaux cardiaques est trop petit pour influer par ses variations sur la circulation générale. Celui des vaisseaux pulmonaires est très grand, à lui seul il constitue la petite circulation, dont les modifications ne sont pas faciles à contrôler. Seuls les cas dans lesquels on trouve en même temps des phénomènes vaso-moteurs en dehors du thorax jettent quelque lumière sur ces états.

A la catégorie des crises thoraciques appartiennent ces sortes de crises qui dépendent des altérations des vaisseaux du cœur. Elles se manifestent habituellement par une douleur spéciale, localisée dans la région cardiaque, et s'accompagnent de sensation d'oppression, d'angoisse mortel ou d'état syncopal. La douleur présente souvent des irradiations ; les plus fréquentes sont celles qui se font vers l'épaule et vers le bras gauche. L'ensemble de ces phénomènes variables, de leurs particularités et de leurs combinaisons est cliniquement désigné sous le nom *d'angine de poitrine* ou de sténocardie.

On sait combien sur ce complexus et sur la signification de chacun de ces symptômes les opinions diffèrent. Plus on creuse la question, et plus on se pénètre que l'explication de ses conditions n'a pas encore été trouvée. Les observations de crises avec tous leurs détails manquent particulièrement. La plupart des descriptions ne reposent que sur les dires des malades. La distinction établie par Huchard entre les vraies et les fausses angines de poitrine, ou celle de Balfour séparant les angines organiques des angines fonctionnelles n'ont pas rendu plus claire la position du problème. Ce n'est pas ici mon intention de développer l'histoire entière des angines de poitrine, je me limite seulement à l'étude des facteurs qui montrent que l'angine de poitrine vraie appartient à la classe des crises vasculaires.

Je me suis déjà expliqué sur ce sujet dans un travail qui est basé sur des notations tonométriques faites pendant la crise. Tous les cas d'angine vraie que j'eus l'occasion d'observer s'accompagnaient d'hypertension. Malgré cela, je ne crois pas que dans tous les cas, où se montrent les traits dominants de l'angine de poitrine, on doive rencontrer de l'hypertension pendant la crise, comme cela a été prétendu par divers observateurs, différant en cela d'autres qui prétendent n'avoir constaté dans les crises que de la faiblesse cardiaque.

On peut seulement objecter à mes idées que le syndrôme désigné sous le nom d'angine de poitrine se montre en clinique sous deux aspects :

a) L'énergie des contractions du cœur est diminuée ou normale et concurremment, la pression artérielle est diminuée ou n'a subi aucun changement.

b) L'énergie des contractions du cœur est augmentée et les résistances périphériques sont accrues (hypertension).

Que les cas de la deuxième catégorie appartiennent aux crises vasculaires, cela ne soulève pas de contestations, mais pour les cas de la première catégorie l'hypothèse est discutable.

Essentiellement, la crise d'angine de poitrine vraie consiste en une vaso-constriction des vaisseaux coronaires avec ischémie consécutive du muscle cardiaque (Potain, Huchard). C'est là l'opinion traditionnelle et dominante, qui s'appuie sur ce que, dans un grand nombre de cas, on trouve après la mort une lésion des vaisseaux coronaires souvent une sténose.

Elle est basée en outre sur ce fait que les médicaments vaso-dilatateurs amènent la résolution de la crise et aussi, sur ce que l'angine de poitrine peut se produire dans des états vaso-constrictifs périphériques apparents (angine vaso-motrice de Nothnagel).

Malgré cela, il serait inexact de chercher toujours le substratum de l'angine de poitrine dans une sclérose ou dans une lésion des vaisseaux coronaires et de même de croire que toujours ces lésions doivent s'accompagner d'angine de poitrine. Il y a beaucoup d'observations de lésions très graves des vaisseaux coronaires avec myocardite consécutive, qui n'ont donné lieu pendant la vie à aucun symptôme pouvant ête considéré comme de l'angine de poitrine. D'autre part, nous connaissons un grand nombre de malades chez lesquels, pendant la vie, existaient des phénomènes caractéristiques d'angine de poitrine et, chez qui, après la mort, le cœur et les vaisseaux coronaires furent trouvés intacts, d'autres, chez qui les vaisseaux coronaires étaient sains, mais où il existait de la péricardite ; certains cas, dans lesquels les vaisseaux coronaires étaient intacts, offraient des lésions aortiques des valvules ou de l'aorte ascendante ; enfin, on constatait dans le sympathique des lésions anatomique macroscopiques ou microscopiques. L'anatomie-pathologique, d'accord avec les observations cliniques nous apprend que la cause de l'angine de poitrine peut se trouver en dehors du cœur.

Les hypothèses suivantes sont possibles : l'excitation primitive est due aux lésions anatomiques des vaisseaux coronaires, ou elle est d'origine extra-cardiaque et agit d'une façon réflexe, ou enfin elle naît directement des appareils nerveux ganglionnaires.

Ces crises thoraciques ont leurs retentissements comme les crises abdominales. Nous comprenons ici d'une part les troubles qui relèvent d'une lésion ou d'une gêne de la circulation dans les vaisseaux abdominaux, et d'autre part les crises vasculaires proprement dites. Je crois qu'il est bon pour expliquer le fait, d'établir les relations qui existent entre le cœur et l'intestin : cette étude parallèle me paraît indiquée dans certaines limites, aussi bien sous le rapport physiologique que sous le rapport pathologique. Au point de vue de leur innervation, les deux organes peuvent être comparés ; ils sont innervés en effet par le vague et le sympathique, et c'est à ce dernier que doit être attribuée la sensibilité du cœur. Le vague contient bien des fibres centripètes, mais il n'est pas prouvé qu'elles conduisent aussi les sensations douloureuses.

Comme l'intestin, le cœur ne possède pas la sensibilité au tact et à la douleur. Harvey a dès longtemps montré sur le cœur mis à nu du fils de Lord Montgomery, que le cœur n'est pas sensible aux excitations ordinaires. Les observations des malades ont prouvé que le cœur n'était sensible à la douleur que dans deux conditions : l'ischémie du muscle cardiaque et la dilatation du cœur (Lauder-Brunton). Mais il n'a jamais été démontré que la douleur dans ces cas eut son siège dans les vaisseaux du myocarde ; il est tout à fait vraisemblable, que les conditions sont ici analogues à celles que nous avons trouvées dans les organes abdominaux, surtout dans l'intestin, et que les sensations douloureuses rapportées au cœur, peuvent avoir leur origine dans les appareils nerveux situés hors de cet organe, par exemple dans le plexus cardiaque et ses ramifications.

J'ai montré que, dans les crise vasculaires de l'abdomen la constriction des vaisseaux de la paroi intestinale excite par l'intermédiaire de la dilatation des vaisseaux mésentériques, les éléments sensitifs sympathiques. Le même mécanisme peut *mutatis mutandis*, s'appliquer aux vaisseaux du cœur.

En outre, l'excitation douloureuse peut avoir son point de départ au niveau des vaisseaux sclérosés de l'abdomen dans un spasme vasculaire dû à l'action sur les nerfs sympathiques d'inflammations péri-vasculaires (anévrysmes), ou causé par une thrombose ou une embolie. Il en est de même pour le cœur. Nous avons d'une part des crises provoquées par un spasme des coronaires, avec ou sans participation des autres départements vaso-moteurs, et d'autre part, des crises qui sont la conséquence immédiate d'une lésion des vaisseaux (sclérose, anévrysmes, embolie, thrombose). La difficulté vient de ce que ces deux phénomènes peuvent coexister. D'où il suit, que de même que dans l'abdomen il existe une névralgie du sympathique, de même il y a des névralgies du plexus cardiaque que le malade situé dans le cœur, sans que l'on trouve des symptômes vasomoteurs. Une autre analogie, entre les crises vasculaires abdominales et les crises vasculaires thoraciques, c'est que dans les deux cas, l'accès s'accompagne ordinairement d'hypertension. Mais tandis que dans la crise abdominale, l'hypertension est une conséquence immédiate des phénomènes vaso-moteurs constitutifs, les rapports de l'hypertension et de l'angine de poitrine ne sont pas aussi visibles, et, à cause de leur inconstance, donnent lieu à des discussions importantes sur leur pathologie. Comme, ainsi qu'il a été dit, le territoire des vaisseaux du cœur est trop peu important pour exercer une influence sur la pression sanguine, l'hypertension observée dans les crises thoraciques ne peut pas dépendre des fluctuations de la quantité de sang qui y est contenue. Il serait cependant possible, qu'étant donné un état d'hypertension permanent, une augmentation même de peu d'importance de la masse sangine élève la pression aortique. Mais nous voyons dans les crises d'angine de poitrine, la pression s'élever de 100 à 150 o/o presque parallèlement aux symptômes, et ordinairement baisser avec leur disparition. Ce phénomnèe a été expliqué de différentes façons.

Les uns voient dans une modification de la pression le facteur causal de la crise, dont les phénomènes cardiaques ne seraient que des éléments secondaires. Ils considèrent l'angine de poitrine, comme l'expression de la lutte du cœur contre l'accroissement des résistances (Lauder-Brunton, Mackensie) et la douleur, comme la conséquence de la dilatation du cœur. Le fait que la disparition de l'hypertension amène la fin de la crise est en faveur de cette conception. On objecte que les crises douloureuses cardiaques devraient dans ces conditions se produire plus fréquemment.

L'existence d'une telle forme me paraît possible, mais ce n'est pas la règle, car le malade atteint d'angine de poitrine devrait alors avoir une crise à chaque période d'hypertension, ce qui n'est pas le cas. Comme je l'ai déjà dit autrefois, l'hypertension ne joue pas un rôle décisif dans l'apparition de la crise. Ce sont des vaso-constrictions dans certains territoires déterminés qui la provoquent.

D'autres observateurs croient que l'élévation de la pression n'est qu'un facteur secondaire, conséquence de la douleur. De ce nombre sont : Allbutt, Morison, Orlandi et Neusser. Ils se basent sur des cas dans lequels, l'augmentation de pression faisait défaut au cours de de la crise, et qui étaient heureusement influencés par la digitale et le strophantus. Mais il s'agit là d'observations prises sur des moribonds, et qui ne sont pas probantes.

La douleur et l'hypertension ne sont pas, vis à vis l'une de l'autre, dans un rapport de cause à effet, car, il existe des cas évidents de sténocardie sans douleurs. En outre une preuve du caractère primitif de l'augmentation de pression, c'est que j'ai pu la constater avant l'entrée en scène de la douleur proprement dite. Du reste, je ne considère pas comme démontré que chez l'homme une excitation douloureuse puisse déterminer une élévation de pression aussi importante, aussi prolongée, aussi constamment récidivante, sans que des phénomènes compensateurs se produisent (François Franck). Par là, je ne veux pas affirmer que la douleur ne puisse en elle-même contribuer à élever d'une façon subite la pression sanguine. Cependant, après les injections de morphine faites dans les crises, et après la cessation des douleurs, souvent la pression ne baisse pas d'une façon marquée, et même elle s'élève.

Une troisième éventualité est à discuter, c'est celle de l'apparition simultanée des troubles dans les vaisseaux périphériques et dans les vaisseaux du cœur. D'après mes observations, il faut considérer l'hypertension, là où on peut la démontrer, comme une partie constitutive de la crise. Ceci me paraît indiscutable, si l'on étudie ces cas d'angine de poitrine typique où, à l'autopsie, on trouva intacts les vaisseaux coronaires. Ici donc le spasme des coronaires, si tant est qu'il ait véritablement lieu, a un point de départ extra-cardiaque et a la même origine que la vaso-constriction des autres territoires vaso-moteurs.

Seule une synergie d'action peut expliquer l'apparition compensatrice de crises vaso-motrices abdominales au cours d'une crise de type thoracique pur ; seule elle rend compte également de la participation dans ce cas des vaisseaux des extrémités et surtout des extrémités supérieures, et de la production d'autres phénomènes vaso-moteurs, qui peuvent être non seulement vaso-constricteurs, mais aussi vaso-dilatateurs.

J'admets en principe (cela n'est pas prouvé) que la sténocardie s'accompagne d'une vaso-dilatation dans un territoire important (action du dépresseur). Basch accepte cette hypothèse dans quelques-unes de ses observations. Pour l'appréciation de celles dans lesquelles l'hypertension manque pendant l'accès, il ne faut pas oublier, que l'affaiblissement cardiaque qui survient à l'acmé de la crise peut provenir d'une élévation, même de courte durée, des résistances périphériques. Il en est ainsi dans un cas d'Orlandi qui voit là une conséquence de la douleur.

Il y a des cas, dans lesquels le complexus symptomatique de l'angine de poitrine s'accompagne de signes de faiblesse du cœur. (Orlandi, Morison, Basch, Neusser, Vaquez, Potain). Dans ces circonstances, la plupart des auteurs admettent que la crise est causée par un spasme des coronaires. Orlandi attribue dans son observation une certaine importance à ce que la crise cessa avec la baisse de la pression sanguine obtenue par les bromures et le sommeil.

Le syndrôme désigné sous le nom d'angine de poitrine se présente donc soit accompagné d'insuffisance cardiaque c'est-à-dire sous forme de crise cardiaque, soit associé a des symptômes vaso-moteurs importants, c'est-à-dire sous forme de crise vasculaire.

Je ne crois pas que dans tous les cas de cette espèce il y ait anémie absolue du muscle cardiaque. Car, dans beaucoup d'observations, non seulement, le ralentissement des pulsations cardiaques manque pendant l'accès, mais encore le pouls est plutôt accéléré. L'expérimentation et l'observation clinique nous enseignent par ailleurs qu'une diminution de l'afflux sanguin diminue ou supprime le fonctionnement des organes ou de leur musculature.

C'est là pour le cœur une question importante si, comme on l'admet, le phénomène essentiel est l'ischémie. Croire que le trouble circulatoire est compensé grâce aux voies collatérales, est une hypothèse anatomiquement fondée, mais dans un grand nombre de cas, l'intervention de la circulation collatérale ne pourrait être aussi rapide. L'accélération du pouls est souvent si évidente, que l'on a l'impression d'un accès de tachycardie, ou d'une excitation accélératrice concomittante, et on pourrait se demander, si ce n'est pas là une preuve de l'origine sympathique de la crise.

Dans les cas où les phénomènes sont accompagnés d'affaiblissement cardiaque, deux éventualités se présentent.

a) Spasme isolé des artères coronaires, donc crise vasculaire localisée et insuffisance cardiaque consécutive.

b) Obstruction ou lésions locales aiguës des vaisseaux coronaires (thrombose, embolie, anévrysme, inflammation) bref, crise cardiaque complète.

Les crises thoraciques associées à l'hypertension sont donc sans aucun doute des crises vasculaires. Les symptômes cardiaques peuvent être dûs soit à une crise vasomotrice localisée au cœur soit à des troubles mécaniques de la circulation intra-cardiaque. Dans de telles circonstances l'emploi du nitrite d'amyle peut trancher la question. S'il s'agit du spasme vasculaire, la crise s'arrêtera, sinon, l'effet sera nul, ou le sujet pourra mourir dans l'hypotension.

En dehors de la forme douloureuse de la sténocardie, on observe des crises, qui évoluent avec de l'angoisse, un état syncopal et de l'hypertension, mais sans douleur rétro-sternale, et seulement avec une sensation de pesanteur. Ce genre de crises, qui peuvent alterner avec des accès douloureux, a été signalé par Balfour et Gibson sous le nom d'angines sans douleur ; on les considère souvent à tort comme de l'asthme cardiaque, et pourtant la dyspnée objective fait défaut.

Une autre forme de crises thoraciques douloureuses mais sans symptômes cardiaques, existe chez les tabétiques (Heitz). Je la rattache aussi aux crises vasculaires.

Outre les types cités, il faut encore signaler certains asthmes, que l'on désigne généralement sous le nom *d'asthme cardiaque*. Dans les livres comme dans la pratique, il règne au sujet de l'asthme cardiaque une certaine incertitude, qu'Hoffmann a essayé de dissipper. Hoffmann s'efforce de différencier la dyspnée cardiaque

4*

de la dyspnée paroxystique, et de l'asthme cardiaque.
Nous allons dire quelques mots de cette différenciation.

La dyspnée cardiaque n'a aucun rapport avec les crises
que j'ai en vue ici. Elle est permanente, causée par des
troubles de la petite circulation.

La dyspnée paroxystique est au contraire dûe à un
état spasmodique paroxystique des vaisseaux du poumon ; nous la rencontrons dans les mêmes conditions que
l'angine de poitrine vraie. Les deux genres de crises
surviennent l'une à côté de l'autre, simultanément, et
s'accompagnent de phénomènes analogues du côté de
l'appareil circulatoire.

L'asthme cardiaque est causé d'après Basch-Gross-
mann, par le gonflement et la rigidité du poumon, et serait d'après Basch, une dyspnée spontanée, conséquence
d'une insuffisance du cœur gauche.

Il est hors de doute, que Basch et ses élèves ont pu sur
des animaux, produire des phénomènes analogues à l'asthme cardiaque. Mais il n'est pas sûr, que chez l'homme
ce soient toujours ces conditions qui déterminent lesdits troubles respiratoires paroxystiques. Nous voyons
sans doute chez lui survenir de l'asthme cardiaque à la
suite d'insuffisance du cœur gauche. Mais nous trouvons
souvent des cas dans lesquels cette insuffisance n'est ni
manifeste ni vraisemblable. Ce sont ceux où les phénomène en question sont associés à l'hypertension. Il se
peut que dans ces circonstances le cœur gauche ne puisse
toujours être à la hauteur de sa mission, nous ne pouvons
cependant affirmer son insuffisance primitive. Il est certain en effet que le cœur n'est pas insuffisant dans le cas
où persiste pendant longtemps une pression tout à fait

excessive. Il faut donc admettre que des facteurs autres
que l'insuffisance du ventricule gauche peuvent déterminer la dyspnée paroxystique. Parmi eux, citons la
vaso-constriction des veines pulmonaires, qui place les
alvéoles dans les mêmes conditions que l'insuffisance du
ventricule gauche, ou encore, comme le voulait Hoffmann, l'action du centre respiratoire.

L'ensemble de phénomènes compris sous le nom d'asthme cardiaque est donc d'une aussi grande complexité
que l'angine de poitrine. Hoffmann considère l'asthme
cardiaque comme une névrose des nerfs du cœur, de
même que l'asthme bronchique est une névrose des nerfs
pulmonaires. Quant à la dyspnée paroxystique, c'est un
symptôme que l'on trouve dans diverses affections du
cœur, des vaisseaux, des reins. Hoffmann place l'origine de ces phénomènes dans les nerfs cardiaques.

Le symptôme principal de la dyspnée paroxystique
est l'apparition brusque d'une oppression très intense
avec augmentaion de la pression sanguine, qui à l'acmé
de la crise peut baisser par défaillance du cœur. Les autres symptômes varient aussi bien dans leur intensité que
dans leur extension : cyanose, œdème pulmonaire, crachats spumeux, accélération du pouls, palpitations, etc.

La relation qui unit la dyspnée paroxystique et
l'œdème pulmonaire concomittant aux crises vasculaires
réside dans l'hypertension qui accompagne et qui précède ces phénomènes. Basch connaissait ce stade précurseur. En outre les faits suivants confirment ces rapports
entre la crise vasculaire et la dyspnée paroxystique ;
d'abord la disparition des symptômes sous l'influence des
médicaments vasculaires, ensuite l'apparition de la dys-

pnée paroxytique précisément dans les maladies où les crises vasculaires jouent un rôle prépondérant c'est-à-dire : l'artério-sclérose, les néphrites, le saturnisme. Qu'une semblable dyspnée puisse être produite avec tous ses phénomènes typiques d'une façon réflexe, cela ne contredit pas, mais au contraire confirme ma théorie.

Il est également très probable que l'asthme dit bronchique, s'il est jugulé par les agents vasculaires doit être rangé dans le groupe des crises vasculaires, qu'il évolue ou non avec hypertension ; mais ce n'est là qu'une présomption.

Dans beaucoup de cas de cette catégorie, surtout dans ceux de nature cardiaque, on a observé des troubles sensitifs affectant une disposition segmentaire ; je ne puis affirmer qu'ils aient une importance diagnostique. Je ne les ai pas constatés dans les cas graves typiques.

III. — *Crises vasculaires cérébrales*

Les formes cérébrales des crises vasculaires vaso-constrictives, c'est-à-dire les formes concernant les vaisseaux sanguins de la tête sont très diverses comme intensité et comme extension. Il faut ranger parmi elles les spasmes vasculaires observés par les oculistes sur la rétine (crises rétiniennes) (1), les amauroses transitoires, les crises éclamptiques. Je n'ose pas me prononcer sur la question de savoir si l'éclampsie ou seulement certaines de ses for-

(1) Voir Berger Lôwy : *Les troubles oculaires d'origine génitale chez la femme*, 1905 (Bablon).

mes rentrent dans la catégorie des crises vasculaires.
Comme on le sait, les anciens auteurs avaient tendance à
rapporter les crises d'épilepsie à des spasmes vasculaires
cérébraux. L'existence pendant la crise de symptômes
vaso-moteurs, des crises rétiniennes, etc., plaiderait en
faveur de cette conception, et pourtant dans les ouvrages
récents, ce point de vue est négligé. Il n'en est pas moins
exact que des spasmes des vaisseaux cérébraux font
partie de la crise épileptique. Il en est de même dans la
migraine dont Möbius conteste la nature vaso-motrice et
qu'il fait rentrer dans le syndrome épileptique.

Ces crises vasculaires cérébrales sont primitives ou secondaires. J'ai déjà parlé des premières à propos des
signes de la crise d'hypertension et établi que sous l'influence de l'hypertension, des contractions localisées ou
générales des vaisseaux cérébraux se produisent chez des
individus prédisposés. C'est là un fait que l'on ne peut
démontrer par des expériences, mais seulemnt par la clinique.

Les processus vasculaires qui surviennent dans ces
conditions sont ordinairement de nature transitoire, c'est-
à-dire que le spasme se reproduit à toutes les occasions
favorables. Ce n'est pourtant pas toujours le cas ; parfois
la contraction ne disparait pas aussi vite, et là ou elle
s'est montrée, il subsiste une lésion anatomique. C'est à
cette circonstance, que, dans la suite, après la mort, on
doit de trouver un œdème ou un ramollissement localisé.

C'est ce que démontre admirablement une observátion
d'hémiopie, citée par Pick à propos des amauroses urémiques.

Enfin, il existe, sans nul doute, des crises vasculaires

cérébrales essentielles ou primitives. A cette catégorie appartiennent les **crises rétiniennes**, les symptômes transitoires de foyer, et également certaines formes d'épilepsie. La gravité des accidents provoqués par la sclérose des vaisseaux du cerveau, est naturellement beaucoup plus grande que celle des phénomènes produits par les spasmes de vaisseaux anatomiquement sains.

IV. — *Crises vasculaires des extrémités*

Ces crises affectent des formes et une répartition très variables. Il s'agit dans le fait d'une vaso-constriction se manifestant par des troubles et des conséquences diverses. Aussi ces processus, ont-ils été décrits sous des noms variés, et à des points de vue différents. La forme qui a été connue la première, et la mieux décrite, est la névrose vaso-motrice de Nothnagel, dont fait partie son angine de poitrine vaso-motrice. Mais comme ces phéno-mènes vasculaires s'accompagnent d'acroparesthésies, ils ont dans ces derniers temps été étudiés avec celles-ci : (Cassirer).

Les crises vasculaires limitées trouvent place d'ordinaire dans les ouvrages parmi les divers troubles vaso-moteurs. Elles ont été décrites, soit comme des phéno-nomènes ayant leur entité propre, soit comme des symptômes partiels de crises générales.

A cette catégorie de crises, appartiennent les signes prodromiques de la maladie de Raynaud, et en outre certains cas qui ont été considérés comme dépendant de la claudication intermittente. Au sujet de ces derniers, il faut remarquer qu le syndrome désigné sous le nom de claudication intermittente n'a pas le même substratum anatomique dans tous les cas. On sait depuis longtemps, que des phénomènes vaso-moteurs se produisent chez des sujets atteints de lésions artério-scléreuses prononcées (Goldflam).

Oppenheim est, selon moi, le premier qui ait signalé une claudication intermittente de nature bénigne et d'origine vaso-motrice ne s'accompagnant pas de lésions des parois vasculaires, ce qui n'exclut pas la possibilité du développement de l'artério-sclérose à la suite de ces processus passagers.

Les crises vasculaires des extrémités sont celles qui sont les plus évidentes et les plus faciles à étudier car leurs manifestations sont cutanées. Il y a des observations où le processus se limite aux vaisseaux d'un muscle ou d'un groupe de muscles (douleurs musculaires, crampes), ce qui peut suffire à causer la dysbasie. Quand les phénomènes s'étendent aux vaisseaux de la peau, il survient des paresthésies, de la douleur, une sensation de chaleur aux pieds avec troubles visibles de la circulation.

Si les spasmes vaso-moteurs se répètent, ils amènent des lésions (artério-sclérose). Quand la contraction vasculaire ne cesse pas assez rapidement, elle donne lieu à des troubles permanents : thrombose, gangrène, maladie de Raynaud.

V. — *Les grandes crises vasculaires générales*

Sous cette dénomination je comprends ces formes de crises vasculaires vaso-constrictives, dans lesquelles sans troubles vaso-moteurs primitifs locaux, la pression sanguine augmente plus ou moins rapidement, et détermine finalement une série de troubles graves que l'on désigne sous le nom d'accès urémiques ou éclamptiques.

En nous appuyant sur l'absence de phénomènes localisés du genre de ceux que nous avons décrit dans les formes précédentes, et sur les résultats des recherches expérimentales, nous devons admettre que dans ces cas le centre bullaire vaso-moteur est excité, ou bien que l'élévation de pression est dûe à l'action des produits des sécrétions internes sur les vaisseaux périphériques.

Sur la foi des auteurs, je peux considérer comme établi, que l'urémie aiguë et l'éclampsie, appartiennent au groupe des crises vasculaires. Mais nous ne sommes pas éclairés sur les conditions qui dans ces circonstances déterminent l'hypertension. Pour ne pas me répéter, je renvoie au chapitre des crises d'hypertension et à l'étude que je consacre dans la partie spéciale. Il me suffit de constater ici que ces questions tirent un nouvel intérêt du développement pris par l'étude des sécrétions internes : l'avenir nous démontrera si cette voie est la bonne.

VI. — *Crises vaso-dilatatrices. Crises d'hypotension*

Comme la vaso-constriction, la vaso-dilatation paroxystique des vaisseaux peut être locale ou généralisée. Sa signification dépend de l'importance du territoire vasculaire dans laquelle elle est se produit. Le secteur le plus important est celui qui comprend les viscères abdominaux, c'est-à-dire le domaine du splanchnique. Ce ter-

ritoire est si vaste que l'individu peut en quelque sorte y
vider son sang.

Aussi la diminution du tonus de ces vaisseaux ou leur
paralysie cause-t-elle des crises d'hypotension et des phénomènes de nature extrêmement grave.

Cliniquement ces crises se manifestent par la chute de
la pression sanguine, qui tôt ou tard peut revenir à la
normale, mais la mort peut également survenir par défaut de nutrition du cœur ou par d'autres complications.

Les symptômes sont naturellement la diminution de
l'énergie cardiaque, l'affaiblissement du choc de la
pointe, l'atténuation des bruits artériels surtout du
deuxième bruit aortique, sans dilatation du cœur, parfois aussi la réduction de la matité cardiaque. Puis viennent les phénomènes cérébraux : somnolence, stupeur
surtout et enfin des signes d'anémie cérébrale profonde et d'œdème cérébral, et même des symptômse de
foyer (amaurose, paralysie).

Quand ces symptômes se produisent d'une façon
aiguë, on a le tableau connu de la syncope. Une chute
considérable de la pression sanguine constitue un danger,
qui augmente naturellement avec les progrès du phénomène, mais qui dépend aussi de la rapidité avec laquelle
il se développe et des conditions dans lesquelles il survient.

Le rapport entre les chiffres de pression pris avant
et après la crise est comme pour l'hypertension très important. Il est évident, qu'une baisse soudaine de
180^{mm} à 90^{mm} a une autre signification que une chute de
90 à 45 ou de 180 à 45.

De même que pour l'hypertension, l'incertitude du

point où commence l'hypotension rend difficile l'appréciation d'un cas donné, et il est indispensable de tenir compte des circonstances. Sans nul doute, les limites supérieures de la pression sanguine sont moins fixes que ses limites inférieures. Dans toute cette question, ce sont les conditions spéciales du phénomène qu'il importe de connaître, c'est-à-dire la faculté de résistance du sujet, surtout de son cœur, sa pression sanguine normale, et également l'état de ses autres organes, et surtout du système nerveux.

L'organisme, peut supporter des chutes de pression paroxystiques considérables : j'ai bien entendu exclusivement en vue ici des états produits non par l'insuffisance cardiaque, mais par des mécanismes vaso-moteurs.

La chute de la pression de même que son élévation dépendent du cœur, des vaisseaux, et de leur état de réplétion. Mais, tandis qu'une élévation de pression est rarement causée par le seul renforcement de l'impulcardiaque, et presque toujours par l'augmentation des résistances, l'hypotension est dûe en première ligne et exclusivement à l'insuffisance du cœur : l'action dépressive ne peut être considéré comme dûe aux vaisseaux que si le muscle cardiaque n'est pas primitivement intéressé.

Il n'est pas douteux comme le prouvent les faits cliniques et l'expérimentation sur les animaux, qu'indépendamment du cœur les vaisseaux puissent diminuer ou augmenter l'activité circulatoire.

Cependant, à l'exception des cas d'hémorrhagies graves, il est très difficile dans un cas donné, de distinguer, si la cause de l'hypotension siège dans le cœur ou dans les vaisseaux. Au lit du malade c'est d'un grand intérêt, parce que la thérapeutique en dépend. La difficulté s'accroît encore du fait que toute diminution d'activité circulatoire dans les vaisseaux diminue le travail du cœur.

En ce qui concerne l'affaiblissement primitif du cœur nous ne possédons qu'un indice fidèle ; la dilatation ; mais elle ne se produit pas si, dans le même temps, les exigences périphériques ont décru par suite de modification dans l'état des vaisseaux et des résistances.

Dans un cas donné, on ne peut attribuer aux vaisseaux, une chute de la pression sanguine, que si la matité cardiaque n'a pas changé, et si le cœur est plutôt plus petit.

Une hypotension aiguë d'origine purement vasculaire peut survenir dans des conditions tout à fait différentes. Outre la chute de pression due aux hémorrhagies, par compression de la veine porte, ou de la veine cave, il faut signaler avant tout la baisse rapide de la pression intra-abdominale qui survient à la suite de l'extirpation de tumeurs, de ponctions d'épanchements de la cavité abdominale, ou encore après l'évacuation d'un intestin distendu par les matières. A côté de ces crises d'hypotension mécaniquement produites, il en est fréquemment qui sont dûes à des processus siégeantdans les organes du système nerveux central, ou à des actions périphériques s'exerçant directement sur les parois des vaisseaux. Dans cette catégorie, on peut ranger les embolies ou hémorrhagies des centre-nerveux et l'action médiate ou immédiate des infections et intoxications.

Le mécanisme qui dans ces processus joue un rôle primordial est l'excitation des vaso-dilatateurs et des dépresseurs. Dans certains cas de tachycardie paroxystique c'est à ces derniers que nous avons affaire. Je rappelle ici un cas publié en 1903, où la tachycardie était dûe à une excitation des nerfs accélérateurs et dans lequel à l'acmé de l'accès survenait une hypotension prononcée, sans signe d'insuffisance cardiaque. Dans une autre observation, concernant un tabétique, on constatait pendant la crise tachycardique, un dicrotisme exagéré du pouls.

Chez les artério-scléreux, surtout chez ceux qui présentent des phénomènes sténocardiques, il y a des chutes subites de pression accompagnant les sensations douloureuses, de même, d'après Basch, dans l'accès d'angine de poitrine lui-même, surviennent des phénomènes d'hypotension.

Les douleurs fulgurantes des tabétiques, déterminent un abaissement de la pression qui s'explique soit par l'irritation des vaso-dilatateurs des racines postérieures, soit par l'excitation réflexe des nerfs dépresseurs. Cette chute de pression est parfois très considérable et même inquiétante. Dans un cas qui n'est pas cité dans ce travail, on constata dans une crise de douleurs fulgurantes un abaissement de pression de 85 à 35, avec symptômes cliniques correspondants. Aussitôt après la cessation des douleurs la pression remonta rapidement à 85 et 95.

Le collapsus qui survient à la suite des extractions de dents est dû à une chute considérable de la pression sanguine, comme Borgen l'a remarqué et comme Tauber l'a constaté. Il s'agit ici encore d'un phénomène réflexe, nullement d'un affaiblissement d'un cœur.

L'hypotension peut être produite d'une autre façon par paralysie ou parésie des vaso-constricteurs ; cette dernière peut être attribuée soit à une paralysie ou à une fatigue du centre vaso-moteur médullaire, soit à une paralysie des vaso-moteurs du splanchnique ou de ses centres, soit à une excitation du plexus solaire (syndrome solaire aigü de paralysie. Jaboulay, Laignel-Lavastine).

Ces sortes d'effets sont souvent dûs à des lésions mécaniques des centres (hémorrhagies ou ramollissements), ils peuvent se développer aussi sous l'influence d'intoxications endogènes ou exogènes, et d'infections).

Tandis que jadis, on ne regardait les troubles circulatoires dans les maladies infectieuses que comme la conséquence d'une diminution de l'activité du cœur, une série de recherches expérimentales faites récemment montre que dans certaines infections ce n'est pas le cœur qui doit, en première ligne, être rendu responsable de la chute de la pression sanguine, mais bien les vaisseaux dont le tonus diminue par paralysie du centre vaso-moteur de la moëlle allongée ; c'est ce ce que Romberg et Passler ont démontré pour l'action du pneumocoque, Fränkel et Weischselbaum pour celle du pyocanique et du bacille diphtérique.

On a élevé des objections (Stejskal, Martius) contre ces actions, surtout contre celle de la toxine diphtéritique, mais cette discussion n'est pas de mon domaine. Je tiens seulement à faire ressortir qu'il faut attribuer une action vaso-motrice à diverses bactéries et à leurs produits, ainsi par exemple au coli (Bosc et Vedel, Manfredi et Traversa, Widal et Thérèse).

Dans l'influenza, j'ai fréquemment observé une hypotension aiguë ; et elle semble être caractéristque de cette maladie, comme l'admettent Federn, Huchard, Raynaud). Mais, quand à savoir s'il s'agit ici, d'une crise potension vasculaire paroxystique ou d'un phénomène d'origine cardiaque, il faut attendre d'autres recherches.

Une série de poisons provoquent des crises aiguës d'hypotension et même de syncope vasculaire, en agissant en partie sur les centres en partie sur les terminaisons périphériques, comme par exemple le chloral, les nitrites, le nitrite d'amyle.

Beaucoup d'autre poisons qui agissent d'une façon subaiguë, amènent les mêmes résultats. Dans l'intoxication phosphorée subaiguë, j'ai souvent constaté ce genre de mort. J'ai aussi montré que l'observation persistante de la pression sanguine donnait dans cette intoxication des indications importantes pour le pronostic. Guidé par l'état de la pression sanguine, j'eus souvent l'occade porter un pronostic favorable, qui se confirmait. Malgré cela, je ne voudrais pas affirmer que toutes les intoxications phosphorées se terminent de pareille façon. Dans un cas d'intoxication arsenicale, j'ai observé un cas de mort semblable à ceux de l'empoisonnement subaigü par le phosphore.

Les troubles fonctionnels des capsules surrénales, et surtout les hémorrhagies qui se produisent dans ces capsules sont une cause de crises graves d'hypotension. Hitschmann a communiqué un cas de ce genre sous le nom de syncope mortelle, d'origine vasculaire, par hémorrhagie des deux capsules surrénales. Chez un homme de 72 ans, qui était à l'hôpital pour hémiplégie, et qui avait un pouls tendu, apparurent tout à coup des douleurs à l'épigastre et dans l'hypochondre gauche avec dyspnée, puis le pouls d'abord bon devint petit et l'état du malade déclinait d'heure en heure sans que l'on put observer de désordres cardiaques. Les extrémités devinrent froides, et après 36 heures la mort survint. L'autopsie montra une destruction de la substance médullaire des deux capsules surrénales par une hémorrhagie. Comme ce malade était artério-scléreux et que ses vaisseaux coronaires étaient lésés, il n'était pas en situation de résister à l'hypotension causée par la destruction de ses capsules surrénales.

Comme cause de crise d'hypotension, il faut encore citer l'insuffisance aiguë ou subaiguë du système chromaffine (forme fruste de la maladie d'Addison). J'ai observé récemment un cas de ce genre. Chez une jeune personne d'ailleurs saine, survinrent au milieu de symptômes d'adynamie prononcée une chute de la pression sanguine, avec accélération du pouls, apparition de taches pigmentaires ordonnées en segments, et amaigrissement significatif. La malade s'est peu à peu remise après une dépression qui dura plusieurs semaines.

Nous ne connaissons pas du reste la cause véritable d'un grand nombre de crises d'hypotension. On incrimine d'habitude l'auto-intoxication. Je crois que l'on rencontre des crises analogues au moment de la ménopause.

J'ai vu des états semblables d'asthénie chez des hommes d'ailleurs bien portants. Dans un cas je vis ces états se répéter sans cause appréciable, et il s'y ajoutait des débâcles liquides. Il n'y avait pas d'autres phénomènes morbides.

Les crises diarrhéiques des tabétiques doivent, du moins en partie, appartenir à cette catégorie. Putmann les a considérées comme des phénomènes vaso-moteurs ;

ce serait à prouver au préalable, car il est également possible, qu'elles puissent être produites de la même façon que la sécrétion du suc gastrique, les sueurs anormales, le flux salivaire, etc., c'est-à-dire par excitation des éléments sécréteurs des glandes. Putnam s'appuyait sur ce fait, que l'augmentaiton des sécrétions n'est pas possible sans augmentation de l'afflux sanguin. Enfin, il faudrait encore citer parmi les crises vasculaires s'accompagnant de vaso-dilatation, l'érythromélalgie.

Pour ce qui est des chances de mort à la suite d'hypotension vaso-motrice, seules les paralysies vaso-motrice d'origine centrale peuvent la causer ainsi que les anciennes expériences de Legallois l'ont montré. Cette sorte de terminaison est celle que j'ai désignée, par opposition à la mort par collapsus cardiaque, mort par collapsus vasculaire. Toute crise d'hypotension peut ame ner la mort de cette manière.

Cliniquement elle se manifeste par la chute de la pression sanguine, avec réduction du volume du cœur ; sur le cadavre on trouve une cavité cardiaque non remplie ou parfois vide. Quoique cette vacuité du cœur soit certainement un phénomène post mortem, elle est pourtant une preuve du pouvoir contractile du myocarde. Il est bien évident, que dans beaucoup de cas, l'arrêt du cœur qui termine l'agonie est dû à l'hypotension.

VII. — *Thérapeutique générale des crises vasculaires*

Le traitement des crises vasculaires paroxystiques doit être dirigé contre la cause originelle : si celle-ci ne peut être trouvée, on doit se borner à modérer les symptômes vaso-moteurs, c'est-à-dire s'efforcer d'amener la dilatation dans le cas de crises vaso-constrictives, et la constriction dans le cas de crises vaso-dilatatrices, mais il ne faut pas confondre l'arrêt de la crise avec la guérison de la maladie qui en est le substratum.

Le traitement de la cause se heurte ordinairement à des difficultés insurmontables. Dans certaines crises, qui ont une origine toxique certaine, il arrive que l'on obtienne des succès soit par l'emploi d'antidotes, soit en empê-chant l'apport ultérieur du poison, soit en favorisant son élimination. Quand la cause réside dans une infection, on peut en la combattant arriver au même but. Dans de nombreuses circonstances, la crise est dûe à des facteurs plus ou moins passagers et cesse avec leur disparition, il en est ainsi dans l'angine de poitrine réflexe, dans les crises vaso-motrices abdominales des tabétiques après la cessation du stade d'excitation.

Non moins sérieuses, sont les difficultés que l'on a à calmer une crise donnée. Nous pouvons employer dans les crises vaso-constrictives les agents vaso-dilatateurs (nitrite d'amyle, nitrites, etc.). Ce sont en même temps des moyens de diagnostic. Mais si dans les cas légers ils agissent d'une façon assez durable, dans les crises sé-vères ou persistantes, ils restent inefficaces. Agissent éga-lement de la même manière, la saignée, les bains, la ré-vulsion cutanée et, contre les spasmes vasculaires lo-caux, la chaleur. Contre certaines crises (par exemple dans l'angine de poitrine), la théobromine, les iodures ont une influence préventive.

Quand ces moyens soit isolés soit combinés sont insuffisants, on peut obtenir une diminution de la pression et en même temps un soulagement par l'emploi des narcotiques, en supposant toutefois que l'état du cœur ne les contre-indique pas. De ce nombre font partie les préparations de chloral, et surtout l'hydrate.

Le remède souverain des crises douloureuses est naturellement la morphine; on doit l'éviter autant que possible. La morphine calme la douleur, mais son action sur la pression sanguine est fréquemment insuffisante dans les crises vasculaires et à ce point de vue, infidèle. Elle peut être très nuisible dans les cas que nous étudions ici. L'association de la morphine et de l'atropine et à recommander.

Pour ce qui est du traitement des crises d'hypotension, il nous faut déplorer l'insuffisance de nos médicaments.

Le moyen le plus actif de relever le tonus vasculaire est théoriquement, l'extrait de capsules surrénales (adrénaline), injecté dans les veines, mais son action n'est que passagère, et la plupart du temps suivie d'une hypotension plus forte; enfin comme Josué l'a montré, elle peut causer de graves altérations des parois artérielles.

Comme autre moyen, nous avons à mon avis la physostigmine. Cette substance a été récemment employée avec succès de Noorden et par Moszkovicz contre la parésie intestinale aiguë post-opératoire. A côté de cette action, il ne faut pas négliger l'effet énergique de la physostigmine sur le centre vaso-moteur et sur le cœur. Ainsi s'explique l'amélioration de la circulation qui dans ces cas constitue un facteur à ne pas négliger.

PARTIE SPÉCIALE

I. — CRISES VASCULAIRES DES SATURNINS

Le saturnisme fait partie de ces maladies que l'on sait depuis très longtemps intéresser les vaisseaux. On a dit, et on admet encore à présent, que l'hypertension est un des symptômes les plus importants de cette maladie. Cette hypertension paraissait s'expliquer par les lésions des parois vasculaires que produit l'intoxication saturnine et qui sont souvent considérées comme de l'artériosclérose.

Mais on ne peut pas chez les saturnins parler d'artério-sclérose. Les lésions de leurs vaisseaux diffèrent essentiellement de celles des artério-scléreux, ainsi qu'il ressort des expériences de Kolisko dont j'ai pu constater l'exactitude. Les vaisseaux des saturnins ont une lumière béante, avec hypertrophie prononcée de la tunique moyenne, l'endartère restant absolument intacte. On pourrait dans ces conditions penser, que ces lésions vasculaires exercent une influence sur la circulation, et peuvent produire une augmentation permanente des résistances, et partant de la pression sanguine.

Mais l'hypertension n'est pas un des phénomènes obligatoires de l'intoxication saturnine chronique ; l'hypertrophie du cœur que l'on signale à tort, manque également, quand elle n'est pas causée par des complications spéciales. L'hypertension se rencontre dans la néphrite saturnine. Du reste nous observons des augmentations passagères de pression dans les diverses formes de crises vasculaires, qui sont fréquentes au cours de cette maladie, car ici comme dans l'artério-sclérose, il y a une tendance spéciale à la production de tels phénomènes.

Les crises revêtent habituellement la forme abdominale, c'est la colique de plomb ; en outre, quoique plus rarement, on observe une forme thoracique : « l'angine de poitrine » et associées à la première, des formes cérébrales : des symptômes transitoires de foyer (amaurose, etc.), l'Eclampsie, que l'on trouve également à la suite d'augmentations de pression dûes à d'autres motifs (rein saturnin).

Parmi toutes ces formes, je n'ai vu dans ces derniers temps que des cas de colique de plomb, et je ne puis porter d'appréciations que sur ceux-ci. La moindre fréquence des formes graves du saturnisme est du reste très remarquable et pourrait être attribuée aux progrès de nos conditions hygiéniques professionnelles.

Sur la nature de la colique de plomb les opinions diffèrent : nous n'avons pas à les rappeler. L'état de la pression sanguine pendant la crise a de bonne heure attiré l'attention. Stoll regardait déjà comme pathognomonique le pouls en fil de fer de la colique. Tanquerel des Planches qui a apporté le plus grand nombre d'observations, prétend qu'il n'aurait trouvé ce pouls que dans la majorité des cas. On ne peut considérer ces opinions comme contradictoires, car dans la colique de plomb, la pression n'est pas toujours élevée. Les constatations de Tanquerel ont du reste été faites uniquement au palper, et l'on sait comment on peut se tromper dans des estimations ainsi effectuées. Je ne puis que m'asso-

.ier à l'opinion de Tanquerel, car j'ai vu que le pouls, dans la colique de plomb, s'il dénote constamment une pression élevée, n'est pas toujours tendu comme un fil de fer.

D'après Riegel (1878) il y a deux manières de concevoir la signification des phénomènes circulatoires qui surviennent dans la colique de plomb :

1) Le plomb agit directement sur les fibres musculaires lisses des parois vasculaires et augmente ainsi la tension dans l'appareil circulatoire.

2) Les troubles circulatoires seraient des phénomènes secondaires, c'est-à-dire les conséquences d'une excita tion des nerfs sensitifs abdominaux. — (Opinion tirée des recherches de Heubel).

Il y a des contradictions en ce qui concerne l'état de l'appareil **circulatoire,** les uns n'admettent l'hypertension que pendant la crise les autres croient qu'elle persiste dans les intervalles ; de même au sujet de l'état du pouls **pendant la crise,** tandis que les uns décrivent des ar- tère étroites et dures, les autres les trouvent dilatées et dures. Enfin les appréciations sur la fréquence des accès diffèrent.

Riegel par ses expériences a fait entrer la pathogénie de la colique de plomb dans une phase toute nouvelle. Elles concernent l'état des vaisseaux dans la colique de plomb, ainsi que les rapports de la douleur, des fonc- tions intestinales et de la sécrétion urinaire avec les trou- bles circulatoires.

Comme méthode d'étude, Riegel s'est servi de la sphy- gmographie, qu'il maniait avec maëstria. La première communication sur cette question fut publiée par son assistant Frank. De ce travail il ressort que dans les accès de coliques, il existe toujours une pression élevée, et que l'on peut faire disparaître la douleur en diminuant la pression artificiellement par l'inhalation de nitrite d'amyle, tandis que la morphine soulage la douleur sans diminuer la tension. Comme les modifications du pouls ne se montrent pas seulement pendant les crises, mais persistent aussi dans les intervalles, il faut admettre avec Franck, que dans l'accès, en plus de l'élévation du tonus vasculaire, il se produit une constriction plus forte des vaisseaux abdominaux, consécutivement, un degré plus élevé d'anémie, partant une nouvelle irritation des nerfs sensitifs. Frank pense que le processus peut encore s'expliquer d'une façon plus simple, en admettant avec Colins que les nerfs des vaisseaux abdominaux sont sensibles.

Ces recherches étaient suggérées par l'hypothèse de Riegel qui voyait dans la colique de plomb un phénomène analogue à celui de la migraine sympathique par vaso-constriction, qui est soulagée par le nitrite d'amyle.

Riegel lui-même a fait en 1878, des recherches détaillées sur la colique de plomb, et a confirmé les résultats de Frank, en les modifiant cependant sur un point essentiel. Tandis que Frank trouvait, que l'aspect caractéristique du pouls de la colique de plomb, se montrait non seulement pendant les paroxysmes mais aussi, dans les intervalles, pour ne cesser que pendant la convalescence, Riegel admit, que l'intensité de la douleur et la hauteur de la pression sanguine évoluaient parallèlement. « Elles vont si exactement de pair, qu'en nous basant sur le pouls seul, nous pourrions connaître non seulement l'existence, mais aussi le degré des douleurs ». La colique de plomb, d'après lui, serait dûe à une excitation anormale par le plomb des nerfs vaso-moteurs. Il constate en passant que la relation qui existe entre la colique et l'évacuation intestinale est inconstante.

Borgen a répété ces recherches avec le sphygmomanomètre de Basch. Il combat la thèse de Riegel du parallélisme entre la douleur et la pression artérielle. Il confirme le fait de l'augmentation de pression dans les crises douloureuses, mais l'exception qu'il cite, un cas où la pression n'était que de 130^{mm}, n'est pas à mon avis contraire à la thèse.

Comme Frank, Borgen trouva que la douleur peut disparaître, quand la pression est encore élevée, opinion que je ne puis du reste que confirmer. Borgen conclut que la douleur est indépendante de la pression sanguine, sans pour cela nier leurs étroits rapports. Il pense que la cause de la colique est dans une contracture de la musculature intestinale, analogue au tétanos utérin.

Je me suis déjà expliqué ailleurs sur ces sortes de relations, je ne veux ici signaler à titre de complément que quelques particularités.

L'hypothèse de Riegel est citée dans la littérature médicale. Mais elle n'a pas été confirmée, parce que l'on admit que les contractions intestinales étaient la cause des coliques et non la constriction des vaisseaux, et bien plus, que l'élévation de pression était une conséquence des contractions intestinales, donc secondaire.

Mais le premier point est contredit, par le fait que l'on ne peut admettre dans tous les cas de colique de plomb l'existence d'une contracture intestinale généralisée ; il y a des observations incontestables de météorisme. Il y a peu de temps un cas de ce genre est entré dans mon service ; on l'avait envoyé en chirurgie en soupçonnant un iléus, à cause de l'intensité du météorisme et des vomissements.

En outre, les parois de l'intestin, ni à l'état normal, ni au cours d'une inflammation ne sont sensibles. Et par cela même, l'opinion de Riegel et de Frank, que la douleur dans la colique de plomb serait produite par l'ischémie de la paroi intestinale manque de base. Du reste, les constations tonométriques elles-mêmes ne prouvent pas que la contraction des vaisseaux des parois intestinales dans les coliques soit telle, qu'elle amène toujours l'ischémie. Il faut donc chercher une autre explication de l'apparition des douleurs à la suite de la contraction des vaisseaux. Je l'ai donnée plus haut.

Il reste en second lieu à écarter l'objection que l'augmentation de pression n'est pas une conséquence de l'irritation des vaisseaux, mais qu'elle est causée mécaniquement par la contraction intestinale. Or, j'ai exposé dans une de mes précédentes communications, que cette opinion n'était pas soutenable, et que les hypothèses faites à ce sujet étaient inexactes. L'assertion en question a été portée par Bezold et Gsheildlen qui s'appuyaient sur l'action de la physostigmine sur les animaux curarisés Sur ces entrefaites, j'ai découvert que la physostigmine supprime l'action du curare, et je crois que l'hypothèse en question n'a été établie que parce que l'on ne connaissait pas cette circonstance. Pour rendre le fait plus évident, j'ai institué l'expérience suivante : J'ai complètement séparé sur des chiens le centre vaso-mo-

teur, et je leur ai injecté de petites et de fortes doses
de physostigmine. Malgré des contractions intestinales
les plus intenses, il n'y eût aucune trace d'élévation de
pression. Il est ainsi constant, que l'élévation de la
pression sanguine n'est pas la conséquence de la contraction intestinale, mais qu'elle a un rôle dans la colique de plomb.

Dans toutes les observations que je connais, la colique
de plomb type s'est accompagnée d'une élévation générale de la pression sanguine.

Cette hypertension, comme l'avait dit Riegel, est la
conséquence de la constriction des vaisseaux des viscères
abdominaux, surtout de l'intestin. Elle dépend de l'état
du mécanisme régulateur circulatoire de l'organisme, de
divers facteurs individuels, et de l'étendue du territoire
dans lequel s'est montrée la contraction vasculaire. Il
me paraît d'autant moins exact d'admettre que dans
chaque cas la constriction est maxima, que je ne tiens
pas pour démontré la participation à de telles crises de
tout le territoire innervé par le splanchnique. Le développement et l'évolution de l'hypertension pendant les
accès varient. Le début peut être progressif ou rapide ;
je considère cependant le premier mode comme caractéristique de la colique de plomb, par conséquent la pression sanguine du malade avant la crise ne peut pas
être regardée comme sa pression normale.

Dans un travail, dans lequel il s'est rangé complètement à ma manière de voir sur la pathogénie de l'amaurose transitoire, Vaquez a objecté à ma conception de la
crise de coliques de plomb, qu'il avait observé un cas de
colique saturnine sans hypertension. J'ai déjà dit

que je n'ai pas trouvé de semblable exception ; pour moi ce n'est que la pression relative et non la pression limite qui importe. Comme Vaquez me le communiquait plus tard, la pression dans le cas en question marquait 150 ^{mm}, et entre les accès 130-140^{mm}. Le premier chiffre plaide pour l'hypertension, le dernier s'explique pourtant parce que le malade ne souffrait pas, mais se trouvait dans une période de rémission. Vaquez ultérieurement dans son rapport au Congrès, a été de mon avis.

Que le patient ne ressente pas ou ne ressente plus de douleur, ce n'est pas là en effet une preuve de la terminaison de la crise. D'après mes expériences, l'assertion de Franck confirmée par Borgen, est sous ce rapport exacte. La théorie de Riegel, de l'absolu parallélisme entre la pression et la douleur n'est pas soutenable si l'on contrôle tonométriquement les phénomènes. J'ai vu très souvent qu'il y avait dans ce genre de crises vasculaires de longues périodes de rémission, au cours desquelles la pression offrait des ascensibns légères ou fortes. Ordinairement, la pression baisse après quelques oscillations pour se maintenir à la normale et après avoir fait une chute au-dessous. Au contraire de ce qui se passe dans les autres crises vasculaires analogues, dans la colique de plomb la chute au-dessous de la normale est rarement soudaine et par conséquent la fin de la crise rarement brusque.

Le degré absolu d'hypertension que j'ai noté dans les cas de colique de plomb de mon service, était sujet à de grandes variations. Dans des crises qui n'étaient pas graves, j'ai vu au moment des phases douloureuses, des pressions de 110 à 120^{mm}. En présence de tels chiffres, on pourrait douter qu'ils fussent l'expression d'une pression relativement élevée. En poursuivant les observations, on voyait qu'au moment de la convalescence la pression s'abaissait à 75 et 80^{mm}, pour ne revenir qu'ensuite à la normale propre à l'individu. Dans ces phénomènes d'hypotension qui se présentent au cours des périodes douloureuses, je vois une preuve que ce sont les processus vaso-moteurs qui dominent. Sous ce rapport, Riegel a fourni l'argument le plus important grâce à ses essais avec le nitrite d'amyle. Il a encore attiré l'attention sur l'apparition de selles spontanées comme signes de déclin de la crise. Dans mes observations la pression la plus basse après une crise de coliques fut de 55^{mm}. Ce phénomène survint plusieurs jours après la cessation des sensations douloureuses au milieu d'un bien-être persistant, puis la pression s'éleva à 75^{mm}, le maximum constaté pendant l'accès fut de 160^{mm}.

Une description détaillée du tableau clinique de la colique de plomb me paraît ici superflue, parcequ'il est assez connu. On y retrouve du reste tous les signes que j'ai décrit dans les crises vasculaires abdominales.

Je veux seulement attirer l'attention sur la fréquence du vomissement, qui dans les cas graves, donne à tout homme non prévenu, l'impression d'une grande crise gastrique. Dans deux cas, ce ne fut qu'après une longue observation que je pus obtenir une certitude. L'intoxication saturnine, fait du reste partie de ces affections qui produisent des lésions des cordons postérieurs.

Relativement au parallèle à établir avec les crises abdominales des tabétiques, je tiens à faire ressortir, que dans la colique de plomb apparaissent souvent des zones d'hyperesthésie et d'hyperalgésie qui ont la même distribution, la même extension que les crises analogues des tabétiques. Head professe l'opinion contraire, à savoir que les troubles sensitifs manquent complètement dans la colique de plomb. Mais je n'ai pas l'impression que Head ait particulièrement porté son attention sur la colique de plomb.

Alors que les phénomènes cutanés ne sont pas constants, nous trouvons toujours au contraire une sensibilité prononcée à la pression au niveau des plexus abdominaux, à leur siège précis, et particulièrement le long de l'aorte abdominale jusqu'a l'ombilic, point où se fait la bifurcation. Dans quelques cas, le plexus hypogastrique est sensible. C'est à la sensibilité des plexus du côté droit que sont dûs les phénomènes douloureux qui dans les coliques de plomb simulent, par leur localisation au point de Mac-Burney, des affections de l'appendice (Opert, Donath).

Les coliques de plomb de forte intensité donnent lieu à une série d'autres phénomènes qui s'expliquent d'une façon satisfaisante dans l'hypothèse d'une crise vasculaire. Comme conséquences de la crise vasculaire abdominale d'origine saturnine viennent d'abord des troubles cardiaques, qui consistent habituellement en un ralentissement du pouls, avec renforcement de la contraction cardiaque et accentuation du deuxième bruit aortique pendant la crise. L'affaiblissement des contractions cardiaques à l'acmé de l'accès, et l'accélération prononcée des battements qui se manifeste sous

l'influence de l'inhalation du nitrite d'amyle tendraient
à prouver que les vaisseaux cardiaques qui comme l'a
démontré Fr. Franck, se dilatent sous l'action du nitrite d'amyle, peuvent être intéressés par ces spasmes
vasculaires.

Comme autres phénomènes, il faut citer les symptômes
cérébraux, parmi lesquels, outre la céphalalgie et les
vertiges on note des symptômes de foyer : amaurose et
hémiopie passagères, la surdité, l'aphasie, les paralysies passagères, etc), et des crises convulsives. Tous
ces accidents sont rares relativement au grand nombre
des coliques de plomb. A ce groupe appartiennent
deux observations, peines d'enseignements, d'amaurose transitoire. J'en ai déjà publié une dans le *Centralblatt für Innere Medizin*. L'autre malade (Obs.11)
prétendait être devenu aveugle et sourd dans une crise
antérieure.

Associés à la colique de plomb nous rencontrons également d'autres symptômes cérébraux de foyer, qui sont
fugaces et que l'on regarde habituellement comme hys-
tériques. Dans cette même catégorie rentre l'accès d'é-
clampsie par intoxication saturnine. Cette étiologie découle de nombreuses observations de Tanquerel. Sur 72
éclampsies causées par le plomb, 50 survinrent associées à la colique de plomb. Je n'ai observé récemment
qu'un cas de ce genre à l'hôpital ; mais l'éclampsie ne
se produisit pendant la crise que le jour de l'entrée. Il
y a par contre une observation de Ménétrier, dans laquelle la pression fut mesurée avant l'accès avec le manomètre de Potain.

Elle concerne un travailleur de 21 ans, qui était atteint

de colique de plomb. Le 25 février la pression était de 260^{mm}, l'urine sans albumine. Le 27, la pression était 300^{mm}, urine sans albumine. Le 28 février au matin, la pression était de 260^{mm}. Dans l'urine, du 28 février à midi au 1er mars à midi, traces d'albumine. Dans la nuit du 1er mars au 2 mars, deux crises d'éclampsie. Le malade ne reprend pas connaissance. Mort le matin. A l'autopsie : rétrécissement aortique du ventricule gauche, pas d'artério-sclérose. Pas de néphrite ni macroscopiquement ni au microscope. Œdème du cerveau.

Le rapport de causalité entre la colique et l'éclampsie force l'attention. J'emprunte à un travail de Rosensteim, qui traite de cette relation et de la genèse de l'épilepsie saturnine, les renseignements suivants :

Arétée déjà, et d'une manière certaine Paul d'Egine, affirment que si l'épilepsie s'unit à la colique de plomb, la maladie est souvent mortelle. La plupart des auteurs qui suivent, voient dans la colique un stade avant-coureur obligé de l'encéphalopathie. Desbois a le premier au contraire considéré les accidents cérébraux, comme indépendants de la colique, opinion que partage Tanquerel qui a observé chez des saturnins, une série de coliques de plomb sans phénomènes cérébraux.

Il ressort suffisamment de là, que l'épilepsie constitue une forme spéciale, d'intoxication saturnine, et qu'elle est à tel point indépendante des autres troubles qu'il ne faut pas chercher sa cause en eux. Après cela, il n'est pas besoin de discuter l'opinion de ceux qui parlent d'une influence sympathique de la colique sur le cerveau ; outre son obscurité, cette conception ne repose pas sur une base solide.

Tanquerel rattachait l'encéphalopathie à un état morbide du système nerveux tout entier. Plus tard Traube exprima l'opinion que les accès de l'intoxication saturnine étaient identiques aux crises urémiques. Dans la plupart de ces cas, on rencontrait comme dans l'urémie une anémie considérable et un œdème prononcée du cerveau. L'opinion de Traube fut cependant ébranlée quand, dans deux cas d'intoxication saturnine intense, il eut trouvé une atrophie, granuleuse des reins avec hypertrophie du ventricule gauche ; par ailleurs Tanquerel prétendait que dans les cas de ce genre l'albuminurie faisait défaut.

Bien que, dans d'autres cas, on ait noté de l'albuminurie avec des reins contractés, Bouillaud en 1884 a pourtant communiqué une observation d'épilepsie saturnine dans laquelle les reins étaient intacts.

Rosenstein conclut d'expériences faites sur les animaux, que le plomb ne produit pas d'albuminurie et, que l'atrophie rénale est une complication accidentelle de l'intoxication, car ses animaux mouraient en présentant de l'amaurose et des crises convulsives sans qu'il y eut néphrite. Rosenstein attribue l'épilepsie saturnine à une action du plomb sur les fibres lisses des vaisseaux cérébraux. Epilepsie saturnine et urémie dépendraient de la même cause, à savoir de l'anémie cérébrale. « L'épilepsie saturnine fournit le tableau le plus net d'une urémie survenant sans altérations rénales ».

Je n'ai pas observé de cas d'épilepsie saturnine pure. Dans aucun, on n'a jusqu'ici étudié la pression sanguine. Je ne puis donc décider, si même dans les cas où l'accès épileptique est indépendant de la colique, il se produit

une hypertension prémonitoire, analogue à celle de l'é-
clampsie urémique, ou s'il s'agit d'une crise vasculaire
cérébrale double comme le croit Rosenstein. Mais certai-
ment la possibilité de cette dernière ne supprime pas le
rapport causal qui existe entre la colique (crise hypertensive) et l'accès d'éclampsie. Je voudrais particulièrement faire ressortir qu'il n'y a aucun motif pour faire
dépendre ce phénomène cérébral d'une néphrite. J'ai
déjà étudié ce point de vue à un autre endroit et je pourrais établir ici, en m'appuyant sur de récentes constatations, que bien que dans la colique de plomb l'albuminurie soit souvent démontrable, elle ne fait pas partie
des signes constants de l'accès, et que par conséquent
les vaisseaux du rein ne sont pas souvent intéressés
dans la crise vasculaire abdominale.

Outre les formes abdominales et cérébrales il y a
encore d'autres types de crises vasculaires dans l'intoxication saturnine, par exemple les formes thoraciques. Je
n'en ai pas observé de cas. Tanquerel en cite plusieurs.

En somme c'est dans les vaisseaux ou dans les nerfs
vaso-moteurs, et surtout peut-être à leurs terminaisons dans les parois vasculaires, qu'il faut chercher la
pathogénie des crises vasculaires des saturnins. Récemment on a de nouveau placé l'origine de la colique dans
le plexus solaire.

Laignel-Lavastine regarde la colique de plomb comme
un syndrome dû à une lésion primitive du plexus
solaire. Douleur, constipation, hypertension sont pour
lui les signes d'un syndrome solaire d'excitation ; Laignel-Lavastine en donne comme preuve qu'on a trouvé
souvent chez les individus, qui souffraient de la colique

de plomb, des altérations des ganglions du plexus solaire. (Tanquerel, Kussmaul et Maïer): Mossé trouva aussi dans les empoisonnements expérimentaux aigüs, des lésions du plexus solaire, auxquelles il attribua une signification essentielle. Bernard et Bigard ont par contre, noté sur des animaux après des empoisonnements expérimentaux par le plomb de graves lésions des capsules surrénales, mais ces altérations n'intéressent que la substance corticale et n'expliquent pas l'hypertension. Dans l'observation de Ménétrier ces lésions des capsules surrénales faisaient d'ailleurs défaut. Si intéressante que soit l'hypothèse de Laignel-Lavastine, on ne peut pas ne pas voir que l'intoxication saturnine expérimentale, et la colique de plomb clinique ne sont pas identiques.

En ce qui concerne l'idée que l'excitation des vaisseaux est une conséquence de la douleur il suffit de signaler les faits suivants:

1) La diminution de la pression sanguine supprime la douleur (Riegel, Frank, Bardenheuer).

2) La disparition de la douleur (morphine) ne supprime par l'hypertension (Riegel, Borgen).

Nul doute que la colique de plomb ne soit dûe au fond, à une excitation des nerfs sympathiques sensitifs ; mais il n'est pas exact qu'ils soient primitivement excités et que la douleur et secondairement, l'augmentation de pression soit produites par cette excitation, puisque la suppression (spontanée ou artificielle des douleurs) ne fait pas cesser l'hypertension.

L'indication thérapeutique dans le traitement de la colique de plomb et de ses conséquences consiste

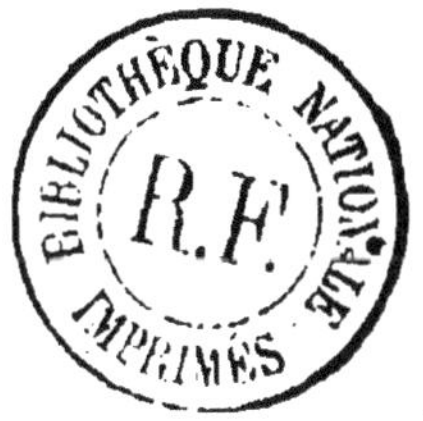

donc à arrêter la crise vasculaire abdominale. Sa thérapeutique ne réside pas dans l'administration de l'opium ou de la morphine. L'utilité de ces agents est purement symptomatique, ils ne font que diminuer ou supprimer la sensation douloureuse dans les plexus sensitifs abdominaux. Aux doses usuelles ils n'agissent sur la pression sanguine que d'une façon insuffisante et souvent indirecte. L'atropine ou la belladone agissent plus efficacement. Elles font cesser le spasme intestinal en diminuant l'excitabiltié des nerfs centrifuges, mais surtout relâchent le tonus des vaisseaux intestinaux, et agissent ainsi sur la colique.

La vieille pratique de la saignée dans la colique de plomb, se justifie d'une certaine façon, mais elle n'est pas appropriée aux conditions somatiques du saturnin. Comme le montrent les nombreux exemples de Tanquerel, elle n'était efficace que lorsqu'elle abaissait la pression sanguine. Elle n'agissait pas sur la cause. Egalement rationnel est l'emploi des drastiques, parce que par leur action irritative ils dilatent les vaisseaux et ainsi font cesser la colique.

De tous les médicaments que j'ai employés dans la colique de plomb, le meilleur d'après moi est l'Iode. Mais pour réussir il faut administrer de fortes doses. L'iodisme est le meilleur antidote de la colique de plomb. L'Iode répond à l'indication principale qui est l'élimination du métal.

En 1901, Thaussig a étudié dans mon service le traitement curatif de la colique de plomb par l'Iodipine. On obtint le plus vif succès dans un cas où était survenue une intoxication iodée dûe à l'absorption de grosses doses d'Iodipine. Dès l'entrée en scène de cette dernière intoxication tous les phénomènes disparurent. (Obs. III).

Il faut donc pour agir sûrement, la pénétration dans l'organisme d'une quantité suffisante d'Iode. Pendant la colique, cette absorption est très difficile. On doit alors administrer le médicament par la voie rectale, ou en cas de nécessité, par la voie sous-cutanée.

J'ai dernièrement obtenu les plus vifs succès avec de fortes doses d'Iode: 5 à 6 grammes par jour d'iodure de potassium ou de sodium.

En ce qui concerne le mode d'action de l'iode on peut dire que là où il agit, c'est en abaissant la pression sanguine. On a aussi récemment attribué cet effet à la diminution de la viscosité du sang.

De la série de mes observations je détache les suivantes :

OBSERVATION I

Colique de plomb. — Amaurose transitoire. — Thérapeutique iodée. — Guérison.

H. M. 41 ans, installateur, entré le 12 février 1903. Il y a 3 ans, première atteinte de coliques de plomb. Depuis plusiurs semaines douleurs passagères. Le 7 février. Crise soudaine de coliques avec douleurs de tête, saveur désagréable et inaccoutumée dans la bouche. Manque d'appétit. Dernière selle le 8 février. Syphilis. Tendance à la boisson.

Etat le 12 février au soir: coloration jaune pâle de la peau, réaction pupillaire prompte à la lumière et l'accomodation. Liseré saturnin. Artère radiale rigide. Pouls 78. Pression au tonomètre 160^{mm}. Souffle systolique perceptible à tous les foyers du cœur ; deuxième bruit aortique très éclatant. Abdomen rétracté dans la région épigastrique. Le patient accuse surtout des douleurs à l'hypogastre. Aorte abdominale sensible à la pression. Pas de selles, pas de gaz. Urine sans sucre ni albumine.

13 Février. — Le matin, le malade remarque qu'il voit mal. Pendant le jour le trouble de la vision augmente jusqu'à l'amaurose. La réaction pupillaire reste rapide : la céphalalgie persiste. L'état ophtalmoscopique est le suivant : papilles pâles, vaisseaux sinueux, d'ailleurs normaux. Pression vasculaire au tonomètre 170^{mm} le matin, 180^{mm} le soir, — 0,50 d'iodure de potassium par jour.

14 Février. — Le matin, au tonomètre 165^{mm}. Le malade distingue déjà la lumière de l'obscurité. Douleurs abdominales plus faibles. Après ingestions réitérées d'infusions de séné, à midi selles abondantes. Le soir 160^{mm} au tonomètre.

15 Février. — Au tonomètre 145^{mm}. Le malade peut déjà compter ses doigts. Les douleurs abdominales n'existent plus.

16 Février. — Au tonomètre, 125 à 120^{mm}. Acuité visuelle normale. Iodure de potassium réduit à 0,30 centigrammes par jour.

17 Février. — Au tonomètre, 100^{mm}. Selles spontanées.

18 Février. — Au tonomètre, 100ᵐᵐ. État ophtalmoscopique non modifié. Acuité visuelle à droite 6/9,
à gauche 6|6. Champ visuel normal. La céphalalgie a
cessé. Les jours suivants, la pression artérielle varie
entre 80 et 100ᵐᵐ. A la sortie, 75ᵐᵐ au tonomètre.
Dans les derniers jours, 0,10 centigrammes seulement
d'iodure. Le malade se trouve tout à fait bien.

J'ai déjà cité ce cas, dans une communication précédente concernant la pathogénie de l'amaurose transitoire, comme une preuve de ce que ce symptôme survient à l'acmé de la crise de coliques. J'ai aussi montré que tous les cas publiés jusqu'ici (8) présentaient
les mêmes conditions.

C'est ce que confirme aussi l'observation suivante,
qui est également intéressante, car le malade à l'occasion de la colique de plomb, non seulement avait présenté de l'amaurose transitoire, mais aussi était devenu
sourd, et avait eu deux fois des accès d'éclampsie. A
l'entrée il était dans un état post-éclamptique.

Observation II

*I. — Crise de coliques de plomb avec éclampsie
transitoire, amaurose et surdité.*

*II. — Crise de coliques de plomb avec éclampsie et
amaurose transitoire. Albuminurie pendant l'accès. —
Traitement ioduré. Guérison.*

Léopold, âgé de vingt-quatre ans, vernisseur de wagons. Séjour dans le service du 25 août au 12 septembre 1904.

Dès l'âge de quatorze ans, le malade a manipulé du plomb ; de quatorze à dix-huit ans, comme vernisseur de wagons ; de dix-neuf à vingt-trois, dans une fabrique d'accumulateurs, il a beaucoup manié le minium ; depuis un an il est vernisseur de wagons dans les chemins de fer sur route de la ville. Avant juin 1902, il n'avait jamais eu de douleurs abdominales.

En juillet 1902, en Styrie, il fut atteint de violentes coliques. On l'amena à Vienne où les douleurs augmentèrent. Le troisième jour, il tomba sans connaissance, en proie à une crise d'éclampsie, et il fut apporté à l'hôpital où il resta du 13 au 19 juillet. Lorsque après cette crise il reprit sa connaissance, il demeura encore sourd et aveugle pendant deux jours et demi. Il ne fit pas remarquer ce phénomène aux médecins qui l'observaient parce qu'il craignait d'éveiller la méfiance. Après l'accès il voyait et entendait normalement.

En avril 1904, il fut atteint d'une inflammation purulente aiguë de l'oreille moyenne ; il fut opéré le 12 avril 1904, à la clinique Politzer. L'ouïe redevint normale après l'opération.

L'affection actuelle débuta le 21 août. Ce jour-là, bien qu'il éprouva des malaises il put cependant faire son service au tramway. Le 23 août, il fit chercher un médecin qui lui ordonna de l'huile de ricin. Le 24 août, il était en état de stupeur. Le 25 août, dans l'après-midi, survint une crise d'éclampsie avec perte complète de connaissance. C'est dans cet état qu'il entra dans mon service.

A l'entrée, le malade, grêle, pâle, en état de dénutri-

tion, était dans le stupor. Il avait les sclérotiques subictériques, les pupilles étaient moyennement dilatées
et réagissaient bien. Aux gencives, liseré saturnin évident. Artère radiale sinueuse, un peu épaissie. Pouls
régulier, dur, égal. Fréquence, 84. Tension, 170^{mm}—
190^{mm}. Respiration, 18.

Abdomen dur, rétracté, sensible à la pression. Le
malade ne répond que faiblement aux excitations extérieures.

Dans l'urine, albumine en petite quantité. Pas de
sédiment.

Le jour suivant l'entrée, la stupeur a augmenté. Le
patient ne répond presque pas aux excitations extérieures. Pression, 190^{mm}. Pouls, 96. Respiration, 18.

Le malade prend 2 gr. 50 d'iodure de potassium et
autant d'iodure de sodium par jour.

Le 27 août, le malade, dans le subcoma, gît insensible, la bouche ouverte. Il ne répond exactement
qu'aux questions simples. Le réflexe patellaire n'est
pas supprimé, les réflexes cutanés et tendineux sont
du reste assez accentués. L'abdomen est sensible à la
pression, plus au niveau de l'ombilic qu'au-dessus et
qu'en-dessous. Aux demandes qu'on lui adresse, le malade accuse tantôt de faibles douleurs abdominales,
tantôt rien du tout. Tension, 175^{mm}. Pouls régulier,
fort, dur. Quantité d'urines, 1.000. Poids spécifique,
1.015.

Le 28 août, encore 185^{mm} au tonomètre .La sensibilité revient pendant l'après-midi.

Comme le malade le dit après sa guérison (car pendant son séjour à l'hôpital, il n'avait pas osé le faire

remarquer, de peur qu'on ne le croie pas), il n'avait encore dans la matinée, après être revenu à lui, aucune sensation visuelle. Dans l'après-midi, son ami vint le voir, il ne le reconnut qu'à sa voix et crut avoir distingué sa silhouette.

Le 29 août au matin. Au tonomètre, 105^{mm}. Respiration, 18. Plus de stupeur ni de douleurs. Selles spontanées. Troubles visuels disparus.

Laprès-midi, à 4 heures. Pouls, 108. Tonomètre, 140^{mm}. Respiration, 20. Peu de douleurs.

Le 30 août, pression 150 à 160^{mm}, sans douleurs. Pas de selles. Il a pu lire le journal.

Le 1er septembre, l'examen du fond de l'œil montrait des deux côtés une papille rougeâtre. Les veines étaient fortement sinueuses. Le champ visuel normal. Pas de scotôme central.

Jusqu'au 3 septembre, la pression varie entre 135 et 105^{mm}. Le 5 et le 6 elle monte jusqu'à 145^{mm}, mais de nouveau elle s'abaisse à 120^{mm}. Dans les derniers temps du séjour à l'hôpital, selle journalière spontanée. Quantité d'urines de 1.200 à 1.600 centimètres cubes. Poids spécifique, 1010. Pas d'albumine. Le 12 septembre 1904. le malade sort.

OBSERVATION III

Colique de plomb. — Action du nitrite d'amyle. — Urines sans albumine. — Traitement par l'iode. —

M. Joseph, trente et un ans, installateur. Du 23 au 31 juillet dans mon service. Le malade est déjà passé

deux fois par des états semblables. On les avait re-
gardés comme des coliques de plomb. Il changea d'oc-
cupation et prit du repos ; mais dès qu'il travaillait de
nouveau le plomb, les crises revenaient.

Il y a trois semaines, il ressentit des douleurs abdominales qui peu à peu augmentèrent. Depuis trois jours
il a des crampes sans interruption, une constipation
absolue, de l'anorexie, une bouche pâteuse. Légèrement adonné à la boisson ; pas de syphilis. Le malade
robuste, pâle, a une expression de souffrance empreinte
sur sa figure. Liseré saturnin évident sur les gencives.
Les sclérotiques sont subictériques. Les pupilles réagissent bien. Le pouls est tendu, la paroi du vaisseau
plus dure que normalement. Cœur normal. Un peu de
catarrhe pulmonaire.

Abdomen dur, retracté, muscles du rectum fortement
contracturés. Hyperalgésie de la peau du ventre des
deux côtés. Grosse rate, à pôle inférieur palpable. Dans
l'urine ni sucre, ni albumine, pas de sédiment.

23 Juillet, à   8 h. 30. Ton. 130 mm. Douleurs modérées.
            9 h. 10. Pouls 68. Ton. 178 mm. Augmen-
                  tation des douleurs.
            9 h. 13. Pouls 68. Ton. 165 mm. Inhalation
                  de 5 gouttes de nitrite d'amyle.
            9 h. 15. Pouls 68. Ton. 105 mm. Soulage-
                  ment.
            9 h. 17.   »   Ton. 165 mm. Nouvelles
                  douleurs.
            9 h. 35. Pouls 84. Ton. 160 mm. Resp. 26.
                  Même état.
            9 h. 42. Pouls 76. Ton. 165 mm. Resp. 26.
                  Même état.
            9 h. 45. Pouls 120. Ton. 95 mm. Resp. 18.
                  Après une deuxième inhalation
                  de nitrite d'amyle, le malade dit

être soulagé d'une façon appréciable.

23 Juillet, à 9 h. 48. Pouls 88. Ton. 140 mm. Resp. 30. Les douleurs augmentent de nouveau.

10 h. 30. Pouls 60. Ton. 145 mm. Resp. 30. Même état.

10 h. 50. Pouls 74. Ton. 145 mm. Resp. 26. Somnolence et légères douleurs.

12 h. 00. Pouls 68. Ton. 160 mm. Resp. 28. Augmentatton des douleurs.

1 h. 30. Pouls 64. Ton. 150 mm. Resp. 28. Augmentation des douleurs.

Les exacerbations douloureuses sont de nouveau combattues par le nitrite d'amyle, et les graphiques du pouls et de la respiration enregistrés.

23 Juillet, à 1 h. 20 du soir. Pouls 98. Ton. 135 mm. Resp. 27. Doulcurs modérées.

4 h. 36 du soir. Pouls 78. Ton. 140 mm. Resp. 28. Douleurs modérées.

5 h. 57 du soir. Pouls 78. Nitrite d'amyle.

5 h. 58. Pouls 84. Ton. 120 mm. Resp. 32.

6 h. 02. Pouls 80. Ton. 125 mm.

6 h. 04. Pouls 80. Ton. 115 mm.

6 h. 05. Pouls 80. Ton. 135 mm.

6 h. 20. Pouls 86. Ton. 145 mm. Resp. 30. Douleurs plus fortes. Nitrite d'amyle.

6 h. 30. Pouls 132. Ton. 35 mm. Resp. 36. Cessation des douleurs.

6 h. 31. Pouls 78. Ton. 110 mm. Resp. 32. Augmentation des douleurs.

6 h. 40. Pouls 84. Ton. 125 mm. Resp. 30. cyanose. Douleurs persistantes.

Début de la médication iodurée. Iodure de potassium 5 gr. pour 200.

Le soir à 10 heures. — Pouls 70. Tonomètre 145. Douleurs. Quantité d'urines du jour : 400 centimétres cubes. Poids spécifique 1.023. Ni sucre, ni albumine. Augmentation des phosphates. A minuit et à 4 heures du matin : selle spontanée peu abondante.

24 Juillet : 7 h. du matin. Pouls 68. Ton. 140 mm. Resp. 28. Douleurs persistantes, mais moins intenses.

8 h. du matin. Pouls 88. Ton. 150 mm. Respir. 28. Mêmes douleurs.

4 h. après-midi. Pouls 88. Ton. 150 mm. Respir. 28. Iodure de sodium et de potassium 2.50 par jour.

25 Juillet. 8 h. matin. Pouls 112. Ton. 130 mm. Resp. 26. Douleurs légères.

4 h. après-midi. Pouls 84. Ton. 130 mm. Respir. 28. 3 gr. d'IK et d'INa par jour.

26 Juillet. 9 h. matin. Pouls 102. Ton. 130 mm. Respir. 24. Continuation de l'iodure de K et de Na.

6 h. 30 après-midi. Pouls 90. Ton. 125 mm. Respir. 28.

27 Juillet. 8 h. matin. Pouls 84. Ton. 140 mm. Resp. 24.

4 h. après-midi. Pouls 80. Ton. 115 mm. Resp. 24. Pas de douleurs, léger météorisme. Deux selles spontanées abondantes.

28 Juillet. 8 h. matin. Pouls 90. Ton. 90 mm. Resp. 22. Pas de douleurs.

4 h. après-midi. Pouls 82. Ton. 95 mm. Resp. 22. Une selle spontanée.

29 Juillet. 8 h. matin. Pouls 84. Ton. 85 mm. Resp. 24. Bien-être.

5 h. après-midi. Pouls 84. Ton. 85 mm. Respir. 24. Trois selles spontanées.

30 Juillet. 8 h. matin. Pouls 84. Ton. 95 mm. Resp. 24. Trois selles spontanées.

4 h. après-midi. Pouls 82. Ton. 90 mm. Respir. 11. Une selle.

31 Juillet. 8 h. matin. Pouls 84. Ton. 105 mm. Resp. 22. Le malade sort guéri.

OBSERVATION IV

Colique de plomb. — Urine sans albumine. — Minimum de tension après la crise, 55^{mm}. — Traitement iodé. — Guérison.

M. Théodore, vingt-deux ans, célibataire, homme de peine, du 18 au 27 mai 1904 dans mon service.

Il y a deux mois, le malade était cocher ; depuis lors il a été employé dans une teinturerie et a manié des sels de plomb. Le 17 mai, jour de son entrée à l'hôpital, il fut pris de douleurs lancinantes au-dessous de l'ombilic. Ces douleurs sont d'intensité variable, persistant depuis lors à la même place et augmentant passagèrement de violence. Le 17 au soir, vomissements.

Les selles qui, jusqu'alors, étaient régulières, ont manqué depuis le 16. Pas d'alcoolisme ni de syphilis. Le malade est moyennement vigoureux, subictérique. L'artère radiale n'est pas sinueuse ; les parois sont rigides. Le pouls est de force moyenne, régulier. Les gencives, légèrement saignantes, montrent un liseré saturnin.

Les pupilles réagissent nettement.

Etat normal des organes internes. A la pointe du cœur, le premier bruit et au foyer aortique le deuxième bruit, sont très forts ; le deuxième bruit aortique est claquant.

L'abdomen est sensible à la pression au niveau du

thorax, le foie et la rate normaux. Ni sucre, ni albumine.

18 Mai. 11 h. du soir, à l'entrée ; Pouls 68. Ton. 120 mm. Resp. 24. Pas de malaises.

19 Mai. 7 h. du soir. Pouls 82. Ton. 145 mm. Respiration 28.

       7 h. 05. Ton. 150 mm. Augmentation des douleurs.

       9 h. 30. Pouls 76. Ton. 180 mm. Resp. 20 après un accès de douleurs de 2 minutes.

       11 h. Pouls 76. Ton. 150 mm. Resp. 22. Selle après lavement.

20 Mai. 8 h. du matin. Pouls 104. Ton. 145 mm. Respiration 20. Légers malaises.

       10 h. Pouls 92. Ton. 140 mm. Resp. 20.

       10 7. 30. Pouls 88. Ton. 160 mm. Resp. 20. Douleurs plus intenses.

       10 h. 45. Pouls 88. Ton. 150 mm. Resp. 24. Diminution des douleurs.

       5 h. 30 après-midi. Pouls 84. Ton. 150 mm. Resp. 24. Même état.

21 Mai le matin. Pouls 88. Ton. 135 mm. Resp. 10. Iodure de K. et de Na : 2.50.

22 Mai le matin. Pouls 96. Ton. 95 mm. Resp. 20. Pas de douleurs. Selle à la suite de lavement.

23 Mai le matin. Pouls 84. Ton. 95 mm. Resp. 20. Selle spontanée. 1 gr. d'Iodure de Na et d'Iodure de K.

24 Mai le matin. Pouls 80. Ton. 90 mm. Resp. 20. Selle spontanée. 1 gr. d'Iodure de K et de Sodium.

25 Mai le matin. Pouls 84. Ton. 55 mm. Resp. 20. Selle spontanée.

26 Mai le matin. Pouls 80. Ton. 70 mm. Resp. 20 Ictère disparu.

27 Mai le matin. Pouls 76. Ton. 75 mm. Resp. 20.

II. — CRISES VASCULAIRES DES ARTÉRIO-SCLÉREUX

Les vaisseaux des artérioscléreux réagissent comme on le sait très facilement aux excitations et, partant, sont prédisposés aux crises vaso-motrices. Nous devons chercher les causes de cet état dans les conditions anatomiques de la paroi des vaisseaux où se montrent le phénomène. C'est seulement par une étude attentive qu'on y arrive, car les crises vasculaires des artérioscléreux ne se manifestent pas précisément dans les territoires vasculaires malades, mais souvent sur des vaisseaux qui sont peu ou pas du tout altérés. Il suit de là que l'hypothèse d'après laquelle ce serait la lésion des nerfs des vaisseaux contractés qui produirait ces phénomènes est sans fondement.

Il n'y a que trois hypothèses possibles si l'on tient compte des faits :

1° L'excitation qui se fait sentir dans le secteur vasculaire lésé, ou dans un secteur éloigné provient de la lésion d'un vaisseau.

2° Le sympathique ou ses centres sont excités par le

processus artérioscléreux, par l'intermédiaire des vasa nervorum.

3° Une substance vaso-constrictive est déversée dans le courant sanguin et produit les phénomènes en question.

En faveur de la première hypothèse, plaident les observations d'angines coronariennes. Il existe une série d'expériences faites sur les animaux qui montrent que des excitations de la paroi de ces vaisseaux peuvent produire des réflexes vaso-moteurs.

Delezenne a apporté des preuves de ce fait. En outre, Pagano, en excitant localement par des poisons la paroi de diverses artères, sauf les mésentériques, a obtenu des augmentations de pression notables.

Au point de vue anatomique, et afin d'expliquer les phénomènes douloureux, il faut remarquer que Krause (1876) trouva dans l'adventice de l'artère fémorale des corpuscules de Pacini, et Thomas démontra plus tard (1883-1887) leur existence dans tous les vaisseaux. On accepta dès lors généralement que les extrémités nerveuses siégeant dans la paroi vasculaire pouvaient être influencées par les modifications de tension intra-vasculaire et provoquer d'une façon réflexe les contractions des muscles.

En ce qui concerne l'excitabilité spéciale du sympathique des artérioscléreux, de nombreux faits cliniques la démontrent, tels la grande tendance de ces malades aux névroses de la sphère végétative et aux névralgies du sympathique (Buch). Des états pathologiques des appareils ganglionnaires du sympathique permettraient de comprendre, par les rapports existant entre

les cellules sympathiques et les cellules glandulaires des
capsules surrénales, la pénétration dans la circulation
de substances hypertensives.

Le rôle des cellules surrénales a été mis en évidence
par Josué qui découvrit, que par des injections intraveineuses répétées d'Adrénaline, on produisait, dans un
court délai, des lésions d'artériosclérose ou, du moins
très analogues, sur des artères d'animaux sains. Ces essais ont été confirmés par Lœper, Erb, Fischer et
Braun.

Pour compléter ses études, Josué, dans trois cas
d'artériosclérose dont, pendant la vie, il n'avait pas suivi
les conditions de pression, a examiné histologiquement
les capsules surrénales et constaté une hypertrophie sur
la signification de laquelle nous ne savons rien de déterminé ; parfois les lésions n'atteignent pas la couche médullaire. D'ailleurs, dans l'état actuel de nos connaissances, les propriétés non seulement des capsules surrénales mais de tout le système glandulaire chromogène,
doivent être élucidées, ce qui rend la solution de cette
question beaucoup moins simple qu'on ne l'avait espéré.

Il faut rapprocher des expériences de Josué une observation importante de Kolisko, que Neuser a cité
dans sa monographie des affections des capsules surrénales. A la suite de cette communication, Kolisko observa souvent dans les affections des capsules surrénales chez les individus jeunes des lésions vasculaires endartériques, auxquelles on ne trouvait aucune autre
cause.

Ainsi, il serait très probable que les états d'hypertension paroxystique des artérioscléreux soient la conséquence d'une hypersécrétion des cellules glandulaires chromatophiles.

Mais l'avenir seul décidera si l'hypertension artérielle, que nous rencontrons dans l'artériosclérose, surtout à son début (présclérose d'Huchard) peut être liée à l'action de ces produits de sécrétion interne, et quels sont les rapports de ces derniers avec les crises localisées?

On a dit récemment, que l'hypertension des artérioscléreux était une conséquence des lésions anatomiques des vaisseaux, surtout des vaisseaux intestinaux, et de nouveau l'opinion que l'hypertension artérielle cause toujours l'artériosclérose serait abandonnée; on en reviendrait ainsi aux anciennes doctrines. Mais tandis qu'alors, on voyait l'origine de ces processus dans les poisons ingérés (alcool, nicotine), aujourd'hui on les cherche dans les produits de sécrétion interne du tissu glandulaire chromatophile. L'hypothèse que l'artériosclérose est constamment la conséquence de l'hypertension ne peut être non plus soutenue cliniquement. Une artériosclérose peut évoluer sans hypertension, abstraction faite des élévations passagères de pression.

D'autre part, on sait que dans les territoires vasculaires où se manifestent des troubles circulatoires, surtout vaso-constrictifs, se produisent ultérieurement des léions endartériques graves, allant jusqu'à la thrombose; ainsi des processus fonctionnels transitoires conduisent à une lésion anatomique permanente, sans que l'on puisse déceler dans cette évolution l'influence d'un facteur toxique.

Comme exemple classique de ces de ce genre, il faut

citer une observation bien connue de Wagenmann. Il s'agissait d'un homme de 63 ans, chez lequel se montra pendant longtemps, tous les jours ou à des intervalles de plusieurs jours, un trouble de la vision de l'œil droit. Ce phénomène durait de quelques minutes à quelques heures, pour disparaître ensuite. Dans un de ces accès, Wagenmann constata une amaurose totale de l'œil droit, avec suppression de la réaction pupillaire. L'examen ophtalmoscopique dénota une vaso-constriction des artères rétiniennes et la vacuité des veines. Ces phénomènes disparaissaient en quelques minutes et l'acuité visuelle du malade redevenait normale. On lui fit une iridectomie et les crises cessèrent. Mais après six mois environ éclata un nouvel accès, qui s'accompagna d'une thrombose partielle de l'artère centrale de la rétine.

Ce sont les mêmes conditions, que l'on rencontre dans la claudication intermittente, et le cas de Wagenmann a été expliqué d'une façon analogue (Ortner).

L'analyse de cette catégorie de phénomènes offre toujours des difficultés. On pourrait interpréter ainsi la marche des phénomènes: dans les vaisseaux en question, dès l'apparition des processus vasculaires existaient des lésions d'artériosclérose au début, et ce sont elles qui causèrent tout le complexus.

Quoique cette conception puisse s'appliquer à nombre de cas, il me paraît douteux que l'artériosclérose locale soit la cause de ces spasmes vasculaires. Ce doute est d'autant plus justifié que Josué a démontré l'apparition sur des animaux sains de lésions d'artériosclérose dans l'aorte et les vaisseaux sous l'influence d'injections d'Adrénaline.

Ces essais nous apprennent que l'Adrénaline peut exercer sur les parois artérielles une influence telle qu'elle peut amener la formation de plaques d'artériosclérose. On peut dire, il est vrai, qu'il s'agit ici d'un effet purement toxique.

Braun, dans une communication antérieure, a prétendu que si l'on injectait, en même temps, de l'Adrénaline et du nitrite d'amyle, de manière à éviter ainsi l'augmentation de pression, l'artériosclérose se produisait, ce qui rendrait vraisemblable l'hypothèse toxique. A supposer que cette artériosclérose expérimentale et celle de l'homme soient vraiment identiques, il s'en suivrait seulement que la cause de l'artériosclérose n'est pas dans l'hypertension, ce qui du reste est conforme aux faits cliniques.

D'après les recherches de Lœper, les vaisseaux les plus fins (vaso vasorum), par conséquent ceux qui peuvent se contracter le plus complètement, paraissent être les plus atteints. Il serait encore possible qu'indépendamment de l'augmentation de la pression générale, le fait de la contraction soit en lui-même un important facteur de développement de cette artériosclérose. Je ne sais si l'étude de Braun éclaire complètement cette question. Du reste, on a montré que la section des nerfs (sciatique) amène sur les vaisseaux des territoires correspondants des lésions d'endartérite (Bervoets, Fraenkel) dont on explique l'apparition par les vaso-constrictions qui suivent la dite section. Le cas de Wagennann, ainsi que les crises vasculaires du même genre, sont, d'après moi, aussi peu dûs à l'hypertension qu'à une action des produits de sécrétions internes. On ne peut parler ici que des conséquences des spasmes vasculaires localisés. Or on sait, que les vaisseaux se sclérosent à la suite d'efforts fonctionnels, comme Rokitansky l'a montré. Les crises vasculaires peuvent donc être non seulement les conséquences des lésions artérioscléreuses, mais aussi leur cause.

Chez les artérioscléreux, nous rencontrons des crises vasculaires dans les territoires les plus variés, afférents ou efférents. Ces malades sont précisément les meilleurs sujets d'étude à ce point de vue. Les symptômes de ces crises sont variées. Ce sont des troubles fonctionnels qui se manifestent, soit dans le territoire des vaisseaux malades, soit dans des secteurs éloignés, ou encore des douleurs.

Les sensations douloureuses sont dûes à des processus artérioscléreux inflammatoires et localisés (périartérite, anévrysmes, thrombose) et à l'irritation consécutive des appareils nerveux périvasculaires, ou encore à des spasmes vasculaires. Dans le premier cas, il existe de la sensibilité locale à la pression dans le domaine des nerfs qui se distribuent aux vaisseaux affectés, comme le montre une de mes observations (cas II) où fut fait l'examen histologique, dans le second cas il s'agit d'une crise caractérisée par des phénomènes vaso-moteurs. On ne peut à la vérité différencier nettement ces états, parce que les deux formes sont étroitement liées ; les phénomènes inflammatoires produisent en effet de l'hypertension ,et l'hypertension ainsi que les spasmes vasculaires, augmentent la sensibilité du territoire enflammé.

Mais, tandis que les phénomènes qui se passent dans les extrémités s'expliquent assez par la richesse de ces

dernières en fibres sensitives, l'explication des douleurs
viscérales et surtout cardiaques et intestinales, présente
quelques difficultés. J'ai déjà étudié cette question plus
haut, mais pourtant je suis obligé d'y revenir ici au
point de vue spécial de l'artériosclérose.

Buch y a consacré une étude, il affirme l'importance
de l'inflammation artérioscléreuse périvasculaire, à côté
des états circulatoires que j'ai décrits, surtout en ce
qui concerne l'apparition de la douleur abdominale des
artérioscléreux. En se basant sur les recherches histologiques faites sur les nerfs des extrémités (Joffroy,
Achard, Butil, Lamy et Schlesinguer Lapinski), il admet que l'artério-sclérose des vasa nervorum du sympathique, peut être de la même façon une source d'excitation des ganglions sympathiques.

Pour expliquer la sclérose de ces vaisseaux des nerfs,
Buch suppose une fluxion collatérale qui déterminerait
de l'hyperalgésie, et conduirait ainsi secondairement à
la sclérose (Thomas). La cause de cette fluxion serait
surtout la sclérose des vaisseaux splanchniques, leurs
contractions paroxystiques (crises vasculaires) que jai
démontrées, et la stase artérielle qui s'en suit.

Dans quelles conditions, la contraction des vaisseaux
amène-t-elle la douleur? Les opinions diffèrent sur ce
point. D'après la théorie de Nothnagel, la contraction
des vaisseaux à elle seule pourrait produire la douleur.
Cette hypothèse, qui a été également admise pour les
douleurs des viscères abdominales par Kauffmann et
Pauli, Brucer, est insuffisante; car, ainsi que je viens
de le prouver, la constriction des vaisseaux des pa-

rois de l'intestin ne produit par elle-même aucune douleur : cette dernière provient du mésentère, du plexus
solaire etc. Donc, l'état des vaisseaux des centres ganglionnaires joue un rôle indubitable, et ce qui semble
le prouver, c'est leur sensibilité à la pression.

Il faut citer en faveur de l'existence de l'artériosclérose des vaisseaux des ganglions sympathiques les observations de Saundby, Hale-White, Laignel-Lavastine.

Buch admet de même, que, dans les accès d'angine de
poitrine vraie, la périaortite cause la névrite des plexus
coronaires, ce qui explique leur hyperalgésie. Tous les
facteurs qui augmentent la pression dans l'aorte et les
coronaires, produisent une fluxion collatérale dans ces
plexus, d'où la crise douloureuse. En outre, d'après
Buch, on a lieu de croire à l'existence de complications
telles que l'artériosclérose des vaisseaux des plexus
aortique, pulmonaire, splanchniques, et du tronc du
grand sympathique, mais les preuves manquent.

Les phénomènes qui se passent dans les vaisseaux des
viscères sont au fond tout à fait analogues à ceux qui
se déroulent dans les vaisseaux des extrémités. Ce sont
des symptômes, qui dérivent de lésions anatomiques et
qui sont causés par des spasmes vaso-moteurs. Mais
comme ces lésions excitent les ganglions sympathiques,
ainsi que le font présumer les recherches anatomo-mi-
croscopiques, elles peuvent à l'occasion produire des
crises vasculaires, qui, de leur côté, favorisent les progrès du processus artérioscléreux.

On conçoit ainsi, que nous rencontrions les deux formes associées l'une à l'autre, et que nous ne puissions
séparer la cause de l'effet. Il arrive surtout, qu'une

grosse lésion anatomique des vaisseaux, par exemple un anévrisme, produit des douleurs et de l'hypertension qui contribuent à exagérer le processus local.

La crise vasculaire la plus fréquente dans l'artériosclérose est la sténocardie. Nous la rencontrons sous deux formes, la forme thoracique, qui est l'angine de poitrine proprement dite, et la forme abdominale, qui a été décrite par Huchard sous le nom d'angine de poitrine, pseudo gastralgique. Dans une publication antérieure, je me suis servi à ce propos de la désignation créée par Baccelli, et je veux ici la justifier.

Nos connaissances positives sur le mécanisme et les éléments de la crise thoracique sont insuffisantes. Nous la voyons se manifester soit sous l'aspect d'une crise cardiaque, soit sous celui d'une crise vasculaire pure. Dans de nombreux cas, on n'a pas de signes appréciables de la crise vasculaire, par exemple pas d'hypertension. Dans de tels faits, la vaso-contriction peut s'être bornée aux vaisseaux du cœur, ou bien l'hypertension peut avoir diminué par suite d'un affaiblissement du cœur survenant à l'acmé de la crise. Je donnerai comme exemple l'observation V, dans laquelle des crises tout à fait typiques étaient précédées d'hypertension, mais où à la fin, l'hypertension fit défaut pendant l'accès.

Souvent, à propos d'artérioscléreux atteints d'angine de poitrine, on parle de sujets à pression sanguine élevée, et de sujets à pression faible; par là on n'a pas en vue l'état de la pression pendant la crise, elle est ordinairement élevée, mais bien l'état de la pression dans les intervalles.

C'est une opinion encore répandue que l'état de la

pression en dehors de la crise permet de poser le pronostic de cette dernière, ou fournit des indications pour son traitement, ou enfin constitue un élément essentiel de la pathologie de l'angine de poitrine.

En vérité, c'est un fait souvent observé, et certainement exact, qu'une pression habituellement élevée favorise, chez les sujets atteints d'angine de poitrine, l'apparition des crises. Mais l'hypertension seule, ne suffit pas à les déterminer. Il y a des cas où elle est un des éléments de la crise, parfois cependant elle est un symptôme de la maladie initiale. L'état du ventricule gauche exerce une influence essentielle sur la crise. Quand il faiblit, les crises cessent. C'est un effet analogue que produit ici comme dans les autres formes de crises vasculaires l'apparition de complications infectieuses ou inflammatoires, telles qu'une inflammation du poumon ou une angine (Obs. II).

La disparition des crises dans ces conditions me paraît devoir s'expliquer par l'action hypotensive médiate ou immédiate des produits bactériens sur les vaisseaux, c'est ce que confirment complètement mes recherches. Je dois noter que dans l'artériosclérose, à côté de l'angine de poitrine, on trouve fréquemment la forme de dyspnée paroxystique désignée sous le nom d'asthme cardiaque, forme que je range parmi les crises vasculaires, car elle s'accompagne de ce genre de phénomènes.

Les cas d'angine abdominale m'ont particulièrement intéressé. Dans une publication antérieure, je les ai mis en parallèle avec la colique de plomb et la grande crise gastrique.

J'ai pris l'observation d'un homme de trente-deux

ans qui présentait tous les signes des crises abdominales et qui était artérioscléreux (sclérose aortique et coronaire). Je n'ai pu enregistrer sa pression pendant la crise. Voici sa courte histoire :

OBSERVATION I

Angine abdominale. — Mort pendant la crise.

Le 25 mars 1889, un journalier de trente-deux ans, entra dans notre service. Il était très difficile de se faire comprendre du malade qui ne parlait pas la même langue que nous. Nous apprîmes seulement qu'au mois d'août 1888 il avait fait abus de viande rôtie et que depuis lors il souffrait de troubles stomacaux et de constipation. C'était un homme très robuste et pourtant très anémique. L'examen objectif ne dénota, à part cette anémie et un peu de sensibilité à la pression dans la région stomacale, rien de pathologique.

Le 29 mars au matin il se plaignit de douleurs abdominales. Comme dans les derniers jours il n'avait eu aucune selle on lui administra un lavement qui amena une selle solide d'aspect normal. Vers 11 heures du matin, apparurent de violentes douleurs au niveau de l'estomac. Le malade commença à vomir, il criait de douleur et se retournait dans son lit. Je fus appelé. Depuis la porte de la salle j'entendais ses plaintes ; lorsque j'arrivai à son lit, je le trouvai courbé sur le côté droit, gémissant, livide, les mains déjà froides. Il eut encore des mouvements de suffocation, de ses mains convulsées il comprimait son épigastre, l'abdomen était rétracté, dur. Je ne pouvais plus sentir le pouls, les bruits du cœur étaient à peine distincts. La mort survint rapidement.

L'autopsie faite par le prosecteur Zemann montra les lésions suivantes : endartérite chronique déformante avec forte sclérose des orifices des artères coronaires, et dégénérescence graisseuse consécutive du myocarde.

D'après mes souvenirs, je puis ajouter qu'il existait des lésions avancées de l'aorte sans dilatation, surtout au niveau de la crosse et jusque dans la portion thoracique. Le cœur n'était pas augmenté de volume, il était friable. Les valvules étaient intactes. Dans l'estomac et l'intestin, rien de pathologique. Les vaisseaux périphériques et les artères abdominales, que l'on sectionna, étaient presque normales.

Il s'agissait donc ici d'un cas de mort survenu à l'acmé d'une crise abdominale, au milieu de douleurs les plus terribles, avec des vomissements et des convulsions, de la rétraction du ventre, et qui s'expliquait par une sclérose avancée de l'aorte, avec sténose des artères coronaires, sans que du vivant du sujet il se fut manifesté de symptômes cardiaques. Je ne crois pas qu'il eut été possible ici, sans connaître les circonstances de détail, de distinguer cette crise d'une gastralgie ou d'une colique de plomb.

Des observations ultérieures m'ont prouvé que dans l'angine de poitrine vraie, la pression sanguine est également élevée, et doit l'être, puisqu'il ne s'agit pas d'un état d'insuffisance cardiaque ni d'un état agonique. L'angine abdominale est la forme spécifique de la vaso-constriction des vaisseaux abdominaux ; à part quelques particularités, elle se manifeste par les mêmes signes chez les sujets non artérioscléreux. C'est ainsi que, en général, l'aspect du ventre en bateau fait défaut à cause de l'état du foie.

L'angine de poitrine abdominale alterne ou coïncide avec d'autres crises vasculaires localisées, particulièrement avec les crises thoraciques.

L'artériosclérose des vaisseaux abdominaux n'est pas identique à l'angine abdominale des artérioscléreux, quoiqu'on ne puisse pas toujours la distinguer: son tableau clinique se compose de sensations douloureuses et de divers phénomènes intestinaux (météorisme, etc.), qui font partie des états désignés par Schrotter sous le nom de forme intestinale de l'artériosclérose. Récemment, Marwald, Moritz, et surtout Von Schnitzler, Ortner, Neusser, Kaufmann et Poli, Breuer, Buch ont décrit des symptômes spéciaux à cette maladie.

Le substratum anatomique de ces complexus symptômatiques est constitué par des lésions des vaisseaux abdominaux et leurs conséquences.

On attribue l'origine des sensations douloureuses à l'existence d'inflammations périartériques, et les troubles des fonctions intestinales au développement de thromboses des vaisseaux intestinaux, et à des spasmes vasculaires locaux. Ces derniers établissent la transition avec les crises vasculaires que j'ai esquissé.

Schnitzler a pensé pouvoir comparer les processus qui se déroulent dans le territoire des vaisseaux intestinaux chez ces sujets artérioscléreux, à la claudication intermittente, et il a désigné ces phénomènes intestinaux sous le nom de *dyspéristaltisme intermittent*. Il regarde les douleurs comme dûes à l'ischémie. Örtner s'associant à Schnitzler a proposé au cours d'une analyse très détaillée d'une observation caractéristique, la désignation de « Dyspragie intermittente, angioscléreuse intestinale». En ce qui concerne la description des processus relatés dans ces observations, je renvoie à ce qui a été déjà dit, et à la critique de Busch, à laquelle je m'associe. Les lésions anatomiques des vaisseaux intestinaux non seulement déterminent des sensations douloureuses, mais parfois aussi des élévations de la pression. Celles-ci autant que mon expérience me permet de le dire, ne sont pas, en général, très fortes et se traduisent par une douleur nettement localisée, qui diffère de celle des crises vasculaires abdominales générales par son siège spécial, de même que par l'apparition d'autres symptômes localisés, tels que par exemple le météorisme.

Outre les deux types de crises vasculaires étudiées, il se produit chez les artérioscléreux, dans les divers départements de l'appareil circulatoire, des crises, dont les plus fréquentes sont celles que l'on a décrites aux extrémités, sous le nom de claudication intermittente.

Les agents médicamenteux employés dans la thérapeutique de l'artériosclérose sont la théobromine, l'Iode et le Rhodan d'une part, d'autre part les vaso-dilatateurs des vaisseaux (nitrites et narcotiques). Nous avons appris à reconnaître à la diurétine, grâce à Askanasy, la valeur thérapeutique de la théobromine. Kauffmann et Pauli, Breuer, Buch etc., se sont prononcés pour son emploi. Pinèles a recommandé la théophylline qui est proche parente de ces substances. Nous ne sommes pas fixés sur le genre d'action de ces corps. Il n'est pas démontré qu'ils soient vaso-dilatateurs : ils ne modifient pas la pression sanguine générale (Neusser). Ils agiraient électivement sur le grand sympathique. On peut admettre par analogie avec ce qui se passe pour la caféine, que dans l'angine de poitrine leurs effets favorables seraient dûs à la vaso-dilatation des artères coronaires ; mais on ne peut le prouver.

A côté des préparations de théobromine, il faut citer l'iode qui agit d'une façon efficace, surtout dans les cas de nature syphilitique, ce qui est fréquent. J'ai quelquefois obtenu de bons résultats des préparations de Rhodan, recommandées par Pauli, même là où ne réunissait pas l'iode. Le Rhodan diminue souvent l'hypertension peu à peu, mais chez les artérioscléreux à lésions rénales, il donne fréquemment lieu à des phénomènes d'intoxication, qui consistent, abstraction faite des érythèmes, en troubles psychiques disparaissant avec la suppression du médicament et par l'administration concomittante d'opium.

J'ai eu fréquemment à me louer de la théobromine. Plusieurs fois cependant elle fut sans action, comme dans l'observation II, où le Rhodan fut efficace. Mais plus souvent c'était l'inverse, l'iode et le Rhodan n'agissaient pas, et au contraire la Diurétine donnait un résultat positif.

La diurétine, l'iode et, d'une façon relative, le Rhodan, ne sont propres qu'à prévenir l'accès. Pour combattre la crise, on ne possède que les médicaments vaso-dilatateurs (nitrite d'amyle, nitro-glycérine, nitrite de soude), et en outre, les narcotiques qui abaissent la pression. Mais on doit être très prudent chez les artérioscléreux dans l'emploi du chloral, car son action dépressive est très prononcée, et on ne sait jamais, dans un cas donné, si au cours d'une de ces périodes d'hypotension, le cœur ne cédera pas. Comme médicament analgésique nous avons la morphine, dont l'action dépressive aux doses usuelles est incertaine et qu'on a trop vantée. Les observations faites au sujet de l'action de la morphine dans la colique de plomb sont, d'après moi, applicables aux crises vaso-motrices des artérioscléreux. Ici également, aux doses habituelles de o gr. oɪ à o gr. o2, la morphine abaisse à peine la pression. On a même vu, après la disparition de la douleur, la pression monter et l'état de crise persister. Dans ces circonstances, le danger subsiste, et une mort qui survient après l'administration de la morphine ne doit pas être regardée comme dûe à l'action de cette dernière. La crainte de faire une injection de morphine dans ces crises, crainte très répandue, n'est pas fondée ; on doit toujours s'attendre à ce que la mort puisse survenir indépendamment de toute action de la morphine.

Outre les agents médicamenteux, nous avons à notre disposition pour combattre la crise une série de moyens susceptibles de produire une vaso-dilatation ou une dérivation. De ce nombre, sont les excitations cutanées, les manuluves chauds, les applications chaudes, etc.

Dans les pages suivantes, je publie quelques observations remarquables extraites de ma collection. Je reviens du reste sur quelques-uns des cas déjà signalés, particulièrement sur l'observation II, parce qu'il résume une série d'observations dignes d'intérêt et que je puis fournir les résultats de l'autopsie et de l'état histologique. Ces observations donnent des exemples d'angine de poitrine et d'angine abdominale, ainsi que de dyspnée paroxystique des artérioscléreux.

En ce qui concerne les observations VII-X, je ferais remarquer que ce sont des cas de néphrite associés à l'artériosclérose. Dans la dernière, on pourrait regarder certains phénomènes comme urémiques. Cela ne fait pas à vrai dire partie de mon sujet, cependant ce n'est guère que dans la néphrite des artérioscléreux que l'on trouve des crises thoraciques et abdominales, et c'est pourquoi j'en parle ici.

Avant de passer en revue ces observations, je veux encore signaler, qu'abstraction faite de l'observation de crise abdominale, j'ai encore pu étudier l'état du pouls dans deux cas d'angine de poitrine pendant des crises à dénouement mortel.

Dans la première, le pouls était tendu et s'arrêta tout à coup après trois ou quatre pulsations.

Dans la deuxième, que je n'eus pas le temps d'observer longtemps, il s'agissait d'un homme de soixante-dix ans, atteint d'artériosclérose prononcée, qui le matin du même jour, avait ressenti les premiers prodrômes d'angine de poitrine ; à midi, survenait la crise mortelle. Je tenais précisément le pouls. Il y eût d'abord quelques pulsations fortes, puis vinrent deux pulsations plus faibles, et le cœur s'arrêta.

Les deux cas appartenaient à ma clientèle privée. L'autopsie ne fut pas pratiquée.

OBSERVATION II

Insuffisance aortique. — Artériosclérose. — Angine de poitrine. — Autopsie.

F. J., âgé de quarante-six ans, marié, valet de chambre. Fièvre typhoïde à dix-sept ans. Pendant l'automne 1898, phlegmon. Au début de l'année 1899, à la suite d'efforts insignifiants, oppression cardiaque. Depuis mars 1902, il a évité tout travail professionnel. Deux semaines avant son entrée, il essaya de nouveau de travailler, il s'en suivit une aggravation de son état. Depuis lors, la nuit, crise de douleurs dans la région du cœur, s'irradiant dans les deux bras. La crise, qui s'accompagne du renforcement des pulsations cardiaques, d'angoisse respiratoire, dure ordinairement deux ou trois heures. L'appétit et les selles sont normaux. Le malade buvait environ trois litres de bière par jour. Pas de syphilis. Marié en 1889. Sa femme est bien portante, a eu un avortement, pas de grossesse.

I. — Première entrée. — 1er juin 1903. — Sujet grand, fortement charpenté, sa musculature n'est pas en rapport. Pannicule, adipeux de peu d'importance. Les artères temporales sont sinueuses, en forme de tire-bouchons. Les pupilles réagissent bien. Les réflexes sont normaux. Au cou, le pouls aortique est perceptible. Matité au niveau du manubrium. Aux rayons de Roetgen, dilatation aortique d'un degré modéré. Etat du cœur: insuffisance aortique. Artère radiale sinueuse, épaissie.

Pouls rapide et fort, régulier, égal ; pouls capillaire net.

Poumons peu augmentés de volume. Foie et rate normaux. Ni sucre, ni albumine.

Au cours de son séjour à l'hôpital, nombreux accès. Ordinairement, la sensation de pression et d'angoisse précède la douleur. Les douleurs se manifestent en général à gauche du manubrium du sternum. Le premier signe objectif, outre l'état de la pression artérielle, est une rougeur congestive du visage. Les artères visibles battent avec intensité. Le rythme respiratoire est modifié par la douleur. Cette modification consiste en des arrêts tout à fait courts de la respiration à l'inspiration et à l'expiration ; leur nombre correspond aux contractions cardiaques. Le sujet n'a pas de sensation de gêne respiratoire.

Dans les crises intenses, le malade courbe le dos pour éviter tout mouvement du thorax, et étend les mains. Dans de semblables crises, on observait de légères convulsions générales : le sujet croyait qu'il frissonnait. Il n'était que rarement sans connaissance.

Dans la plupart des accès, mais non dans tous au même degré, les extrémités supérieures, parfois aussi les extrémités inférieures devenaient très pâles et froides, surtout les doigts et les orteils.

Pendant la crise, pas de dilatation appréciable du cœur. Toute une série de crises, dont beaucoup survenaient le jour, ont été observées.

Le traitement de la crise consista en inhalations de nitrite d'amyle, et en outre, dans l'administration périodique de nitrate de soude avec ou sans nitrate de potasse, et de tablettes de nitro-glycérine. Tous ces moyens produisaient sur les symptômes les effets thérapeutiques connus, effets qui ne persistaient pas en général. La diurétine fut administrée sans succès. Ci-après, la série des crises observées pendant le séjour à l'hôpital.

25 Septembre 1903.

    Le matin   8 h.   Pouls 84. Ton. 120 mm Resp. 21.

    Après-midi 8 h.   » 84. » 120 mm. Resp. 22.

    Soir   6 h.   » 76. » 120 mm. Resp. 22. premières prodromes.

             6 h. 30. Pouls 120. Ton. 180 mm. Respiration 36. Début de la crise.

             6 h. 35. Pouls 130. Ton. 190 mm. Resp. 120. Inhalation du nitrite d'amyle 3 gouttes.

             6 h. 40. Pouls 120. Ton. 175 mm. Resp. 36. Amélioration.

             8 h. 15. Pouls 104. Ton. 185 mm. Resp. 36. Nouvelles douleurs dans la région du cœur, les deux bras, les carotides; tremblement de tout le corps.

                 Pendant cette recrudescence. Pouls 120. Ton. 145 mm. Respiration 120.

             8 h. 30. Pouls 104. Ton. 170 mm. Resp. », Inhalation de 3 gouttes de nitrite d'amyle. Légère amélioration.

             8 h. 40. Pouls 96. Ton. 170 mm Resp. ».

             8 h. 43.   » » 150 mm. » ».

             8 h. 45. Pouls 160. Ton. 160 mm. Resp. ». Augmentation des phénomènes. Inhalation de nitrite d'amyle.

             8 h. 50. Pouls 108. Ton. 145 mm. Resp. 28.

             8 h. 55. Pouls 108. Ton. 120 mm. Resp. ».

             8 h. 58. Pouls 100. Ton. 145 mm. Resp. ».

             9 h.   Pouls 96. Ton. 100 mm. Resp. ». Bien-être.

.Soir.   9 h. 20. Pouls 96. Ton. 70 mm.
              10 h.   Pouls 84. Ton. 70 mm. Sommeil.

26 Septembre. — Le malade a dormi jusqu'à deux heures du matin ; il fut réveillé par les douleurs dans la région du cœur. A six heures du matin, selles, puis soulagement.

             7 h. 30 du matin. Pouls   76.   Ton.   105. Resp. »
             8 h. 30. Pouls ». Ton. 109 mm. Resp. 28.
Après-midi 4 h.   Pouls ». Ton. 110 mm. Resp. 28.
             6 h.   Pouls ». Ton. 130 mm. Resp. 28. Début des douleurs.
             6 h. 05. Pouls 126. Ton. 160 mm. Resp. ».
             6 h. 08. Pouls 140. Ton. 185 mm. Resp. 120.
             6 h. 11. Pouls ». Ton. 195 mm. Resp. » .
             6 h. 15. Pouls ». Ton. 170 mm, Resp. » . Amélioration.
             6 h. 18. Pouls ». Ton. 185 mm. Resp. ».
             6 h. 25. Pouls 112. Ton. 130 mm. Resp. 26.
             7 h.   Pouls 90. Ton 115 mm. Resp. 24.

2 Novembre. — A six heures du soir, tonomètre 165^{mm}. A six heures cinq minutes, 190^{mm}. Crise qui est enregistrée avec le sphygmographe de Jaquet. Ci-après je donne les plus importantes des courbes recueillies. Les jours suivants, sous l'influence de la potion suivante prise par cuillerées à soupe toutes les deux heures, pas d'accès. Nitrite de soude ; 1 gr. Nitrate de potasse, 5 gr. Eau distillée, 150 gr. Par cuillerées à soupe le soir, à 4 h., 6 h., 8 h. ,et 10 heures.

24 Novembre. Le matin à midi 45. Légère crise.
             8 h.   Pouls 74. Ton. 130 mm. Resp. 24. Encore des douleurs rétrosternales.

Après-midi. 5 h.   Pouls 160. Ton. 190 mm. Resp. 48.
Crise typique.
Thérapeutique. Sinapismes aux mollets. Manuluves chauds.

5 h. 30.   Pouls 124. Ton. 140 mm. Resp. 40.
Amélioration.

6 h.   Pouls 92. Ton. 135 mm. Resp. 28.

6 h. 30.   Pouls 92. Ton. 135 mm. Resp. 28.
Encore quelques douleurs rétrosternales. Visage toujours congestionné. Doigts normaux.

6 h. 45.   Pouls 84. Ton. 155 mm. Resp. 32.

6 h. 50.   Pouls 104. Ton. 195 mm. Resp. 124.
Apparition d'une crise. Pieds froids. Limites du cœur et du poumon, profondément reculées. Limites du cœur variables.

6 h. 54.   Pouls 132. Ton. 210 mm. Resp. ».

6 h. 56.   Pouls 116. Ton. 205 mm. Resp. 32.

6 h. 58.   Inhalation de nitrite d'amyle.

7 h.   Pouls 120. Ton. 190 mm. Resp. 30.
Les phénomènes disparaissent.

7 h. 2.   Pouls 92. Ton. 180 mm. Resp. 24.
Douleurs dans le bras disparues.

7 h. 6.   Pouls 96. Ton. 170 mm. Resp. 24.

7 h. 7.   Pouls 108. Ton. 195 mm. Resp 52.
Nouvelle recrudescence. Nitrite d'amyle.

7 h. 11.   Pouls 88. Ton. 175 mm. Resp. 28.
Amélioration.

7 h. 15.   Pouls 88. Ton. 145 mm. Resp. 28.
Le malade croit que la crise est passées.

7 h. 18.   Pouls 96. Ton. 175 mm. Resp. 16.
Nouvelles douleurs.

7 h. 20.   Pouls 84. Ton. 140 mm. Resp. 28.
Amélioration.

7 h. 22   Pouls 84. Ton. 150 mm. Resp. 24.

7 h. 27.   Pouls 80. Ton. 140 mm. Resp. 24.

7 h. 30.   Pouls 84. Ton. 130 mm. Resp. 24.
Pas de douleurs.

Le nitrite de soude n'ayant pas produit d'effet suffisant, on donne, à partir du 2 décembre, du Rhodan, en augmentant de 1 à 3 gr. par jour peu à peu. Ce n'est qu'avec une dose de 2 gr. 50 qu'on obtient une action manifeste. Les crises deviennent plus rares, les douleurs rétrosternales ne se montrent que d'une façon passagère, et n'ont du reste plus leur caractère primitif. Avec 3 grammes par jour, le malade est délivré même des malaises. Le 5 février, on arrête l'administration du Rhodan.

Du 22 janvier au 14 février, pas de symptômes. Le 15 février, de nouveau surviennent des malaises nocturnes. Le 21 février au matin, courte crise. Le 22 février, un accès plus fort, avec une tension de 185^{mm}. Le 25 février, on donne de nouveau la diurétine qui ne supprime pas les crises.

Le 3 février 1904, le docteur Tauber fait les observations suivantes:

Le matin, à 8 heures : pouls, 72 ; tonomètre, 125^{mm} ; respiration, 28. A midi, surviennent de violentes douleurs dans la machoire droite supérieure et inférieure. La carotide droite et l'artère maxillaire externe sont très sensibles, mais non les os. La respiration est accélérée. Pas de phénomènes thoraciques.

Après-midi 3 h. 45. Pouls 108. Ton. 85 mm. Resp. ».
Ton. 75 mm. Resp. ».
4 h. Pouls 80. Ton. 95 mm. Resp. 48. Mêmes douleurs, mais plus faibles.
4 h. 15. Pouls 80. Ton. 90 mm. Resp. 40.

Le 27 février, le malade prétend qu'il a depuis quelques jours des crises douloureuses au niveau des reins et de l'hypocondre gauche. La localisation correspond au rein gauche. Les douleurs se montrent aussi à droite. Elles ne surviennent pas en même temps que les crises thoraciques douloureuses, mais alternent avec elles. Lorsque le malade urine, les douleurs rénales disparaissent pour quelque temps.

28 février. — 9 heures du soir. — Apparition de douleurs intenses dans la région rénale gauche, elles persistent jusqu'à 5 heures. Le malade ne peut presque pas dormir. A deux heures, il eut une miction, après quoi les douleurs s'arrêtèrent pendant vingt minutes. A 5 heures du matin, les douleurs rénales cessèrent, puis de vives douleurs se montrèrent à gauche du sternum, sous le mamelon, sans palpitations, avec des douleurs dans les deux bras, à gauche plus qu'à droite. Les derniers troubles persistèrent jusqu'à 7 h. 30.

29 Février, 8 h. matin Pouls 60. Ton. 110 mm. Resp. 24.
       Pas de douleurs : pendant le jour douleurs dans la région du rein droit.
11 h. Pouls 80. Ton. 160 mm. Resp. 48.
       Très fortes douleurs au même endroit ; rougeur du visage ; respiration accélérée. Tremblement de tout le corps.
11 h. 05. Pouls 76. Ton. 140 mm. Resp. 40.
       Douleurs un peu diminuées.
4 h. Pouls 88. Ton. 145 mm. Resp. 32. Douleurs encore persistantes.

       Dans l'urine après la crise rénale, augmentation de l'albuminurie. Pas de sédiment rénal.

Comme la diurétine n'agit pas d'une façon suffisante, nous revenons le 7 mars, sur le désir du malade, au Rhodan. Le 8 et le 9 mars, encore deux graves accès (tension maxima 220^{mm}), puis les phénomènes s'arrêtent et le malade qui a une pression peu élevée se trouve bien. On donne une grosse dose de Rhodan : 3 gr. 50 par jour. Le malade part amélioré le 21 mars.

Après sa sortie, il ne prend aucun médicament. Il n'éprouvait plus que des crises douloureuses dans la région du rein gauche, et la nuit de faibles douleurs rétro-sternales. Pas d'angoisse.

Le sommeil était troublé.

Le 12 avril, des douleurs se montrèrent dans la région du rein gauche, si violentes qu'il ne pouvait marcher qu'incliné sur le côté gauche.

L'urine recueillie à la suite de cette période de crise contenait de l'albumine.

II. — Le 14 avril 1904. — Le malade se fit de nouveau admettre à l'hôpital. Même état. Urine sans albumine.

15 Avril, 8 h. matin. Pouls 80. Ton. 125. Resp. 24.

      6 h. 25 soir. Pouls 108. Ton. 195. Resp. 80. Depuis environ 20, crise douloureuse, visage rouge, douleurs intenses dans la région du cœur, pas de douleurs dans la région des reins.

      6 h. 33. Pouls 136. Ton. 175. Resp. 80. Inhalation de nitrite d'amyle.

      6 h. 37. Pouls 112. Ton. 210. Resp. 60. Cyanose, d'ailleurs même état.

      6 h. 39. Pouls 102. Ton. 215. Resp. 28. Carotide des 2 côtes sensible à la pression et spontanément.

      6 h. 41. Pouls 108. Ton. 125. Resp. 36. Le malade n'a pas de douleurs. Lui qui est resté silencieux pendant la crise, il parle de nouveau. Visage peu rouge.

16 Avril, 9 h. Pouls 76. Ton. 150. Resp. 24. Douleurs dans la région du rein gauche.

     6 h. après-midi, crise courte avec oppression et douleurs dans la région du cœur.

     9 h. 45 du soir. Pouls 136. Ton. 220. Resp. 48. Depuis 5, crises de douleurs dans la région du cœur. Visage rouge, sensation d'étouffement. Râle trachéal, respiration rapide et profonde. Les inhalations de nitrite d'amyle restent d'abord sans action.

  10 h. Pouls 134. Ton. 250. Resp. 40. Expectoration d'une écume abondante, teintée de sang.

  10 h. 05. Pouls 100. Ton. 170. Resp. 40. Cessation de la crise, douleurs dans la région du cœur.

  10 h. 10. Pouls 92. Ton. 140 mm. Resp. 40. Toujours des douleurs rétro-sternale. Sensation persistante d'angoisse, pas de douleurs dans les bras. Le visage n'est plus rouge.

  11 h. Pouls 76. Ton. 130 mm. Resp. 30. A part de faibles douleurs dans la région rénale gauche.

  Urine avant l'accès : 800 centimètres cubes. Poids spécifique 1.023 traces d'albumine. — Après l'accès 200 centimètres cubes. Poids spécifique 1.025 ; albumine du sérum abondant.

Le malade prétend qu'une demi-heure avant le début de la crise les douleurs dans la région rénale gauche cessaient, puis que de très vives douleurs se montraient dans les deux bras. Pour la première fois, il eut aujourd'hui ce sentiment d'oppression et d'angoisse. Il n'y avait pas de douleur dans la région carotidienne.

Le 19 avril. — Le matin : pouls, 80. Tonomètre, 125. Respiration, 20. A deux heures de l'après-midi, se montrèrent des douleurs des deux côtés dans la région rénale, puis une rougeur intense du visage, de faibles douleurs rétro-sternales et des douleurs dans la carotide droite. Le malade ne pouvait pas tourner la tête à droite. A 6 h. 45, dans les mêmes conditions : pouls, 96 ; tonomètre, 200. Respiration, 40. Douleurs dans l'avant-bras gauche. Les douleurs cessent finalement (à la suite de frictions alcooliques). Avant la crise, l'urine contient des traces d'albumine ; après la crise, l'albumine est abondante. Le soir, à 9 heures : pouls, 88 ; tonomètre, 100 ; respiration, 28. Douleurs dans la région rénale gauche.

Le malade demande son exeat le 23 avril. Thérapeutique: Rhodan ; du 15 avril au 22 avril 2 gr. à 3 gr. 25 par jour. Dans les derniers trois jours pas de crises importantes.

Le 10 mai, le malade se présente à la consultation externe. Il raconte à cette occasion que le 24 avril il avait essayé de travailler, mais qu'il avait dû y renoncer. En marchant, il ressent des battements de cœur, de violentes douleurs au sternum, il doit s'arrêter après quelques pas, il a ensuite des douleurs dans les deux bras, de la gêne respiratoire, des traces de sang dans les crachats. Les douleurs dans la région rénale persistent des deux côtés. A cause de ces douleurs, il ne peut se coucher qu'à gauche et souffre en marchant.

III. — Le 24 mai. — Le malade réclame de nouveau son admission à l'hôpital. Depuis le 16 mai, il éprouve la nuit de violentes crises de douleurs rétro sternales, et aussi des douleurs dans la fosse sus-claviculaire gauche.

Le 21 mai, était survenue une violente épitaxis.

Le 23 mai, le soir, entre 7 et 8 heures, violente crise d'angine de poitrine pendant une demi-heure.

A l'entrée : orthopnée, pas d'œdème, rien au cœur. Les bruits aortiques sont très forts. Gencives saignant facilement.

Le soir, à 10 heures, crise thoracique, pression maxima 220.

Le malade prend, à partir du 25 mai, 2 grammes à 3 gr. 75 de Rhodan par jour.

Le 27 mai, crise d'une durée d'environ 1 h. $\frac{1}{2}$. Douleurs rétro-sternales et dans la région rénale gauche.

```
Après-midi 10 h. 55. Pouls 114.   Ton. 185.  Resp. 66.
           11 h. 00. Pouls 128.   Ton. 250.  Resp. 78.
                     Douleurs intenses.
           11 h. 05. Pouls 124.   Ton. 220.  Resp. 62.
                     Faibles douleurs.
           11 h. 10. Pouls 124.   Ton. 190.  Resp. 52.
           11 h. 15. Pouls 102.   Ton. 195.  Resp. 96.
                     Douleurs plus fortes.
           11 h. 18. Pouls 100.   Ton. 185.  Resp. 40.
           11 h. 25. Pouls 104.   Ton. 170.  Resp. 36.
           11 h. 29. Pouls 104.   Ton. 200.  Resp. 52.
           11 h. 31. Pouls 96.    Ton. 170.  Resp. 44.
                     Douleurs diminuées.
```

Après cette crise, le malade fut pendant deux jours obnubilé. Dans la suite, il n'éprouva plus que quelques légers et rares malaises, surtout dans les régions rénales et carotidiennes. Pas de crises. La pression la plus basse fut de 75 à 85^{mm}. Du reste, il y avait fréquemment des élévations à la suite d'excitations.

Le 30 juin, le malade sort. Le jour de sa sortie, à la suite d'une émotion, le tonomètre marqua 170^{mm}.

IV. — Le 16 août 1904. — Le malade revient encore à l'hôpital. Depuis son départ, il avait eu deux crises nocturnes, comme les premières. Depuis, il ressent encore des douleurs à l'occiput. Etat des organes internes identique. Les artères périphériques battent plus fortement qu'autrefois.

Dans l'urine, traces de sérumalbumine. Dans les premiers jours, on ne constate que des douleurs périodiques dans la région rénale gauche, des douleurs occipitales et de courtes crises thoraciques. Douleurs rénales et thoraciques alternent.

Le malade prend à partir du 19 août du Rhodan, 3 grammes par jour jusqu'au 17 septembre. Malgré cela le 30 août il a une violente crise qui évolue de la façon suivante : .

30 Août, 8 h. matin. Pouls 84. Ton. 125 mm. Respiration 24. Légères douleurs dans la région rénale gauche.

Après-midi 4 h. »» Pouls 102. Ton. 160 mm. Resp. 24. Fortes douleurs. Début d'une crise thoracique grave.

5 h. 15. Pouls 104. Ton. 191 mm. Resp. ». Douleurs rétrosternales, très violentes dans la région du cœur, surtout à la pointe. Visage très rouge. Essai infructueux d'insufflation de *périplocine*.

5 h. 19. Pouls 126. Ton. 215 mm.

5 h. 20. 10 gouttesde nitrite d'amyle en inhalation.

6 h. 22. Pouls 136. Ton. 130 mm. Amélioration

Après-midi 5 h. 27. Pouls 136. Ton. 140 mm. Vives douleurs rétro-sternales et dans le bras gauche.

5 h. 30. Pouls 124. Ton. 225 mm. Douleurs comme ci-dessus, visage peu coloré.

Après-midi 5 h. 32. Pouls 132. 10 gouttes de nitrite d'amyle en inhalation.

         5 h. 34. Pouls 136. Ton. 125. Pâleur très intense de tous les doigts de la main gauche. Rien à la main droite.

         5 h. 37. Pouls 140. Ton. 230 mm. Nouvelles douleurs : le malade se roule de douleur sur son lit.

         5 h. 39. Pouls 148. Ton. 225 mm. Même état.

         5 h. 41. Inhalation de 10 gouttes de nitrite d'amyle.

         5 h. 42. Pouls 135. Ton. 170 mm. Cessation de la crise, l'artère temporale gauche se sent très nettement et est plus sinueuse qu'à droite. Les doigts de la main gauche restent pâles.

         5 h. 46. Pouls 128. Ton. 190 mm. Nouvelle recrudescence des phénomènes. Douleurs également au bras gauche.

Depuis le début de la crise, pas de douleurs dans la région rénale gauche. Les artères des extrémités sont fortement sinueuses et leurs pulsations sont visibles de loin. La connaissance reste entière pendant toute la durée de l'accès.

Après-midi 5 h. 33. Pouls 112. Ton. 205 mm. Douleurs rétro-sternales légères. Pas de douleurs dans le bras gauche.

         5 h. 54. Pouls 116. Ton. 180 mm. Même état douleurs dans le bras gauche. Les artères des doigts battent d'une façon évidente.

         5 h. 59. Pouls 104. Ton. 160 mm. Cessation des douleurs.

L'examen du fond de l'œil montre une sclérose des artères rétiniennes. Le malade perçoit, pendant la crise, des mouches noires devant les yeux.

Plus tard, les crises deviennent plus rares, pour se répéter vers le milieu de septembre, quoique d'une façon plus atténuée. On prescrit du Rhodan. La pression dans les périodes sans crises était de 65 à 90^{mm}.

Le 17 septembre, à 8 heures du soir, survint une crise violente, mais qui s'améliora par les bains chauds. Aussitôt après la crise, douleurs dans la région rénale gauche.

Le malade prend, de nouveau, à partir du 18 septembre, 3 grammes de Diurétine par jour.

Le 23 septembre, douleur au niveau de la carotide gauche avec sensibilité à la pression. Douleurs au niveau de l'artère occipitale gauche. On voit le malade se cyanoser synchroniquement aux battements du cœur. La carotide droite n'est pas sensible. L'après-midi, à 4 h., pouls, 84 ; tonomètre, 175^{mm} ; respiration, 20.

Comme les douleurs au niveau des vaisseaux occipitaux persistent, on donne, à partir du 29 septembre, trois doses de 1 gramme de Diurétine avec 1 gr. à 1 gr. 75 d'iodure de potassium et de sodium associés.

Le 1er octobre, à deux heures du matin, crise intense de douleurs rétro-sternales, s'irradiant dans les deux carotides. Le visage est en même temps fortement congestionné. Après cette crise qui dure 1/4 d'heure, douleurs dans la région gauche des reins ; elles avaient disparu depuis quelques jours. Il se produit de nouveau quelques crises nocturnes.

Le 8 octobre, forte crise dans l'après-midi.

8 h.   Le matin, Pouls 88. Ton. 85 mm.
Resp. 24. Pas de douleurs.

Après-midi 2 h. 15. Pouls 132. Ton. 200. Doulenrs rétro-
sternales,douleurs dans les deux bras.
Gêne de la respiration. Cyanose.
Après-midi 2 h. 48. Inhalation de nitrite d'amyle.
2 h. 51. Pouls 140. Ton. 220 mm. Violentes
douleurs. Le malade se tord. Gêne
de la respiration. Cyanose.
2 h. 54. Pouls 128. Ton. 200 mm. Légères
douleurs dans la poitrine : gêne
respiratoire. Fortes douleurs dans
les bras. La cyanose diminue.

Après une nouvelle recrudescence, la crise s'apaise
spontanément à 6 heures. Pouls, 96 ; tonomètre, 130^{mm} ;
respiration, 24. Dès la cessation de la crise principale,
douleurs dans la région rénale gauche.

9 h. 35. Soir. Pouls 108. Ton. 215 mm.
Violentes douleurs à la poitrine et
des deux côtès du cou,légères douleurs dans les deux bras s'irradiant
jusque dans les mains, gêne respiratoire accentuée.
9 h. 36. Soir. Ton. 210 mm. Diminution
des phénomênes.
9 h. 38. Pouls. 120. Ton. 225 mm. De nouveau, douleurs extrêmement violentes, visage congestionné. Gêne
respiratoire. Inhalation de nitrite
d'amyle.
9 h. 44. Pouls. 116. Ton. 195 mm. Diminution des troubles.
9 h. 47. Ton. 190 mm. Douleurs au niveau
de la poitrine et dans le bras gauche intenses.
9 h. 49. Pouls 104. Ton. 175 mm. Légères
douleurs, visage encore rouge.
10 h. 2. Pouls 103. Ton. 185 mm. De nouveau, vives douleurs à la poitrine
et au bras gauche. Manuluve
chaud.

10 h. 6. Pouls 100. Ton. 170 **mm**. Légères douleurs.

10 h. 14. Pouls 100. Ton. 160. Légères douleurs. Gêne respiratoire. Visage peu congestionné. ·

10 h. 20. Pouls 96. Ton. 150 mm. Même état. Manuluve chaud.

10 h. 26. Pouls 92. Ton. 145 mm. Légères douleurs thoraciques ; pas de douleurs brachiales, un peu de gêne respiratoire.

10 h. 30. Pouls 100. Ton. 180 mm. Vives douleurs thoraciques.

10 h. 36. Pouls ». Ton. 165 mm. Légères douleurs.

10 h. 38. Inhalation de nitrite d'amyle.

10 h. 42. Pouls 120. Ton. 200 mm. Un peu de stupeur. Visage fortement congestionné.

10 h. 47. Pouls 96. Ton. 175 mm. Pas de troubles.

Les jours suivants, la nuit, crises identiques de courte durée.

15 octobre 4 h. après-midi. Ton. 95 mm.

7 h. 15. Pouls 100. Ton. 180 mm. Resp. 24. Douleurs thoraciques pendant la respiration, concordant avec les inspirations, douleurs pulsatiles dans les bras le long des artères de cyanose, oppression modérée.

8 h. 00. Pouls 104. Ton, 160 mm. Resp. 20. Douleurs rétro-sternales légères, plus fortes au niveau de la 3ᵉ cote droite, à 3 largeurs de doigt à droite du bord droit du sternum. Pas d'oppression. Bourdonnements d'oreille.

15 Octobre. Minuit. Pouls 88. Ton. 150. Resp. 32. Douleurs pongitives au niveau de la 3ᵉ cote.

2 Novembre 8 h.	Le matin. Pouls 90. Ton. 165 mm. R. 24. Pas de douleurs.
Après-midi 5 h.	Pouls 92. Ton. 95 mm. R. 24. Douleurs pulsatiles modérément fortes dans le côté droit du cou, s'irradiant dans la moitié droite du visage et de la tête, ainsi qu'à l'œil droit, pas de dyspnée.
3 Novembre 8 h. 30.	Matin. Pouls 84. Ton. 155 mm. R. 24. Mêmes signes.
8 h. 31.	Pouls 132. Ton. 210 mm. Le malade a le visage congestionné ne répond pas aux demandes, gémit parfois à des grincements de dents est oppressé.
8 h. 37.	Matin. Pouls 132. Inhalation de nitrite d'amyle.
8 h. 39.	Matin. Pouls 120. Ton. 180 mm. Douleurs moins fortes.
8 h. 44.	Pouls 120. Ton. 180 mm.
8 h. 46.	Pouls 120. Ton. 150 mm. Le malade prétend avoir ressenti des douleurs dans le poitrine et le dos.
8 h. 50.	Matin. Pouls. Ton. 215 mm. Inhalation de nitrite d'amyle.
8 h. 53.	Matin. Pouls 144. Ton. 210 mm. Pression thoracique douloureux. Rien à la poitrine.
9 h. 2.	Matin. Pouls 102. Ton. 110 mm. Pas de douleurs.
4 Novembre 8 h.	Matin. Pouls 84. Ton. 145 mm. R. 24. Pas de douleurs.
1 h. 30.	Matin. Pouls 96. Ton. 180 mm. Douleurs dans la région temporale gauche, à l'œil gauche et à l'occiput, sensation de lourdeur sur la poitrine.
4 Novembre 4 h. 00.	Matin. Crise courte interrompue par des applications de thermocautère.
5 h. 00.	Matin. Pouls 84. Ton. 130 mm. R. Douleurs à la tempe gauche, et à la moitié gauche de la tête.

6 h. 29. Matin. Pouls 128. Ton. 210 mm. Violentes douleurs dans la poitrine et les bras, visage congestionné, gène respiratoire.

6 h. 32. Matin. Pouls 124. Ton. 215 mm. Inhalation de nitrite d'amyle.

9 h. 33. Matin. Pouls 124. Ton. 220 mm. Pris pendant l'inhalation.

6 h. 35. Matin. Pouls 124. Ton. 225 mm. Chiffre pris immédiatement après l'inhalation : vives douleurs thoraciques.

6 h. 37. Pouls 124. Ton. 200 mm. Pas de douleurs dans les bras. Faible gène respiratoire.

6 h. 39. Pouls 120. Ton. 200 mm. Légères douleurs thoraciques.

6 h. 41. Ton. 190 mm. De nouveau, vives douleurs.

6 h. 43. Pouls 120. Ton. 200 mm. Inhalations répétées.

6 h. 48. Pouls 128. Ton. 220 mm. Vives douleurs à la poitrine et au bras gauche. Gène respiratoire. Visage congestionné.

6 h. 56. Pouls 130. Ton. 240 mm. Vives douleurs aux mêmes places.

6 h. 57. Pouls 128. Ton. 220 mm. Pendant l'inhalation de nitrite d'amyle.

7 h. 1. Pouls 124. Ton. 175 mm. Chiffre pris après l'inhalation, pendant les douleurs thoraciques.

7 h. 7. Pouls 124. Ton. 190 mm. Douleurs thoraciques, modérées dans les 2 bras, exacerbations de quelques secondes de durée.

7 h. 11. Pouls 124. Ton. 250 mm. Violentes douleurs. Le malade se retourne sur son lit. Inhalation de nitrite d'amyle.

7 h. 17. Pouls 120. Ton. 175 mm. Légères douleurs.

7 h 23. Pouls 108. Ton. 165. Légères douleurs. Pas de gêne respiratoire.
Ultérieurement, nombreuses crises,
courtes ou longues de même évolution.

14 Novembre 8 h. matin. Pouls 90. Ton. 145 mm. Resp. 24.
Pas de douleurs.

Après-midi 4 h. 20. Pouls 104. Ton. 190 mm. Resp. 22.
Sensation de pression rétro-ster-
nale. Sensation de faiblesse dans
les bras, pas de cyanose. Pas de
douleurs.

18 Novembre 8 h. matin. Pouls 84. Ton. 90 mm. Resp. 24.
Pas de troubles.

Après-midi 12 h. 30. Pouls 112. Ton. 230 mm. Vives douleurs sous le mamelon gauche ;
pointe du cœur très sensible à la
pression. Aux places jadis douloureuses (sternum, carotide, région
rénale), rien. Pas de congestion au
visage. Le malade se tord de douleur.

12 h. 39. Pouls 136. Ton. 210 mm. Début de
congestion du visage.

12 h. 42. Pouls 144. Ton. 265 mm. Même état.

12 h. 53. Pouls 120. Ton. 250 mm. Respiration
superficielle.

12 h. 58. Pouls 104. Ton. 190 mm. Amélioration spontanée, la congestion diminue. Faibles douleurs dans la
région mammelonnaire gauche.

1 h.   Pouls 100. Ton. 170 mm.

1 h. 3.   Pouls 108. Ton. 190 mm. Douleurs
plus fortes.

1 h. 4.   Pouls 104. Ton. 170 mm. Moins de
douleurs.

1 h. 9.   Pouls 190. Ton. 145 mm. Resp. 32.
Le malade peut respirer plus profondément, les phénomènes diminuent.

1 h. 12. Pouls 96. Ton. 170 mm. Resp. 36.
Le malade prétend que la crise est
passée.

1 h. 39. Pouls 92. Ton. 105 mm. Resp. 28. Dans les mouvements respiratoires profonds, douleurs au-dessous du mamelon gauche, par ailleurs aucune douleurs.

4 h. 00. Pouls 96. Ton. 115 mm. Même état.

21 Novembre.

8 h. du matin. Pouls 78. Ton. 135 mm. Respiration 30. Pas de douleurs. Gène respiratoire.

Après-midi 4 h.   Légère sensation de poids rétrosternale.

4 h 25. Pouls 114. Ton. 210 mm. Resp. 30. Forte sensation de pesanteur rétrosternal.

4 h. 29. Pouls 126. Ton. 190 mm. Resp. 20. Même état.

4 h. 32. Ponls 126. Ton. 190 mm. Resp. 42. Visage congestionné, pesanteur rétro-sternale intense, douleurs dans les bras, pas de paresthésies dans les doigts.

4 h 40. Pouls 114. Ton. 215 mm. Resp. 36. Secousses thoraciques. Oppression.

4 h. 43. Ton. 210 mm.

4 h. 44. Ton. 210 mm. Inhalation de nitrite d'amyle.

4 h. 45. Pouls 102. Ton 175 mm. Secousses spasmodiques de la cage thoracique, rougeur intense du visage et de la peau du thorax.

4 h. 46. Le malade accuse une légère amélioration.

4 h. 47. Pouls 114. Ton. 185 mm. Même état.

4 h. 48 Pouls 98. Ton. 160 mm. Resp. 24. La crise est passée.

4 h. 53. Pouls 96. Ton. 160 mm. Resp 24. Légère sensation de poids rétrosternal.

4 h. 55. Pouls 96. Ton. 170 mm. Resp. 24. Légère sensation de poids rétrosternal.

> 5 h 30. Pouls 82. Ton. 110 mm. Resp. 24.
> Pas de douleurs.
> 10 h. 00. Crise légère et courte, avec sensation
> d'angoisse et gène respiratoire,
> 2 centigr. morphine en supposi-
> toire.

Ni pendant la crise, ni en dehors, on ne trouve de troubles sensitifs sur le thorax.

> 22 Novembre 9 h. 05. matin. Pouls 104. Ton. 118 mm.
> Resp. 24. Pas de douleurs.
> 9 h. 10. Pouls 112. Ton. 140. Resp. 22.
> Sensation de poids rétro-ster-
> nal.
> 9 h. 15. Pouls 96. Ton. 135. Resp. 30.
> 9 h. 30. Pouls 76. Ton. 120. Resp. 22. Dis-
> parition des troubles.
> 23 Novembre. Crise de moyenne intensité.
> Après-midi 5 h. »» Pouls 100. Ton. 145 mm. Resp.
> 26. Sensation de poids derrière
> le corps du sternum, pas de
> gène respiratoire, légères dou-
> leurs sur la carotide gauche 0,02
> centigr. de morphine par le
> rectum.
> Soir 11 h. 26. Début d'une crise.
> 11 h. 36. Pouls 120. Ton. 180. Pesanteur au
> niveau du corps du sterum. Vi-
> sage congestionné. Douleurs
> seulement au bras droit.
> 11 h. 40. Pouls 120. Ton. 155 mm.
> 11 h. 42. » » . Inhala-
> tion de nitrite d'amyle, améliora-
> tion passagère.
> 11 h. 47. Pouls 104. Ton. 160 mm. Recru-
> descence des troublss, sensation
> de constriction plus intense, gène
> respiratoire, douleurs lancinantes
> au niveau du mamelon gauche; le
> malade se tord de douleur.

> 11 h. 49. Pouls 88. Ton. 120 mm. Extrasys-
> toles. Cessation des phénomènes
> 11 h. 53. Pouls 90. Ton. 120. Faible sensa-
> tion de poids. Douleurs à gauche
> de l'ombilic.
> 11 h. 56. Pouls 84. Ton. 110. Pas de sensa-
> tion de poids, nausée, faible dou-
> leurs dans la région ombilicale.

Bientôt après, pas de douleurs ; le malade ne s'endort cependant qu'à 2 h. ½ du matin.

> 24 Novembre 8 h. »» matin. Pouls 66. Ton. 100 mm.
> Resp. 24.
> Soir 6 h. 15. Pouls 96. Ton. 175 mm. Resp. 36.
> Sensation de brûlures au niveau
> du milieu du cerps du sternum,
> fortes douleurs dans le bras
> droit et troubles respiratoires
> 6 h. 20. Pouls 102. Ton. 180 mm. Resp. 40.
> Fortes brûlures.
> 6 h. 25. Pouls 96. Ton 190 mm. Resp. 36.
> Douleurs rétro-sternales et dans
> les deux bras. Visage modéré-
> ment congestionné.
> 6 h. 30. Pouls 114. Ton. 205 mm. Resp. 42.
> Même état. Inhalation de nitrite
> d'amyle. Visage très conges-
> tionné. Respiration rapide, su-
> perficielle qui, en une 1/2 minute
> redevient calme et ample.
> 6 h. 33. Pouls 90. Ton. 155. Resp. 26.
> Douleurs disparues, de même la
> rougeur du visage ; gêne sub-
> jective de la circulation.
> 6 h. 37. Pouls 84. Ton. 155. Resp. 24. Pas
> de douleurs.
> 6 h. 40. Pouls 90. Ton. 185 mm. Resp. 26.
> Douleurs à gauche à côté du
> sternum.
> 6 h. 43. Pouls 96. Ton. 180 mm. Resp.
> 42. Augmentation des douleurs
> thermocautères.

6 h. 15. Pouls 96. Ton. 180 mm. Resp. 28. Douleurs vives au milieu du sternum. Gêne respiratoire. Légères douleurs dans le bras gauche. Pas de sensation d'angoisse. Légères douleurs à la carotide gauche.

6 h. 55 Pouls 120. Ton. 200 mm. Resp. 60. Visage et peau du thorax très rouges.

6 h 56. La crise reparait.

6 h. 58. Le malade se tort de douleur. Pâleur très prononcée des doigts avec rougeur très forte du visage, du thorax et des parties supérieures du ventre. Inhalation de nitrate d'amyle.

7 h. 00. Pouls 138. Ton. 180 mm. Amélioration.

7 h. 05 Pouls 96. Ton. 120 mm. Resp. 12. Un peu de constriction. La crise est passée.

7 h. 09. Pouls 88. Ton. 155. Resp. 36. même état. Doigts rouges.

Thérapeutique : Rhodan, 3 gr. 50 ; cinq pastilles de nitro-glycérine.

Aucune espèce de troubles sensitifs cutanés pendant l'accès.

25 Novembre.

Matin 8 h. 00. Pouls 84. Ton. 120 mm. Resp. 24. Pas de douleurs.

Après-midi 5 h. 30. Pouls 86. Ton. 157 mm. Resp 24. Douleurs au niveau des artères occipitales gauches. Rien ailleurs.

5 h. 45. Pouls 84. Ton. 115 mm. Resp. 24. Douleurs légères.

5 h. 05. Pouls 96. Ton. 130 mm Resp. 24. Douleurs de nouveau plus fortes.

5 h. 30. Pouls 90. Ton. 105 mm. Douleurs peu intenses.

29 Novembre. — Depuis le 25 novembre pas de crise.
Même thérapeutique.

> Matin 8 h. 30. Pouls 84. Ton. 145 mm. Resp.
> 24. Pas de troubles.
> 9 h. 20. Pouls 120. Ton. 125. Resp. 28.
> Sensation de constriction rétro-
> sternale. Douleurs dans les deux
> bras. Visage congestionné.
> 9 h. 22. Pouls 120. Ton. 205. Resp. 24.
> Pas de douleur rétro-sternale.
> Pas d'oppression.
> 9 h. 25. Pouls 112. Ton. 195 mm. Resp. 24.
> Visage taché de rouge.
> 9 h. 30. Pouls 104. Ton. 195 mm. Resp. 24.
> Constriction sternale plus faible.
> 9 h. 38. Pouls 90. Ton. 165. Resp. 22.
> Troubles nettement moins vio-
> lents.
> 9 h. 45. Pouls 80. Ton. 155. Les malaises
> subjectifs sont passés. Les joues
> sont encore rouges.

Le 1er décembre, le malade, avec une pression de
100mm à 125mm, n'a plus de crises ; de minuit moins le
quart à minuit il éprouve un sentiment de constriction au
niveau du corps du sternum.

Le 2 décembre, à 4 h. 20 de l'après-midi : pouls,
94 ; tonomètre, 165mm ; respiration, 30. Depuis la matinée, douleurs le long des deux artères occipitales, à gauche plus fortes qu'à droite. Pas de sensation de constriction, pas de douleurs brachiales, pas d'angoisse. Douleurs dans les deux globes oculaires ; la carotide gauche
est sensible à la pression mais non les artères occipitales
quoique le malade en ressente désagréablement les pulsations. A 11 h. ½, le patient est atteint de douleurs qui
sont localisées en arrière, dans la région médiane, au-

dessous des reins et qui rayonnent de là vers l'ombilic. Ces douleurs persistent sans modification jusqu'à 7 heures du matin ; aucun symptôme thoracique.

Le 3 décembre, dans la matinée, à 9 h. $\frac{1}{2}$: pouls, 104 ; tonomètre, 160^{mm}. Douleurs en ceinture en arrière, un peu au-dessus de la deuxième vertèbre lombaire. Les douleurs sont plus faibles que la nuit. Au niveau de la zone de douleurs en ceinture, pas de troubles de la sensibilité. 7 heures du soir : pouls, 78 ; tonomètre, 135^{mm} ; respiration, 24. Les signes décrits persistent encore, douleur plus faible. En outre, depuis 4 heures de l'après-midi, douleurs le long de la carotide gauche et les deux artères occipitales. Pas de symptômes thoraciques. La nuit suivante les phénomènes disparaissent. Vers 11 h. quinze du soir, le malade est réveillé par une constriction sternale. Après la disparition de ce phénomène, retour des shmptômes lombaires.

Le 4 décembre, de 4 heures moins le quart à 7 heures, de nouveau mêmes phénomènes lombaires que ci-dessus. A 6 h. 55 du soir, crise thoracique typique avec sensation de constriction rétro-sternale, douleurs dans les deux bras ; pas de gêne respiratoire, pas de sensation d'angoisse.

Après-midi 6 h. 55. Pouls 128. Ton. 195 mm. Acmé de la crise.

6 h. 56. Pouls 128. Ton. 195 mm. Inhalation de nitrite d'amyle.

6 h. 59. Amélioration, la crise n'est pas passée.

7 h. 01. Pouls 128. Ton. 160 mm. Doigts pâles. Visage et peau du thorax rouges.

7 h. 12. Pouls 104. Ton. 155 mm. Nausées. Vomissements.

7 h. 16. Pouls 96. Ton. 130 mm. Resp.
44. Amélioration. Pas de troubles.

7 h. 19. Pouls 104. Ton. 145 mm. Resp.
48. Même état.

7 h. 20. Pouls 96. Ton. 140 mm. Resp.
36. Même état.

7 h. 29. Pouls 88. Ton. 100 mm. Resp.
36. Légères douleurs au niveau des deux artères occipitales, à gauche plus qu'à droite.

7 h. 32. Pouls 78. Ton. 105 mm. Resp.
28. Pas de troubles.

Les jours suivants, douleurs vasculaires, ou crises
thoraciques diversement associées.

10 Décembre, 7 h. soir. Pouls 96. Ton. 185 mm. Resp.
24. Pendant le jour, douleurs
dans les artères occipitales, à
droite plus qu'à gauche.

11 h. 00. Début d'une crise, sensation de
constriction dans la région
sternale, douleurs dans les
deux bras, visage vivement
coloré ; oppression, mouvements respiratoires courts et
précipités.

11 h. 10. Pouls 104. Ton. 155 mm.

11 h. 18. Pouls 118. Ton. 180 mm.

11 h. 19. Nitrite d'amyle en inhalation.

11 h. 20. Pouls 128. Ton. 135 mm. Légère amélioration, respiration
profonde, assez régulière.

> 11 h. 24. Pouls 96. Ton. 200 mm. La crise se déroule dans les mêmes conditions que celle de 11 heures.
>
> 11 h. 26. Pouls 84. Ton. 140 mm. Resp. 22. Amélioration significative, le malade prétend que sa crise est passée.
>
> 11 h. 30. Pouls 88. Ton. 140 mm. Resp. 20. Pression très faible.
>
> 11 h. 33. Pouls 84. Ton. 110 mm. Resp. 22. Bien-être.

11 Décembre. — Le matin : pouls, 104 ; tonomètre, 115^{mm} ; respiration, 24. Le malade se plaint de douleurs pongitives au niveau de la douzième côte, sur la ligne scapulaire gauche, place à laquelle il n'a jamais eu jusqu'ici de douleurs.

> Soir   7 h. 00. Pouls 10. Ton. 170 mm. Resp. 30. Sensation de constriction sternale, douleurs aux bras, le long des deux artères occipitales et de la carotide droite, visage non congestionné.
>
> 7 h. 03. Pouls 124. Ton. 195 mm. Visage un peu rouge. Le patient se tord dans son lit.
>
> 7 h. 05. Inhalation de nitrite d'amyle.
>
> 7 h. 06. Pouls 140. Ton. 150 mm. Disparition de la sensation de constriction.
>
> 7 h. 10. Pouls 104. Ton. 170 mm. Resp. 24.
>
> 7 h. 13. Pouls 114. Ton. 145 mm. Amélioration, encore une légère

sensation de constriction, plus de gêne respiratoire.

7 h. 15. Pouls 104. Ton. 135 mm. Resp. 36.

7 h. 19. Pouls 108. Ton. 135 mm. Resp. 36.

7 h. 22. Pouls 104. Ton. 140 mm. Resp. 40. De nouveau, légère constriction au niveau du cœur. Thermocautère.

Entre 10 h. $\frac{1}{2}$ et 11 heures du soir : constriction rétro-sternale.

11 h. 00. Pouls 120. Ton. 180 mm. Crise très violente de constriction sternale sans douleurs dans les bras. Douleurs à la carotide droite. Dyspnée subjective.

11 h. 04. Nitrite d'amyle.

11 h.05. Pouls 138. Ton. 165 mm. La crise persiste encore.

11 h. 9. Pouls 142. Ton. 210 mm. Congestion intense du visage, sueurs ; le malade se retourne sur son lit. C'est une des crises les plus fortes jusqu'ici observées.

11 h. 15. Pouls 112. Ton. 165 mm. Légère congestion. La constriction sternale disparaît.

11 h. 18. Pouls 104. Ton. 150 mm. Légère constriction.

11 h. 23. Pouls 100. Ton. 105 mm.

Pendant cette crise, nombreuses extra-systoles. A deux heures du matin, nouvelle crise de dix minutes.

Le 14 décembre, à 1 heure du matin, crise de constriction sternale.

Matin 8 h. 15. Pouls 72. Ton. 110 mm. Resp. 24. Douleurs dans la région carotidienne droite avec summum au moment de la pulsation.

Sensibilité de toute la poitrine. Douleurs dans le territoire des vaisseaux occipitaux et dans l'œil droit.

11 h. 30 à midi. Le malade distingue mal, il éprouve des douleurs dans la carotide droite ; il est en même temps en état de stupeur.

Soir 5 h. 45. Pouls 108. Ton. 185 mm. Resp. 24. Constriction sternale, douleurs pongitives dans le globe oculaire et au pharynx. Pendant le jour, état pénible, malgré des injections répétées de morphine, de 0 gr. 01. Dernière dose à 6 h. 30.

6 h. 00. Survient une amélioration. Pouls 90. Ton. 105 mm. Resp. 24.

8 h. 30. Nouvelle crise avec constriction rétro-sternale et oppression.

De minuit 15 à minuit 34. Crise de névralgie dentaire, dans les deux maxillaires supérieurs et dans les deux carotides, sensation de constriction sternale significative, douleurs bilatérales au niveau des reins, près de la colonne vertébrale. Visage non congestionné. Pas de douleurs dans les bras. Pouls 80. Ton. 120 mm. Sommeil avec 1 gr. de Véronal.

Le 15 décembre, 9 h. 30 soir, crise de constriction sternale et de douleurs carotidiennes. Pression 180 à 190 mm. Douleurs dans dans la région des reins, comme hier.

Le 16 décembre, 4 h. 45. Pouls » ».Ton. 180 mm. Sensation intense de constriction sternale ; le malade se tord.

4 h. 51. Pouls 150. Ton. 190 mm. Visage très rouge, toutes les artères sont dures, les doigts très pâles.

4 h. 53. Pouls 150. Ton. 220 mm. Inhalation de 10 gouttes de nitrite d'amyle.

4 h. 56. Pouls 138. Ton. 190 mm. Après l'inhalation, visage, lèvres, gencives cyanosés.

5 h. 00. Pouls 126. Ton. 100 mm. Calme après inhalation de 20 gouttes de nitrite d'amyle.

5 h. 08. Pouls 126. Ton. 180 mm.

5 h. 09. Pouls 108. Ton. 170 mm. Sensation de chaleur à la tempe gauche.

5 h. 10. Pouls 108. Ton. 140 mm. Douleurs disparues, affaiblissement. Rougeur du visage et cyanose. Vertiges.

5 h. 14. Pouls 108. Ton. 130 mm. Légère constriction rétro-sternale. La crise est passée.

Le 17 décembre : crise violente de 5 h. 45 à 7 h. 15. La pression monte à 210^{mm} ; sensation pénible d'anéantissement que le malade n'avait jamais éprouvée jusqu'ici.

Le 18 décembre, 8 h. 00 matin. Pouls 109. Ton. 105 mm. Resp. 30. Pas de douleur. Légère gêne respiratoire.

Après-midi 4 h. 00. Pouls 104. Ton. 120 mm. Resp. 48. Depuis une demi-heure, douleur au-dessous de l'omoplate droite, à côté de la colonne vertébrale et aux deux tempes, à chaque mouvement respiratoire.

4 h. 14. Le malade prend 0 gr.02 de morphine à l'intérieur.

4 h. 15. Pouls 84. Ton. 85 mm. Resp. 60. Douleurs près de l'appendice xyphoïde, à droite plus qu'à gauche ; pas de crise.

4 h. 25. Pouls 84. Ton. 100 mm. Resp. 54.

4 h. 35. Pouls 88. Ton. 105 mm. Resp. 44. Douleurs sous l'omoplate gauche, puis sentiment de bien-être.

6 h. 45. Pouls 114. Ton. 170 mm. Visage rouge. Sensation de constriction intense au niveau du sternum.

6 h. 47. Inhalation de nitrite d'amyle.

6 h. 48. Pouls 124. Ton. 85 mm. Amélioration.

7 h. 00. Pouls 102. Ton. 125 mm. Pas de crise.

8 h. 45. Pouls 138. Ton. 140 mm. Crise avec sensation de constriction

sternale et congestion du visage.

8 h. 55. Pouls 124. Ton. 180 mm.

9 h. 02. Pouls 120. Ton. 130 mm.

9 h. 06. Inhalation de nitrite d'amyle.

9 h. 08. Pouls 124. Ton. 85 mm. Légère
sensation de constriction.

9 h. 10. Pouls 110. Ton. 135 mm. Recrudescence.

9 h. 20. Pouls 100. Ton. 125 mm. Resp.
30. La crise est passée.

Minuit 12. Pouls 102. Ton. 130 mm. Ré-
apparition des malaises subjectifs assez intenses.

Le malade pour la première
fois reçoit une injection de
morphine.

19 Décembre. Minuit 03. Pouls 92. Ton. 105 mm. Légère sensation de constriction.
La crise est passée.

12 h. 06. Pouls 90. Ton. 100 mm.

12 h. 12. Pouls 88. Ton. 80 mm. Le malade prétend que depuis quelques jours il n'a jamais été
aussi à son aise en dehors de
la crise : « il respire pour la
première fois librement.

12 h. 22. Pouls 88. Ton. 85 mm. Resp.
16.

Dans l'urine des dernières vingt-quatre heures, traces
d'albumine. Pendant le jour, pas de signes de crise, le
soir nitro-glycérine 0,00065 (une tablettte).

Le 21 décembre, de 3 heures à 3 h. ½ du matin, crise
soulagée par le nitrite d'amyle.

Matin 8 h. 00. Pouls 84. Ton. 70 mm. Resp.
24. Douleurs au côté gauche

du thorax, sur la ligne axillaire, à la hauteur de la dernière côte et en outre, dans la région du trachanter gauche, pas de phénomènes thoraciques, douleurs dans lè bras gauche.

9 h. 15. Pouls 120. Ton. 165 mm. Constriction sternale. Douleurs dans les deux bras. Visage non congestionné, pas d'angoisse.

9 h. 18. Pouls 108. Ton. 190 mm. Manuluve chaud.

9 h. 20. Pouls 96. Ton. 155 mm. Amélioration.

9 h. 21. Une tablette de nitro-glycérine.

10 h. 15. Idem.

Après-midi 2 h. 00. Pouls 102. Ton. 160 mm. Crise thoracique avec douleurs à la poitrine. Amélioration par le nitrite d'amyle.

2 h. 30. Pouls 90. Ton. 145 mm. Douleurs uniquement dans le bras gauche, dans la région lombaire et dans la cuisse gauche, dans les mouvements et à la palpitation.

2 h. 37. Pouls 90. Ton. 120 mm. Resp. 24. Pas de douleurs.

De 9 h. 00 à 9 h. 45 soir, nouvelle crise thoracique ; la pression monte à 160 mm.

Le 21 décembre, à 11 h. 45, à 3 heures du matin, à 7 heures du soir, et à 11 heures, courtes crises avec constriction sternale.

22 Décembre, 5 h. 15 matin. Pouls 96. Ton. 155 mm. Crise, constriction sternale.

      douleurs aux deux bras, pas de congestion au visage.

5 h. 21. 0 gr. 02 de morphine en injection (deuxième injection).

5 h. 23. Pouls 92. Ton. 125 mm. Persistance de la constriction. Pas de douleurs dans les bras.

5 h. 26. Pouls 84. Ton. 120 mm. Les symptômes décroissent.

5 h. 31. Pouls 84. Ton. 100 mm. Légère constriction. Douleurs dans le bras gauche.

5 h. 35. Pouls 76. Ton. 100 mm. Somnolence.

5 h. 39. Pouls 84. Ton. 175 mm. Resp. 48.

5 h. 42. Pouls 80. Ton. 180 mm. Resp. 28. Légère gêne respiratoire.

5 h. 44. Pouls 72. Ton. 90 mm. Sommeil.

Après-midi 4 h. 00. Nouvelle crise.

23 Décembre. Le malade est pâle, cyanosé, sa respiration est fréquente, il est somnolent, a depuis le milieu de la nuit une expectoration spumeuse et colorée en rouge.

Minuit 10. Pouls 132. Ton. 140 mm. Constriction sternale ; spume teintée de sang ;injection sous-cutanée de 0 gr. 02 de morphine.

Minuit 33. Pouls 100. Ton. 110 mm. Resp. 26. Amélioration nette.

Matin 8 h. 15. Pouls 120. Ton. 120 mm. Resp. 48. Vomissements de faibles quantités de glaires, cyanose prononcée du visage.

> 8 h. 35. Pouls 126. Ton. 155 mm. Dou-
> leurs thoraciques. Spume tein-
> tée de sang.
> 9 h. 40. Pouls 132. Ton. 180 mm. Râle
> trachial, respiration saccadée.
> Inhalation de nitrite d'amyle.
> 9 h. 45. Pouls 138. Ton. 140 mm. Lé-
> gers malaises.
> 9 h. 46. Pouls 120. Ton. 115 mm. Resp.
> 34. Il ne reste plus que de la
> constriction sternale.

Aux deux poumons, râles humides. A droite, en avant et en bas, au niveau du lobe moyen, quelques râles sonores ; du milieu du scapulum à la base, en arrière, à droite et en bas, râles crépitants. Matité cardiaque élargie vers la droite. Pointe du cœur repoussée en dehors. Bruits cardiaques normaux. Température, 37°4. Dans la matinée, vomissements répétés de liquide verdâtre.

> Après-midi 5 h. oo. Temp. 36°8. Pouls 132. Ton.
> 100 mm. Resp. 36.
> 5 h. 30. 15 gouttes de teinture de Stro-
> phantus.
> 6 h. oo. Pouls 118. Ton. 80 mm. Resp.
> 48.

Cyanose des lèvres, visage pâle, extrémités fraîches.

Constriction sternale ; cependant, de l'avis du malade, pas de crise.

> 24 Décembre. 8 h. matin. Temp. 36°7. Pouls 90. Ton.
> 75 mm. Resp. 30. A droite,
> en avant, au-dessous de la 4ᵉ
> côte, à la base, matité, râles
> crépitants et frottements. A
> droite, en arrière et à la base,
> disparition des râles crépi-

> tants, souffle bronchique rude ;
> à gauche et en avant, râles hu-
> mides, crépitants ; douleurs
> généralisées à toute la poi-
> trine.
> 9 h. oo. Pouls 100. Ton. 110 mm. Resp.
> 42.
> Après-midi 4 h. oo. Temp. 36°8. Pouls 96. Ton.
> 100 mm. Resp. 48. 30 gout-
> tes de teinture de Strophan-
> tus.

Les jours suivants, au milieu d'incidents variés, (gêne respiratoire, douleurs pongitives persistantes, surtout à gauche dans la région du rein droit, et pour lesquelles le malade très sensible réclame d'une façon répétée la morphine), se développent les signes d'une pneumonie. Les crises thoraciques ont disparu, il y a des crises répétées d'œdème pulmonaire à cause de la faiblesse du cœur.

Les températures sont relativement basses, la plus haute atteint 38°5. La pression varie entre 55^{mm} et 100^{mm}. Pouls, 92-120. L'examen bactériologique décèle le diplocoque lancéolé.

Dans l'urine, la quantité d'albumine est accrue.

La thérapeutique consista en deuxième ligne dans l'administration de gouttes de strophantres, qui eurent une action favorable sur le cœur. Le 5 janvier, à 11 h. du soir. Température, 38°5 ; pouls, 134 ; tonomètre, 60^{mm} ; respiration, 28. On fait deux injections de camphre parce que le malade est très bas.

Le 7 janvier au matin, à droite en arrière et en avant, au niveau du lobe moyen et médian, matité et phénomè-nes pneumoniques. A gauche, en avant et en haut, râles crépitants abondants, pas de matité nette. La matité car-diaque est diminuée. Température, 36°8 ; pouls, 120 ; tonomètre, 80^{mm} ; respiration, 42. Le malade baisse à vue d'œil avec de la cyanose persistante, à cause de l'in-

suffisance d'alimentation. Le 8 janvier 1905, à 6 heures
du matin, il meurt.

Ces extraits de l'histoire morbide de ce malade ne
représentent qu'une faible partie de la riche symptomatologie que nous observâmes sur lui pendant un an et
demi. Le diagnostic clinique dans notre cas était clair,
il donne lieu cependant à quelques remarques.

Je caractérisai le processus de la façon suivante :
Artériosclérose diffuse intéressant surtout l'aorte et le
gros vaisseaux. Insuffisance des valvules aortiques avec
hypertrophie et dilatation du cœur gauche en particulier. Lésion artério-scléreuse des vaisseaux coronaires, et
sténose probable de leurs orifices.

Dès le premier séjour à l'hôpital, j'ai considéré ce cas
comme une angine de poitrine, ou si l'on veut comme
une forme thoracique de crise vasculaire, mais je n'ai
pas résolu la question de l'artério-sclérose.

Il n'était pas douteux qu'il s'agissait ici d'une artério-
sclérose prononcée. L'âge du patient, quarante-six ans,
m'incitait à admettre un terrain syphilitique bien qu'il
n'exista pas de signes positifs. Ce n'est qu'après la
mort que se montrèrent des signes qui rendirent assez
vraisemblable l'hypothèse d'une syphilis. Déjà, pendant
la vie, j'avais remarqué que la pression sanguine restait
normale, malgré la généralisation de l'artériosclérose,
pendant les intervalles des crises, et aussi dans les périodes où le malade ne prenait pas de médicaments. On ne
pouvait attribuer ce fait à une défaillance du cœur dûe
à l'insuffisance aortique, puisque le cœur, sauf à la
dernière période, se montra capable de faire face aux
élévations excessives de pression pendant les crises,

et que, dans les intervalles, le malade se sentait complètement à son aise, enfin parce qu'il n'existait aucun trouble de compensation, ni aucune arythmie. Il fallait
donc admettre que les résistances, existant dans les intervalles des crises, n'exerçaient aucune influence fâcheuse
sur l'énergie cardiaque, et que, par conséquent, les capillaires des territoires influents (ceux des territoires
spanchniques) devaient être absolument ou relativement
libres. De ce côté, il n'y eut, à part les douleurs rénales paroxystiques, rien d'important à signaler, ni douleurs des plexus nerveux abdominaux (plexus aortique),
ni grandes crises abdominales. Dans les périodes normales, l'urine était sans albumine. Les crises du malade
étaient dès le début des crises vasculaires du type thoracique : douleur rétro-sternale violente, s'irradiant
dans les bras surtout à gauche, avec phénomènes vaso-
moteurs caractérisés, quoique inconstants, du côté des
extrémités (phénomènes vaso-constricteurs, pâleur des
doigts). D'autre part, dès le début de la crise survenait de l'hypertension avec hyperhémie du visage et rougeur diffuse de la peau du thorax ; ceci dans toutes
les crises typiques.

Les premiers signes de la crise ne consistaient du
reste, fréquemment, qu'en une sensation de constriction
rétro-sternale. Dès cette phase, on constatait souvent une
importante augmentation de la pression. Ce n'est qu'ensuite qu'apparaissait la douleur rétro-sternale caractéristique, et les autres phénomènes (douleurs brachiales,
paresthésies, etc.) ; dans cette période, à l'exception
d'une seule observation récente, dans laquelle la tension
n'atteignit que 120^{mm}, la pression était très élevée. La

plus haute pression constatée fut de 265^{mm}, le malade avait normalement 80 à 90^{mm} au tonomètre, et la pression revenait toujours à ce chiffre. Les symptômes constitutifs de la crise présentaient de nombreuses variations, que le malade accusait chaque fois spontanément. Au cours de la maladie, il attira d'ailleurs soigneusement notre attention sur les diverses nuances, et se dévoila observateur fidèle et stoïque, toujours docile, et reconnaissant des efforts que l'on faisait pour soulager ses douleurs.

Pendant la crise, la respiration était à la vérité très troublée. Mais, elle n'était gênée que par la douleur occasionnée par les mouvements thoraciques, et cela était compensé par des mouvements respiratoires courts et tout à superficiels. Au point de vue subjectif, le malade n'accusait pas habituellement de gêne respiratoire pendant la crise. Seuls quelques accès se compliquaient de dyspnée paroxystique (asthme cardiaque) et d'œdème pulmonaire (ex. le 16 avril).

Cette observation est surtout intéressante, parce que la sensation typique de vie qui s'éteint, à part une seule fois où le malade la signala lui-même, fit complètement défaut malgré la gravité des crises. Tandis qu'au début, le malade affirmait nettement l'existence, pendant la crise, d'une oppression angoissante, il la mettait en doute lors de ses attaques ultérieures. Quoi qu'il en soit, plus tard il n'eut pas cette sensation. Cette diminution de la douleur était-elle dûe à la destruction progressive des éléments nerveux? Ce serait possible mais ce n'est guère vraisemblable parce que les autres réactions persistaient.

Il est certain que notre malade présentait de l'hypertension pendant la crise sans avoir d'angoisse ni même de douleur ; je puis l'affirmer, cela découle d'ailleurs de ce que l'augmentation de pression ne pouvait être ici considérée comme une conséquence de la douleur.

Tandis que notre malade dans les dernières semaines, malgré la médication dont nous parlerons plus tard, avait des crises presque journalières, tout cessa avec l'apparition de l'inflammation pulmonaire, ainsi qu'il nous le déclara souvent. On pourrait attribuer cette modification à des phénomènes d'insuffisance cardiaque, je crois cependant qu'ici, c'est l'action des toxines bactériennes (Diplococcus lancéolé) sur les vaisseaux qui fut prédominante, comme le prouvent les expériences de Romberg et Passler. Je remarque du reste que le malade fut également débarrassé de ses crises pendant le cours d'une amygdalite. Même après le début de la pneumonie, notre malade ressentait des douleurs dans la poitrine, mais elles étaient d'une toute autre nature, quoique la douleur intense, pongitive, siégeant au côté gauche en avant, occupait précisément la place où le malade avait auparavant éprouvé des douleurs, pendant des crises caractéristiques.

Outre les sensations thoraciques, il existait encore des douleurs variables au niveau de divers vaisseaux, particulièrement à la carotide gauche, à la brachiale gauche, aux artères occipitales, puis, ainsi que le crois, dans les artères rénales. Ces artères étaient, pendant les crises, spontanément douloureuses, et même souvent douloureuses à la pression en dehors des crises.

Au point de vue thérapeutique, on ne négligea aucun des moyens connus. Le malade était reconnaissant à chaque nouvel essai. Il ne faisait de difficultés que sur un point : il ne voulait pas de morphine, et nous devions, lorsque les symptômes devinrent trop pénibles, lui administrer la morphine à l'intérieur sous une autre dénomination.

Le Rhodan nous donna chez ce malade les résultats les plus favorables : on le prescrivait aux doses de 3 gr. 75 par jour et le malade en réclamait toujours davantage. La diurétine, l'agurine, la théophylline ne donnèrent chez lui aucun succès ; l'Iode non plus ; le nitrite de soude, la nitro-glycérine en pastilles n'avaient isolément aucune action réelle, de même les diverses préparations de nitrate de potasse.

C'est le nitrite d'amyle qui se montra encore le plus efficace contre la crise, cependant on ne put obtenir de fortes chutes de pressions dans les phases avancées, que par des doses tout à fait fortes de ce médicament. Avec les petites doses, 3 à 5 gouttes, il ne se produisait qu'une augmentation de pression et une aggravation des symptômes. Souvent, 10 et 15 gouttes ne suffisaient pas pour obtenir une chute de pression importante. Quoi qu'il en soit, il me paraît qu'ici, l'accoutumance a joué un rôle.

Le professeur Ghon a eu l'amabilité de rédiger les notes d'autopsie suivantes :

Diagnostic anatomique : endartérite chronique déformante très accentuée des artères, particulièrement de l'aorte avec dilatation légère de la portion ascendante de l'aorte et anévrysme de la grosseur d'une noisette de l'aorte abdominale, ayant déterminé l'usure de la douzième vertèbre dorsale. Insuffisance des valvules aortiques, foyers de ramollissement musculaire dissé minés dans le ventricule gauche, hypertrophie excentrique du ventricule gauche avec insuffisance mitrale relative et dilatation de l'oreillette gauche, induration brune peu intense des poumons, emphysème pulmonaire, adhérences totales connectives du poumon droit, petite ecchymose au sommet du poumon droit, hypertrophie excentrique du ventricule droit, stase générale peu importante, foyers confluents de pneumonie croupale dans le poumon droit, ainsi que dans le lobe supérieur du poumon gauche avec pleurésie fibrineuse récente, au niveau du même lobe. Hydropisie générale peu accentuée.

Etat anatomique : cadavre de 1 m. 67 de taille, grêle amaigri. Peau gris jaunâtre. Les muqueuses sont jaune-pâle, les pupilles moyennement larges, égales. Cou long et grêle ; thorax long, étroit, peu développé. La moitié gauche du corps un peu moins développé. L'abdomen rétracté. Un peu d'œdème aux extrémités inférieures. Voûte crânienne 18-14 $\frac{1}{2}$, d'une épaisseur de 5^{mm}, avec surface interne lisse et empreintes nettes des ramifications vasculaires. Dure-mère suffisamment tendue, diaphane, peu congestionnée. Sinus longitudinal supérieur presque vide. Les méninges internes sont modérément distendues, légèrement troubles, très humides, les circonvolutions cérébrales des lobes cérébraux sont assez étroites. Les vaisseaux cérébraux sont légèrement épaissis, et peu béants à la pression. L'écorce cérébrale est gris rougeâtre et uniformément large, mais un peu étroite : la couche médullaire très humide et anémique. Dans les sinus longitudinaux, à la base du cerveau, sang noir coagulé en petite quantité. Diaphragme des deux côtés atteignant le bord supérieur de la sixième côte. Le poumon gauche, dans les parties moyennes et inférieures du lobe supérieur est lâchement relié à la paroi thoracique par des dépôts de fibrine. Le poumon droit est uni à la paroi thoracique, au péricarde et au diaphragme par de fortes adhérences connectives. Dans le péricarde, liquide jaune paille clair en petite quantité. Le cœur est gros, pauvre en graisse ; à la surface antérieure du ventricule droit, tâche blanche légèrement surélevée de 6 centimètres de long sur 2 centimètres de large. Dans le ventricule et dans l'oreillette droite, gros caillot. Le ventricule gauche est large, l'orifice de la mitrale se laisse traverser par trois gros doigts. La valvule mitrale est fine, les cordes tendineuses de la mitrale grêles et tendues. Les muscles papillaires et les trabécules sont aplaties. Les valvules aortiques sont raccourcies et rétrécies, leur bord libre est tuméfié et dur, les lignes suivant lesquelles elles se ferment ne sont plus reconnaissables. Les points d'insertion des valvules aortiques à l'aorte sont noueux et indurés. Les artères coronaires un peu béantes, en général peu épaissies. L'artère coronaire gauche présente, à son origine, avant la bifurcation, une grosse tâche, un peu saillante, jaune et opaque. Le muscle cardiaque à gauche a 18^{mm} d'épaisseur, à droite 6^{mm}. L'endocarde du ventricule gauche est en général mince, le muscle dans les couches sous-jacentes à l'endocarde est d'un rouge grisâtre. Les valvules pulmonaires et tricuspides sont minces et peuvent se rejoindre pour fermer l'orifice ; l'aorte dans sa portion ascendante est un peu dilatée, relativement épaisse, jaune ou d'un gris jaunâtre, infiltrée dans sa plus grande partie par des plaques calcaires, à tel point que sa surface interne paraît raboteuse et inégale. Ces lésions atteignent avec la même intensité la crosse aortique et l'aorte thoracique.

Poumons. — La moitié inférieure de la trachée et des bronches est remplie d'une sécrétion spumeuse, les muqueuses sont gris-rougeâtre. Les ganglions limphatiques broncho-pulmonaires et ceux de la bifurcation sont assez gros, en grande partie anthracosiques laissant échapper du liquide à la coupe. Le poumon droit est volumineux, sa plèvre épaissie, le sommet du lobe supérieur est rétracté et dans une région limitée, induré, épaissi et vide d'air. Le lobe supérieur moins aéré, gris-brunâtre ; dans ses portions centrales et antérieures gros foyers, en partie confluents, en partie à l'état de granulations. Ces foyers de br. pneumonie se retrouvent aussi dans les parties supérieures et inférieures du lobe inférieur, et aussi dans les parties antérieures. Le poumon gauche ne contient rien, la plèvre est mince, à part les adhérences citées au lobe supérieur, où l'on constate sur la plèvre des dépôts de fibrine. A ces endroits, se trouvent de gros noyaux br. pneumoniques, nettement saillants, vide d'air, gris-rougeâtre à la coupe, et granuleux. Quelques petits foyers de ce genre aussi dans les parties perméables du lobe inférieur ; du reste, les deux lobes contiennent de l'air, le lobe supérieur est pâle, insufflé dans ses parties marginales, le lobe inférieur assez congestionné. Dans les bronches, sécrétion muco-purulente. La muqueuse de l'œsophage est pâle et luisante, de même celle du larynx et de la trachée. Les amygdales sont petites et pâles, la glande thyroïde petite et anémiée, les ganglions lymphatiques cervicaux petits et durs ; la carotide primitive mesure des deux côtés 25^{mm} de circonférence, son épaisseur va jusqu'à o mm. 022, sa tunique interne est épaissie, inégale, couverte de plaques grises et jaune-gris.

Rate. — Volumineuse ; capsule tendue, épaissie au pôle supérieur, la pulpe rouge-brun, contient beaucoup de sang, les follicules et les trabécules sont visibles. Dans la vésicule calculs abondants, vert-sombre, durs.

Foie. — Un peu petit, à bords tranchants, à surface généralement lisse, légèrement granuleuse du côté des bords supérieurs ; surface de section brun-jaunâtre, assez congestionnée, avec sa disposition acineuse facilement reconnaissable.

Capsules surrénales : les deux capsules sont petites, la gauche pèse 10 gr., la droite 8 gr. ; leur forme est normale. L'écorce est étroite, gris-brunâtre, avec de petites taches jaune-clair. La substance médullaire est également étroite, gris-brunâtre.

Reins. — Assez gros ; la capsule est facilement décorticable, mince, la consistance un peu augmentée, la surface lisse, gris-rougeâtre, de même aussi l'écorce à la section. Les pyramides sont rouge-bleuâtres à la base, au niveau des papilles, jaune-grisâtres. Les deux artères rénales sont épaissies, béantes, leur tunique interne est épaisse et inégale. Les vaisseaux sur la surface de coupe sont également béants, la muqueuse du calice et du bassinet est pâle. Le rein gauche pèse 260 gr., le rein droit 190 gr. La vessie est vide, la muqueuse gris-rougeâtre, la prostate petite, dure, le testicule et l'épididyme sains.

Pancréas. — Dur, lobé, gris-jaunâtre, pâle.

Contenu de l'estomac, peu abondant ; gris-rougeâtre, muqueux. La muqueuse est pâle, gris-rougeâtre, assez fortement injectée au niveau des plis. L'aorte abdominale est épaissie, ainsi que son endartère, de même, celle de l'aorte ascendante, mais à un moindre degré.

A la hauteur de la douzième vertèbre dorsale, sur la face postérieure de l'aorte, excavation un peu plus grosse qu'une noisette, dont la paroi paraît intimement soudée au corps vertébral et après séparation, laisse voir derrière elle, une usure du corps vertébral. L'orifice des gros vaisseaux abdominanx est très perméable, leur endartère quoique épaissie n'est pas calcifiée. Les artères iliaques et fémorales sont épaissies, leur endartère inégale, parsemée de plaques jaunâtre et grises.

Gros intestin et intestin grêle : contenu peu abondant, jaune-brunâtre, consistance d'épaisse bouillie ; muqueuse pâle, gris-rougeâtre.

Artère brachiale gauche béante à la coupe, endartère épaissie seulement par places.

L'examen microscopique, fait à l'institut anatomo-pathologique, des vaisseaux, des capsules surrénales et du rein gauche, montra les lésions suivantes que le professeur Weichselbaum a été assez aimable pour vérifier :

1. Coupes de l'artère rénale gauche avant son entrée dans le rein : l'endartère est inégalement épaissie ; au niveau des épaississements, dépôts hyalins sous forme de traînées. Dans les parties externes de la tunique moyenne, et dans celles avoisinant l'adventice, gros infiltrats de cellules rondes à un seul noyau. Dans l'adventice ils siègent à proximité ou autour des vaisseaux et contiennent des amas de pigment jaune-brun. Les vaisseaux de l'adventice ont pour la plupart leur lumière rétrécie ; leur tunique adventice est inégalement épaissie.

2. Des coupes faites sur la carotide primitive gauche et sur l'artère brachiale montrent les mêmes lésions.

3. Sur des coupes de l'aorte ascendante on voit aussi dans l'adventice des infiltrations de leucocytes mononucléaires, mais ces infiltrations sont moins importantes et plus clairsemées. La limite entre la tunique interne et la tunique moyenne n'est pas nette ; elles sont toutes deux pauvres en noyaux.

4. La capsule surrénale droite ne présente dans son écorce et sa partie médullaire aucune lésion marquante. Les noyaux cellulaires sont très bien colorés, les cellules pigmentaires évidentes et reconaissables. Dans la zone réticulaire et à un faible degré, dans la substance médullaire les vaisseaux sanguins sont dilatés et remplis de globules rouges

5. La capsule surrénale gauche offre les mêmes lésions.

6. Les coupes du rein gauche montrent les lésions suivantes : dans certaines parties de l'écorce, le tissu interstitiel entre les canalicules urinaires est plus large et paraît plus riche en noyaux, c'est-à-dire contenant de petits amas de leucocytes. Les canalicules urinaires sont affaissés, leur épithélium moins haut. Entre ces portions si altérées, on voit de grands segments, dans lesquels le tissu interstitiel ne s'est pas développé ; l'épithélium des

10*

canalicules urinaires y est élevé et paraît finement granuleux ; en d'autres endroits, les tubes contournés sont
dilatés, leur épithélium aplati, et leur lumière remplie
d'une masse rouge pâle, où l'on trouve souvent des
noyaux ou des débris de noyaux. Dans quelques glomérules, thrombus hyalins ; dans les gros vaisseaux, thrombus typiques et mélangés.

L'anatomo-pathologie a ainsi complètement confirmé
mon diagnostic.

L'examen histologique explique la grande sensibilité
des vaisseaux, due aux nombreux foyers inflammatoires
signalés dans l'adventice. On est tout à fait autorisé à
y chercher l'origine proprement dite des phénomènes
vaso-moteurs.

Les douleurs du côté gauche de la dernière phase pendant la pneumonie s'expliquent d'une façon satisfaisante par la formation de récentes adhérences inflammatoires en ce point.

Il y a quelque difficulté à établir l'existence de
crises rénales, paroxystiques, étant donné qu'à l'autopsie on trouva, au niveau de la douzième vertèbre dorsale,
un anévrysme de la grosseur d'une noisette, ayant usé
le corps de la vertèbre, et par conséquent situé en arrière des reins. Mais à côté des sensations douloureuses,
siégeant dans la région médiane, localisées à la colonne
vertébrale, persistantes, et qui pouvaient être causées par
l'anévrysme, il avait des douleurs du flanc, exactement
localisées à la région rénale, et évoluant parallèlement à
l'augmentation de la sensibilité à cet endroit, et à l'albuminurie. Il est encore à remarquer que ces états que je
considère comme des crises rénales, alternaient avec les
crises thoraciques, qu'il existait par conséquent un ba-

lancement, qui parlait en faveur de crises vasculaires,
et enfin, que les artères rénales présentaient des lésions
endartériques ; l'examen histologique de l'artère gauche
démontrait des lésions importantes.

Rien aux capsules surrénales, à part une hyperhémie
dont le rôle ne peut être estimé avec certitude. Par conséquent, pas de surrénalite. Les cellules de la substance
médullaire étaient normales, ce qui prouvait leur intégrité
fonctionnelle et ce qui n'est pas en contradiction avec
l'influence qu'on leur attribue dans l'hypertension, sans
cependant la démontrer.

OBSERVATION III

*Insuffisance aortique. — Artério-sclérose. — Angine
de poitrine.*

P. J..., soixante ans.

Antécédents : syphilis à vingt-quatre ans (soignée par
les frictions). En l'année 1888, rhumatisme dans les articulations des genoux et tibio-tarsiennes. En l'année
1900, il aurait été plusieurs fois soigné pour une inflammation de la plèvre droite. En 1901 (19 août au 21 septembre), il entre pour la première fois dans notre service pour des crises de sténocardie ; le 7 octobre 1903, le
malade revient pour la même affection. Il prend un litre
et demi de bière et un à deux quarts de litre de vin
par jour.

Homme fortement charpenté, bien nourri. Traces d'œdème aux pieds. Les pupilles réagissent bien. Réflexes
normaux. Etat du cœur : insuffisance aortique. Artère

radiale sinueuse. Pouls rapide, 92, régulier. Pression 110ᵐᵐ au tonomètre. Gros ventre. Foie et rate augmentés de volume. L'urine contient des traces de nucléo-albumine et de sérum-albumine, pas de sédiment rénal.

8 janvier 1904, 10 heures du soir, début par de violentes douleurs dans la région sternale, et dans le bras gauche jusque dans les doigts. Le malade prétend qu'ils étaient comme morts. Violente céphalalgie frontale, douleurs au niveau des deux régions carotidiennes. Troubles respiratoires. Le malade sue beaucoup. L'artère radiale est dure comme une pierre, les variations du pouls n'y sont que faiblement perceptibles. Les joues sont rouges. La cyanose n'est pas marquée, pas de palpitations. Par une légère écorchure faite au malade en mesurant la pression, le sang sourd comme d'une artère. Les artères battent fortement derrière les malléoles. Les douleurs sont à leur acmé dès le début de la crise avec une pression de 260ᵐᵐ. Durée de la crise : une heure. Au moment de la cessation des troubles respiratoires, la pression est encore élevée ; en même temps que l'augmentation du bien-être elle s'abaisse jusqu'à 110ᵐᵐ. L'urine pendant la période de l'accès est beaucoup plus riche que celle de la période qui le précède ; dans le sédiment, pas d'éléments figurés.

L'évolution de cette crise se déroula ainsi :

Matin 8 h. 00. Pouls 84. Ton. 105 mm. Resp.

Soir 10 h. 00. Pouls 112. Ton. 190 mm. Resp. 28. Violentes douleurs sternales s'irradiant dans le bras gauche, jusque dans les doigts, sensation d'angoisse, gêne respiratoire subjective, sueurs, tronc froid ; douleurs dans la région carotidienne. Pas de cyanose.

10 h. 03. Pouls »». Ton. 260 mm.

10 h. 05. Pouls 128. Ton. 255 mm. Resp. 28.

10 h. 08. Pouls »». Ton. 245 mm.

10 h. 10. Pouls »». Ton. 200 mm.

10 h.12. Pouls 124. Ton. 235 mm. Resp. 26.

10 h. 16. Pouls 96. Ton. 210 mm. Resp. 24.

10 h. 20. Pouls »». Ton. 210 mm.

10 h. 30. Pouls 100. Ton. 220 mm. Resp. 28.

10 h. 35. Pouls 88. Ton. 225 mm. Resp. 26. Troubles respiratoires subjectifs de peu d'importance, douleurs dans le bras, phénomènes persistants dans les doigts.

10 h 40. Pouls 104. Ton. 215 mm. Resp. 20.

10 h. 50. Pouls 88. Ton. 205 mm.

11 h. 00. Pouls 120. Ton. 220 mm. Resp. 22.

11 h. 20. Pouls 96. Ton. 190 mm. Resp. 20. Les troubles respiratoires disparaissent. L'amélioration s'affirme.

11 h. 35. Pouls 82. Ton. 160 mm. Resp. 16. Bien-être relatif.

11 h. 40. Pouls 92. Ton. 165 mm. Resp. 18.

12 h. 00. Pouls 80. Ton. 150 mm. Resp. 18.

> 12 h. 05. Pouls 92. Ton. 150. Resp. 16.
> 12 h. 15. Pouls 104. Ton. 115 mm. Resp.
> 16.
> 12 h. 45. Pouls 84. Ton. 125 mm. Resp.
> 18.
> 1 h. 15. Pouls 100. Ton. 140 mm. Resp.
> 16.

A partir du 9 janvier, le patient prit des doses progressives puis décroissantes de 1 gr., puis 2 gr. 50, puis 1 gr. d'azotate de Rhodan. L'administration de ce médicament cessa le 16 février. Dernière crise, le 15 janvier; depuis lors, aucun malaise; pression variant de 135^{mm} à 115^{mm}. Le malade termina son traitement le 1er mars 1904.

OBSERVATION IV

Artériosclérose. — Insuffisance aortique, crises thoraciques et abdominales. — Insuffisance du cœur. — Autopsie.

Je cite ce cas parce qu'il montre que sous l'action de la morphine — c'est-à-dire en l'absence de douleurs — la pression peut augmenter.

Sch. F..., âgée de quarante-sept ans, femme d'un serrurier. Entrée le 14 août 1903. Pneumonie à dix ans. Il y a deux ans, pneumonie qui l'a rendue malade pendant dix semaines. En automne, premiers troubles cardiaques. Depuis trois semaines, aggravation, douleurs dans la poitrine, dans le ventre, œdème, trois accouchements, jamais d'avortements. Pas d'alcoolisme ni de syphilis.

Femme petite, grêle, bien nourrie, réaction pupillaire, réflexes normaux. Artère radiale sinueuse, rigide.

Pression, 175^{mm}. Pouls rapide, 96. Respiration, 20.

Etat du cœur : insuffisance aortique. Bords du poumon bien mobiles.

Foie augmenté de volume. Dans l'urine, traces d'albumine; dans le sédiment, globules sanguins blancs et rouges, pas de cylindres.

Nombreuses crises. Parmi elles, je cite :

26 août, le matin, violentes douleurs au creux épigastrique. Tonomètre, 190^{mm}. A 4 heures de l'après-midi, douleurs dans la région du cœur. A 6 heures, crise thoracique : vives douleurs à la poitrine, s'irradiant dans le côté gauche, angoisse et visage congestionné. Pouls, 160 ; tonomètre, 210^{mm}. R. 52.

Amélioration par la morphine. La malade raconte qu'elle se sentait très angoissée : elle croyait qu'elle allait étouffer : elle n'avait pas encore éprouvé une telle sensation. La pression après l'accès reste assez élevée. Les nausées sont persistantes. La malade ne dort pas : elle a des battements de cœur. Sous l'influence de la diurétine et du nitrite de soude la pression tombe à 170^{mm}.

Le 6 septembre pendant le jour, malaise. Pendant la nuit, du 6 au 7 vers le matin, crise de douleurs violentes au creux de l'estomac et palpitations ; fortes sueurs. Pression le matin 210, Pouls 112. Resp. 28. Cet état dure avec des variations pendant près de trois jours.

Tonomètre : 205 à 190^{mm}. Rhodan aux doses de 1 gr. 50 par jour.

Le 12 septembre au matin, pression 170^{mm}. Pouls 108. Resp. 28. L'après-midi à 4 h. ½ hémoptysie, infarctus à droite, en arrière et en bas.

Tonomètre 150. Rhodan.

A la suite, pleurésie droite avec épanchement moyen.

Le 10 octobre, 8 heures matin. Pouls 108. Ton. 140 mm. Resp. 28.

Soir   8 h. 30. Pouls 136. Ton. 140 mm. Resp. 40. La crise commence. Le malade prend seulement de la morphine à l'intérieur, puis o gr. 01 en injection.

9 h. 45. Pouls 120. Ton. 240 mm. Resp. 40.

10 h. 45. Pouls 112. Ton. 200 mm. Resp. 32. Pas de douleurs. Peau fraîche, sensation d'angoisse. Température axillaire 34°6. Sueurs abondantes. Vertiges. Cyanose. Veines jugulaires gonflées. Pouls régulier.

11 h. 15. Pouls 136. Ton. 200 mm. Resp. 28.

11 h. 45. Pouls 136. Ton. 190 mm. Resp. 28. Sommeil jusqu'au matin.

Ultérieurement, crises plus courtes. Thérapeutique : tablettes de nitro-glycérine, Rhodan d'une façon répétée pendant une série de jours. Puis viennent des crises d'asthme cardiaque. Plus tard, des phénomènes d'asystolie avec dyspnée, les crises de sténocardie disparaissent. La pression reste encore longtemps modérément élevée. Il se produit d'autres infarctus pulmonaires. Les diurétiques sont sans effet. Deux fois nous employons les tubes de Southey. Finalement, la mort survint le 7 janvier.

Je cite les points les plus importants du rapport d'autopsie du professeur Ghon :

Insuffisance des valvules aortiques, suite d'endocardite, avec légère insuffisance de la mitrale. Hypertrophie du ventricule gauche, et à un faible degré du ventricule droit. Artériosclérose de l'appareil circulatoire, particulièrement des artères coronaires et des vaisseaux rénaux. Ramollissement musculaire récent des muscles papillaires dans le ventricule gauche et indurations. Hypertrophie du ventricule droit. Thrombus dans l'oreillette droite. Infarctus multiples et récents des poumons, œdème par stase, atrophie des reins. Périhépatite. Anasarque généralisé.

OBSERVATION V

Artériosclérose. — Angine de poitrine. — Embolie de l'artère rénale. — Mort pendant une crise par asytolie et œdème pulmonaire. — Autopsie. — Thrombus ancien dans l'artère coronaire antérieure et sclérose.

Wenzel, quarante-neuf ans, journalier : à l'hôpital du 24 septembre au 6 octobre 1904.

En l'année 1891, abcès derrière l'oreille gauche ; en 1892, pendant son service militaire, typhus cérébral ; d'ailleurs pas de maladie antérieure. Il y a trois mois, début de l'affection, par de la gêne respiratoire, par des battements de cœur à l'occasion des plus faibles efforts. Le patient devait abandonner son travail. A ces troubles, s'ajoutèrent des douleurs dans la région du cœur, s'irradiant dans le bras gauche, de la constriction, un sentiment d'angoisse, et une grande faiblesse ; cependant, pas d'oppression. Depuis un mois, crise semblable toutes les nuits, parfois deux fois dans la nuit. Il fut surpris quelquefois sur la route par la crise. Le malade prétend qu'il s'est surmené physiquement ; il a travaillé jusqu'à douze heures par jour. Comme boisson, deux litres de bière et un quart de litre de vin. Pas de syphilis. Il fume par jour un paquet de tabac et deux cigares.

État actuel. — Le malade est de taille moyenne, assez puissamment charpenté ; réaction pupillaire normale ; rien de particulier à l'examen des poumons. Matité cardiaque commençant à la troisième côte, non augmentée. Pointe du cœur dans le cinquième espace, sur la ligne mamelonnaire nettement appréciable et circonscrite. A la pointe du cœur, souffle systolique. Au niveau de l'aorte, premier bruit sourd, deuxième bruit éclatant. Au pouls, artère radiale droite plus étroite, le pouls n'est pas le même des deux côtés. État du cœur aux rayons Rontgen, normal. Dans les organes abdominaux, rien d'anormal. Pas de sucre ni d'albumine. Poids spécifique de l'urine, 1.025.

Le 24 septembre : dès l'entrée, crise de douleurs rétro-sternales s'irradiant dans le bras gauche, pas de gêne respiratoire, une heure de durée.

Après-midi 5 h. 00. Pouls 96. Ton. 120 mm. Resp. 24. Mensurations prises au 3° droit de la main droite.

6 h. 45. Pouls »». Ton. 150 mm.

6 h. 50. Pouls »». Ton. 225 mm. Douleurs dans la région du cœur.

Crachats colorés en rose. Sensation de vie qui s'éteint.

6 h. 59. Pouls 100. Ton. 165 mm. Resp. 44. Cessation des douleurs.

7 h. 02. Pouls 94. Ton. 185 mm. Resp. 140.

7 h. 05. Pouls 108. Ton. 155 mm. Resp. 42. Légères douleurs pongitives dans la région cardiaque.

7 h. 08. Pouls »». Ton. 135 mm. Douleurs pongitives très légères.

7 h. 12. Pouls 102. Ton. 125 mm. Resp. 40. Pas de douleurs. Crachats abondants.

7 h. 17. Pouls 96. Ton. 100 mm. Resp. 32. Pas de malaises.

25 Septembre, 8 h. 50 matin. Pouls 84. Ton. 80 mm. pris à droite. Le pouls radial est ici à peine sensible. Ton. 100 mm., à gauche. Resp. 20.

26 Septembre, 8 heures matin. Pouls 84. Ton. 80 mm. Resp. 20. A droite et à gauche.

Après-midi 4 h. 00. Pouls 72. Ton. 72 mm. Resp. 18.

Soir 7 h. 05. Pouls 76. Ton. 100 mm.

7 h. 15. Pouls 80. Ton. 120 mm. Après avoir quitté le lit, faibles douleurs dans la région du cœur pendant 2 minutes.

28 Septembre, 8 heures matin. Pouls 84. Ton. 85 mm. Resp. 18. Pas de douleurs.

Soir 6 h. 36. Pouls 102. Ton. 155 mm. Resp. 36. Fortes douleurs pongitives dans le côté gauche de la poitrine, pas de douleurs dans la région du cœur.

6 h. 42. Pouls 90. Ton. 135 mm. Resp. 34. Fortes douleurs à l'épigastre gauche.

6 h. 45. Pouls »». Ton. 150 mm. Resp. »». Les douleurs sont plus vives en cette région.

6 h. 50. Pouls »». Ton. 130 mm. Resp. 32. Les douleurs sont un peu plus faibles.

6 h. 55. Pouls 84. Ton. 150 mm. Resp. 34. Légères douleurs dans la région du cœur.

7 h. 00. Pouls 76. Ton. 140 mm. Resp. 26. Pas de douleurs dans la région du cœur. Légères coliques.

7 h. 04. Pouls 72. Ton. 135 mm. Resp. 26. Idem.

7 h. 06. Pouls »». Ton. 165 mm. Crise de toux.

7 h. 09. Pouls 78. Ton. 160 mm. Resp. 24. Les douleurs diminuent, mais persistent jusqu'au jour suivant.

7 h. 12. Pouls 78. Ton. 140. Resp. 24. Les douleurs diminuent mais persistent jusqu'au jour suivant.

29 Septembre, 8 h. 53 matin. Pouls 90. Ton. 130 mm. Resp. 40. Violentes douleurs à la partie supérieure de l'hypochondre gauche, s'irradiant vers l'ombilic.

30 Septembre. Le matin, douleurs avec nausées. Pouls 84. Ton. 135 mm. Resp. 24.

Les jours suivants, du 30 septembre au

6 octobre, pas de crise. Pression de 80 à 100 mm.

6 Octobre, 8 heures du matin. Pouls 84. Ton. 80 mm. Resp. 24. L'après-midi, à 5 heures, début de la crise par des vomissements et des violentes douleurs dans la région du cœur, s'irradiant dans le bras gauche et le genou.

Matin   5 h. 00. Pouls 96. Ton. 90 mm. Resp. 28.

5 h. 30. Pouls 96. Ton. 95 mm. Resp. 28. Vives douleurs.

5 h. 35. Pouls 90. Ton. 75 mm. Resp. 28. Douleurs dans la région du cœur, à l'épigastre et à l'épaule gauche. Pas de gêne respiratoire.

5 h. 40. Pouls 92. Ton. 80 mm. Resp. 26. Nausées.

5 h. 45. Pouls 80. Ton. 70 mm. Resp. 26. A l'épigastre, sensibilité à la pression et pulsations visibles. Vomissements.

5 h. 50. Pouls 102. Ton. 80 mm. Resp. 26. Douleurs au niveau de la partie inférieure du sternum.

5 h. 75. Pouls 96. Ton. 95 mm. Resp. 26. Légères douleurs.

6 h. 00. Pouls 92. Ton. 100 mm. Resp. 28.

6 h. 10. Pouls 114. Ton. 120 mm. Resp. 26. Douleurs à la région inférieure du sternum.

6 h. 16. Pouls 108. Ton. 95 mm. Resp. 26. Douleurs de nouveau très violentes.

6 h. 32. Pouls 120. Ton. 120 mm. Resp. »». Douleurs rétrosternales

très violentes, gêne respiratoire, expectoration spumeuse.
Sueurs.

6 h. 40. Pouls 120. Ton. 125 mm. La
gêne respiratoire augmente, les
douleurs rétro-sternales disparaissent, râles abondants
dans les deux poumons, surtout dans les parties inférieures.

7 h. 02. Pouls 120. Ton. 130 mm. Gêne
respiratoire. Pas de douleurs.

7 h. 40. Pouls 132. Ton. 105 mm. Resp.
40. Sensation d'angoisse. Respiration sterneuse. Morphine.

7 h. 45. Pouls 128. Ton. 95 mm. Resp.
40. Matité cardiaque recou-
verte par le poumon. La cyanose augmente. Les mains
sont froides.

Soir 9 h. 00. Mort.

AUTOPSIE

Sclérose de l'aorte au-dessus des valvules sur une faible étendue, sclérose plus prononcée des artères coronaires avec caillots anciens attenants à la paroi dans la coronaire antérieure près de son origine. Foyers multiples
de ramollissement musculaire avec dilatation du cœur,
particulièrement du ventricule gauche, et insuffisance relative de la valvule mitrale. Thrombus dans le ventricule gauche du cœur. Emphysème vésiculaire chronique
des poumons avec légère induration brune et œdème. Tu-

berculose chronique des deux sommets et des ganglions bronchiques. Adhérences partielles du péritoine à la paroi thoracique et à la surface moyenne du poumon droit. Adhérences des deux sommets. Infarctus hémorrhagiques blancs des deux reins, plus nombreux au rein gauche ; stase rénale, stase hépatique. Hydropisie générale peu abondante. Le reste de l'aorte et les vaisseaux périphériques ne présentent pas de lésions athéromateuses ou scléreuses, sauf dans l'artère brachiale droite ; à sa bifurcation, un peu d'artériosclérose.

Cette observation contient une série de processus intéressants. Elle nous montre d'abord une crise vasculaire thoracique typique (angine de poitrine) avec hypertension significative, en outre un dénouement fatal pendant une crise par affaiblissement extrême du cœur. Les douleurs épigastriques qui se sont montrées à la fin ne sont pas des symptômes d'angine de poitrine, mais des conséquences de l'insuffisance cardiaque. Comme l'établit l'autopsie, les crises à partir du 28 septembre furent dues à l'embolie de l'artère rénale gauche, la localisation de la douleur autorisait d'ailleurs cette hypothèse.

Intéressante est aussi la différence constatée dans une période intercalaire entre les chiffres pris à droite et à gauche. Ce jour-là, il existait également une différence évidente entre les deux artères radiales, différence qui disparut bientôt, et dans la suite, les deux mains donnèrent les mêmes nombres. Ce phénomène était dû au foyer de sclérose qui siégeait à la bifurcation de l'artère brachiale droite. L'artère gauche, ainsi que les vaisseaux périphériques, étaient tout à fait normaux.

OBSERVATION VI

*Insuffisance aortique. — Syphilis. — Crises vasculai-
laires, thoraciques et abdominales.*

G. Hélène, âgée de quarante ans, mariée. Entrée le
13 avril 1904.

Etant enfant, la malade a eu la varicelle, la rougeole
et la scarlatine, des angines répétées ; il y a 7, 6 et 5 ans,
graves crises d'influenza avec longue convalescence. Depuis la puberté, douleurs de tête. Mariée depuis vingt
ans, avortement au premier mois, depuis écoulement ;
plus tard, endométrite et paramétrite. Depuis dix ans,
douleurs répétées dans les articulations des extrémités,
sans gonflement ; ne s'est jamais alitée pour cela. Depuis environ trois ou quatre ans, palpitations, augmentation des douleurs de tête aux moindres occasions. A la
Noël 1902, pleurésie gauche de courte durée. En octobre 1903, au moment où la malade voulait aller de Linz
à Vienne, elle eût une crise de palpitations avec gêne respiratoire, cyanose, douleurs dans la poitrine et le dos.
Depuis lors, chaque semaine, deux à trois crises semblables. Soulagement par l'inhalation d'oxygène et par le
café noir. Elle a la sensation que son cœur se dilate à
droite. Menstruation irrégulière. A l'entrée, température
36°7, pouls 100, tonomètre 175^{mm}, respiration 34.

Etat actuel, 14 avril matin :

La malade et d'une corpulence faible, elle est amai-

grie. L'expression du visage est souffrante et angoissée.
Les pupilles réagissent à la lumière, le pouls est régulier,
rapide, bondissant. Pression, 175^{mm}. Fréquence, 108.
Respiration, 26. Pouls capillaire.

État du cœur. — Pointe battant dans le septième
espace intercostal, à trois doigts en dehors de la ligne
mamelonnaire, à peine visible. Matité du cœur commençant à la quatrième côte, à droite, à 1 centimètre du
bord droit du sternum. A tous les orifices, souffles systoliques et diastoliques prolongés, intensité maximum à
l'aorte. État des poumons, normal. Matité au-dessus du
manubrium du sternum. Ventre un peu saillant, flasque.
Foie et rate non augmentés de volume. Epigastre et région
hypogastrique droite sensibles à la pression profonde ; les réflexes patellaires manquent. Pas d'œdème.
Dans l'urine, traces d'albumine (mêlée de sérum albumine), pas de sédiment rénal. La malade prend immédiatement jusqu'à 3 grammes d'iodure de potassium par
jour ; à part quelques petits malaises,elle se trouve bien,
elle a cependant une forte angoisse avant les crises.

Le 7 mai au soir, à 8 h. $\frac{1}{2}$, crise. De même le 9 mai,
à 4 heures du matin, crise avec douleurs dans la région
du cœur, de l'épaule gauche et du bras gauche jusqu'aux
doigts, sans dyspnée, ni cyanose. L'assistant, M. Tauber, vit la fin de la crise. Pouls, 120 ; tonomètre, 165^{mm} ;
respiration, 24.

Amélioration par des lotions vinaigrées et des manuluves chauds. A 4 h. 40 : pouls, 126 ; tonomètre, 160^{mm} ;
respiration, 20. Douleurs dans le creux de l'aisselle
gauche.

Le 19 mai, 8 heures matin. Pouls 116. Ton. 140 mm. Resp. 20. La nuit, douleurs.

11 h. 30. Pouls 128. Ton. 180 mm. Resp. 34. Depuis une minute, douleurs dans la région du cœur. Thermocautère.

11 h. 32. Pouls 122. Ton. 175 mm. Resp. 36. Artère radiale étroite.

11 h. 42. Pouls 130. Ton. 170 mm. Resp. 20. Douleurs dans la région hépatique, à l'épigastre et à la région cardiaque inférieure. Les doigts ne sont pas pâles. Pas de dilatation du cœur.

11 h. 46. Pouls »». Ton. »». Resp. »». 3 gouttes de nitrite d'amyle en inhalations préventives.

11 h. 47. Pouls 138. Ton. 165 mm.

11 h. 48. Pouls 128. Ton. 160 mm. A l'extrémité inférieure du sternum, légères douleurs, plus bas, à l'épigastre, pas de douleurs.

11 h. 50. Pouls 128. Ton. 200 mm. Augmentation des douleurs. Artère radiale dure. Nitrite d'amyle.

11 h. 51. Pouls 128. Ton. 200 mm. Diminution des douleurs.

11 h. 53. Pouls 124. Ton. 180 mm. Resp. 26. Légers troubles cardiaques, pas de douleurs abdominales. Xantopsie. Fortes douleurs dans les hypocondres.

11 h. 58. Pouls 128. Ton. 200 mm. Fortes douleurs au creux épigastrique (région du foie et épi-

gastre) avec sensibilité à la pression. L'aorte bat très fortement et très nettement.

11 h. 59. Pouls »». Ton. »». o gr. o2 de morphine. Douleurs diminuées.

Après midi 12 h. oo. Pouls 124. Ton. 185 mm. Resp. 28. Pas de douleurs.

12 h. o2. Pouls 130. Ton. 170 mm. Resp. 28.

12 h. o4. Pouls 120. Ton. 155 mm. Resp. 28.

12 h. o6. Pouls 116. Ton. 155 mm. Resp. 26.

12 h. 20. Pouls 132. Ton. 155 mm. Resp. 22.

12 h. 40. Pouls 120. Ton. 150 mm. Resp. 18. Sensation de constriction pharyngée.

12 h. 55. Vomissements alimentaires.

4 h. oo. Pouls 120. Ton. 135 mm. Resp. 24. Sommeil de 2 à 4 heures.

5 h. 30. Pouls 108. Ton. 160 mm. Resp. 20. Vomissements abondants.

27 Mai, 8 heures du soir. Pouls 108. Ton. 145 mm. Resp. 20.

9 h. 50. Pouls 140. Ton. 195 mm. Resp. 28. Début de crise sous forme de crampes douloureuses cardiaques, gastriques, intestinales et brachiales (à gauche).

9 h. 54. Pouls 124. Ton. 170 mm. Resp. 32. Thérapeutique : thermocautères.

9 h. 56. Pouls 116. Ton. 175 mm. Resp. 24. Manuluve chaud amenant une amélioration immédiate.

10 h. oo. Pouls 112. Ton. 150 mm. Resp. 20.

Le 28 mai, à midi, crise semblable, durant quelques minutes ; battements de cœur, douleurs épigastriques, ainsi qu'au cœur et à l'épaule gauche. Pas de dyspnée, pas de cyanose. Même thérapeutique.

Pouls, 120 ; tonomètre, 175^{mm} ; respiration, 28, à la fin de la crise.

Le 1er juin la malade sort sur sa demande, elle mourut plus tard dans une maison de santé.

OBSERVATION VII

Artériosclérose. — Reins scléreux. — Crises abdominales et thoraciques avec dyspnée paroxystique.

P. Vincenz, cinquante-sept ans. Du 7 avril au 5 juillet.

Il y a quatorze ans, le sujet aurait eu sa première maladie ; à ce moment, rhumatisme dans l'articulation scapulaire droite. La maladie actuelle date de l'été de l'année précédente ; douleurs et sensation de constriction dans la région stomacale, surtout en respirant. Fréquemment, augmentation de la gêne respiratoire et palpitations. L'oppression est continuelle. Grand buveur, eau-de-vie, un demi-litre de vin, 2 à 3 litres ½ de bière ; peu fumeur.

Etat actuel : homme de corpulence moyenne, robuste, bien nourri, se cyanosant facilement. Artère radiale large, rigide. Pression, 225^{mm} au tonomètre.

Les pupilles réagissent vite. Le thorax est en forme de tonneau, la respiration difficile et accélérée, les poumons dilatés, l'inspiration humée, l'expiration prolongée.

Cœur : pointe du cœur dans l'espace intercostal, élargie. Limites du cœur : la troisième côte, à droite, il s'étend jusqu'à deux doigts du bord droit du sternum, a gauche à deux doigts en dehors de la ligne mamelonnaire. A l'auscultation, le deuxième bruit n'est pas accentué.

Abdomen au niveau du thorax, peu sensible. Foie augmenté de volume, pas de rate.

Aux extrémités inférieures, léger œdème.

Dans l'urine, albumine (1 gr. 50 pour 1.000 au tube d'Esbach). Quantité : 2.600 centimètres cubes.

Le malade prend, du 15 au 21 avril, de 1 gr. à 1 gr. 50 de Rhodan par jour. Le 21 avril, le malade délire. Le Rhodan est suspendu et on donne 0 gr. 10 d'extrait d'opium par jour.

Dans les premiers jours, pression 225^{mm} à 175^{mm}, puis de nouveau 215^{mm} (Esbach 3/4 pour 1.000). Pendant l'administration du Rhodan, la pression s'abaisse jusqu'à 180^{mm}, pendant la période de délire jusqu'à 110 et 120^{mm}, pour de nouveau remonter.

29 Avril, 8 heures du matin. Pouls 68. Ton. 145 mm. Resp. 24.

30 Avril, 8 heures du matin. Pouls 84. Ton. 170 mm. Resp. 24.

Après-midi 5 h. 00. Pouls 88. Ton. 190 mm. Resp. 32.

1er Mai, 8 heures du matin. Pouls 65. Ton. 175 mm. Resp. 20. Dans le cours de la matinée, chaleurs alternant avec frissons. Température normale.

11 h. 30. Pouls 72. Ton. 210 mm. Resp. 56. Le malade est éveillé par de très vives douleurs et une sensation de constriction intense à l'épigastre, gêne respiratoire, sans cyanose. Connaissance intacte, début de la crise une demi-minute avant la prise des chiffres ci-dessus. Le médecin se trouve par hasard auprès du lit.

11 h. 35. Pouls 76. Ton. 225 mm. Resp. 66. Douleurs dans le dos, à la hauteur de l'angle de l'omoplate. Manifestations douloureuses intenses. Le malade crie : J'étouffe. Inspiration et dées. Matité du cœur s'étendant à droite jusqu'au bord droit du sternum, à gauche jusqu'à deux doigts de la ligne mamelonnaire.

11 h. 40. Pouls 96. Ton. 180 mm. Resp. 40. Cessation des phénomènes. Sensation de striction à l'épigastre. Rémission d'environ une minute ; les phénomènes augmentent pendant que l'on note les chiffres suivants :

11 h. 42. Pouls 72. Ton. 200 mm. Resp. 60. Violente crise comme la précédente.

11 h. 55. Pouls 86. Ton. 150 mm. Resp. 26. Cessation de la crise, légères douleurs. Pendant toute la durée de la crise, le malade ne pouvait pas rester couché. Quelques minutes après, nou-

velle crise avec pression dépassant 200 mm.

12 h. 10. Pouls 72. Ton. 145 mm. Resp.
28. Cessation des phénomènes,
légères douleurs épigastriques.
Flatulence. Le malade émet
420 cent. cubes d'urines jaunes, légèrement troubles, de
poids spécifique : 1,013. Elle
contient de la mucléo-albumine
et de la sérum-albumine en petite quantité, les phosphates
sont augmentés.

12 h. 55. Pouls 72. Ton. 160 mm. Resp.
20. Bien-être. Le malade
prend de la soupe.

Soir   7 h. oo. Le malade émet 300 cent. cubes
d'urines, de poids spécifique
1,016, contenant moins d'albumine que l'urine de l'après-
midi. Quantité d'albumine en
24 heures : 1/2 gramme pour
1,000 au tube d'Esbach.

Le 2 mai, au matin. Pouls 72. Ton. 170 mm. Resp.
20. L'albumine ne peut être quantitativement évaluée.

Le 3 mai, au matin. Pouls 72. Ton. 165 mm. Resp.
20. Légère hémoptysie.

Après-midi 4 h. oo. Pouls 80. Ton. 170 mm. Resp.
20.

7 h. 45. Pouls 100. Ton. 220 mm. Le malade est éveillé par de violentes douleurs épigastriques.
Gêne respiratoire. Pas de cyanose. On note immédiatement
les chiffres.

7 h. 50. Pouls 100. Ton. 250 mm. Battements cardiaques arythmiques.

> 7 h. 55. Crise passée. Pas de douleurs. Urine 1,200. Poids spécifique 1,013. Urine 1 pour 1,000. Thérapeutique trois fois par jour o gr. 50 de Diurétine après midi.

Le 4 mai au matin : pouls, 72 ; tonomètre, 165^{mm} ; respiration, 20 ; urines, 1,400 ; poids spécifique, 1,012. La quantité d'albumine n'est pas appréciable.

Le 6 mai, pas de crise. Le matin : pouls, 88 ; tonomètre, 170^{mm} ; respiration, 28 ; quantité d'urines 1,300 ; poids spécifique, 1,014. Pas d'albumine appréciable.

Les jours suivants, la pression observée se maintint entre 160 et 185^{mm}.

Le 15 mai, la nuit, crises se prolongeant pendant une heure avec constriction douloureuse, douleurs pongitives derrière le sternum, puis oppression (orthopnée), pas de sensation d'angoisse, pas de douleurs dans les bras. Le malade est éveillé par ces douleurs.

17 mai. — Diurétine, trois ou quatre fois o gr. 50.

Du 18 mai au 6 juin : Rhodan, 1 à 3 grammes par jour. La pression reste élevée. Comme le délire reparaît, le Rhodan est supprimé. A l'intérieur, extrait d'opium, o gr. 10 à o gr. 15 par jour.

Dans la suite, l'obnubilation disparaît. Des œdèmes surviennent. Administration d'iodure, jusqu'à 3 grammes par jour, et de Diurétine ; en outre, crises répétées de dyspnée, avec pression de 220 à 235^{mm}. Hémorragie de la rétine.

Du 25 au 29 juin : Rhodan à la place d'iode.

Le 30 juin, la nuit, crise de douleurs dans la région

du cœur ; irradiations dans le bras droit. Le malade ne pouvait rester ni sur le dos ni sur le côté. Il n'y a eu ni gêne respiratoire ni battements de cœur. Le malade, qui depuis le 21 juin prenait trois ou quatre fois par jour 1 gramme de Diurétine, n'a une augmentation de la diurèse que depuis le 28 juin. Quantités d'urine : 2.200, 3,800 ; poids spécifique, 1,019 à 1,011. Légères quantités d'albumine. Pression élevée.

Le 3 juillet, le matin. Pouls 96. Ton. 210 mm. Resp. 30.

Soir 11 h.°00. Pouls 88. Ton. 240 mm. Resp. 30. Orthopnée, pas de douleurs.

Le malade quitte l'hôpital le 5 juin.

Cette observation, outre qu'elle est un exemple de crise vasculaire, montre aussi le côté utile et le côté défectueux de l'action du Rhodan.

OBSERVATION VIII

Artériosclérose. — Sclérose rénale secondaire. — Crises thoraciques. — Dyspnée urémique. — Mort par insuffisance cardiaque progressive. — Autopsie.

L. Alexandre, quarante-neuf ans, marié, tourneur sur métaux. Séjours à l'hôpital du 25 septembre au 23 novembre 1903, et du 29 février au 13 mai 1904.

Malaria et fièvre typhoïde en 1878. Depuis 1892, rhumatisme articulaire, depuis deux ans gêne respiratoire, lourdeur dans les jambes. Depuis janvier 1903, douleurs de tête nocturnes, vomissements fréquents, troubles visuels. A la clinique Fuchs, on diagnostiqua une artériosclérose de la rétine. L'acuité visuelle diminue rapidement.

Le malade n'a jamais eu d'affection vénérienne. Il buvait trois à six quarts de vin ; maintenant, un seul. Constipation chronique.

Etat actuel : fortement charpenté, nutrition médiocre, teint pâle. Les pupilles réagissent bien des deux côtés. Fond de l'œil : artériosclérose de la rétine ; artère radiale sinueuse, rigide, dans un état de réplétion modérée. A l'entrée : tonomètre, 210^{mm} ; pouls, 108 ; respiration, 30. Poumons un peu dilatés, d'ailleurs normaux. Matité cardiaque absolue, diminuée. Pointe du cœur non perceptible. Premier bruit à la pointe, peu net ; deuxième bruit aortique claquant. Foie augmenté de volume. Abdomen non tendu, pas sensible.

L'urine a une réaction acide, est claire et contient des traces de muléo-albumine ; albumine du sérum abondante, pas de sucre. Dépôt : nombreux cylindres granuleux, quelques cylindres épithéliaux et hyalins, cellules épithéliales du rein. Les quantités journalières varient entre 1,000 et 2,200. Poids spécifique, 1,014-1,007. Quantité d'albumine, 3 à 0,3 pour cent.

Dans les premiers jours, la pression sanguine oscille entre 215 et 190.

Du 1er au 14 octobre inclus, il prend du Rhodan, 1 à 2 grammes par jour, en augmentant. Dans les derniers jours, grâce à cette thérapeutique et au repos au lit, la pression s'abaisse à 150 et 130^{mm}. La pression la plus basse fut ultérieurement le 22 octobre, de 110^{mm}, puis elle remonta peu à peu avec des oscillations. La pression sanguine est tout à fait instable. Ainsi, le matin du 20 novembre, le malade a 135^{mm}, à 1 h. $\frac{1}{2}$ de l'après-midi 210^{mm}, le 11 novembre au matin 160^{mm} après une émotion, à 5 heures après une inhalation nécessitée par la bronchite 200^{mm}. Le même soir, à minuit, 120^{mm} pendant le sommeil. Du 31 octobre au 18 novembre, Rhodan sous les mêmes formes (pendant quatorze jours, 2 grammes) sans influence persistante sur la pression sanguine. Après sa sortie, le 23 novembre 1903, la malade resta dans une maison de santé, et depuis le 25 novembre prit de l'iodure de potassium. Son état s'aggrava : gêne respiratoire, manque de sommeil, œdème aux extrémités inrieures.

A sa nouvelle entrée, le 29 février 1904, outre les mêmes phénomènes, aggravation des lésions de la rétine. Souffle systolique à la pointe du cœur.

29 Février, après-midi, deux crises de douleurs sous la région sternale et paresthésie dans les deux bras.

Soir   10 h. 00. Pouls 92. Ton. 200 mm. Resp. 32. Gêne respiratoire, pas de douleurs.

10 h. 05. Pouls 92. Ton. 200 mm. Resp. 32.

10 h. 10. Pouls »». Ton. 215 mm. Chiffres pris immédiatement après une crise d'une demi-minute de durée, de douleurs gravatives dans la région du cœur, avec pâleur du visage, troubles respiratoires subjectifs.

10 h. 15. Pouls 88. Ton. 170 mm. Resp.

             32. Légers troubles respiratoi-
res, pas de douleurs.

10 h. 35. Pouls 88. Ton. 215 mm. Resp.
32. Douleurs rétro-sternales,
légères et peu persistantes.

11 h. 00. Pouls »». Ton. 225 mm. Resp.
32. Le malade est tiré de son
sommeil par des douleurs intenses dans les deux épaules.
Durée une demi-minute.

11 h. 05. Pouls 84. Ton. 215 mm. Resp.
32. Nouvelle crise douloureu-
se dans la région sternale inférieure, avec paresthésies dans
les doigts des deux mains. Durée : 1 minute. Le malade est
réveillé par ces crises ; pendant la crise, il a besoin d'air.

11 h. 09. Pouls 84. Ton. 170 mm. Resp.
24. Après cette crise, sauf de
la gêne respiratoire, pas de malaises. Pendant la nuit, nombreuses crises semblables.

Les jours suivants, grâce à 3 grammes par jour de
Diuréthine, diurèse abondante ; les crises se répètent et
se reproduisent sans douleur. La pression reste élevée
d'une façon persistante.

Le 4 mars, 9 h. 30 matin. Pouls 108. Ton. 185 mm.
Resp. 28.

Après-midi 4 h. 00. Pouls 100. Ton. 180 mm. Resp.
28.

Soir 9 h. 30. Pouls 100. Ton. 220 mm. Resp.
30. Troubles respiratoires paroxystiques sans douleur. Ce

genre de crises se répète ; quelques-unes sont accompagnées d'une sensation de vie qui s'éteint.

Ce genre de crises se répète ; quelques-unes sont accompagnées d'une sensation de vie qui s'éteint.

Du 7 au 26 mars, Rhodan aux doses de 3 grammes par jour, combiné à la Théophylline. La pression tombe à 170 et 160ᵐᵐ, les crises cessent.

Du 28 au 30 mars, on donne de la diurétine aux doses de 1 gramme en trois fois, elle n'est pas supportée ; des crises de sténocardie surviennent de nouveau, dernière crise le 15 mars, à 11 heures du soir. Un œdème intense se développe à la suite. Le malade prend de la Théophylline qui ne produit aucun effet diurétique.

Du 1ᵉʳ au 6 avril, 1 gramme à 1 gr. 25 de Rhodan. De grosses variations de pression se montrent à cause de l'affaiblissement du cœur : œdèmes et albuminurie progressifs. Ainsi, le 5 avril, le matin, à la visite : pouls, 112 ; tonomètre, 100ᵐᵐ ; respiration, 24, et bientôt ensuite Tonomètre, 123ᵐᵐ. A 6 h. 15 et à 6 h. 45 de l'après-midi, on trouve à de courts intervalles, avec un pouls de 100, les chiffres suivants : 120, 60, 80, 55, 80, 80, 80, 180ᵐᵐ. Le 6 avril, on place des tubes de Southey. Par l'usage de la Théophylline pendant quelques jours, légère diurèse. La Théophylline doit être abandonnée à cause d'un érythème toxique. Depuis le début de l'insuffisance cardiaque, les crises ont complètement disparu. Mort par affaiblissement progressif du cœur, dans le coma avec parésie de la face et du bras.

L'autopsie faite par Landsteiner montra : un rein

contracté secondairement, une hypertrophie du cœur
gauche, de la stase dans les poumons, le foie et la rate ;
de l'artériosclérose de l'aorte et des vaisseaux périphériques, plus accentuée sur les vaisseaux périphériques.
Pneumonie confluente du lobe inférieur gauche, œdème
du cerveau et des anses intestinales. Les artères coronaires n'étaient que peu sclérosées.

OBSERVATION IX

Artériosclérose. — Reins scléreux. — Crises thoraci-
ques et épigastriques. — Mort par suite de violentes
diarrhées hémorrhagiques (urémiques).

L. Josepha, quarante-sept ans, veuve, femme de ménage. Du 24 février au 2 juin 1904.

A part les maladies du jeune âge, bien portante jusqu'à l'âge de douze ans. A ce moment, rhumatisme articulaire pendant trois mois. Depuis trois ans, palpitations et troubles respiratoires. Depuis lors, ces crises se
répètent pendant le travail. Réglée à douze ans ; dernière menstruation le 25 décembre 1903. Huit accouchements normaux ; un avortement avant le dernier accouchement ; quatre enfants vivants. Autrefois, elle prenait
un à deux litres de vin par jour ; depuis septembre 1903
elle ne boit plus. Pas de syphilis.

Actuellement, femme grande, de corpulence grêle,
amaigrie, pâle. Artère radiale sinueuse rigide, pouls
moyennement élevé. Pression, 190^{mm}.. Globes oculaires
saillants, les pupilles réagissent. Au cou, pouls veineux

vrai. Orthopnée. Matité à droite, en arrière et en bas, matité. Respiration faible. Cœur augmenté de volume. Pointe du cœur dans le sixième espace intercostal gauche. En haut et à droite, limites normales. Souffle systolique à la pointe du cœur et à la tricuspide ; deuxième bruit aortique claquant. Le foie dépasse les côtes de deux doigts.

Dans l'urine, traces de nucléo-albumine, sérum albumine abondant, 1 gr. $\frac{1}{2}$ pour 1,000. Dans le dépôt, cylindres hyalins isolés et granuleux. Quantité d'urines 1,100. Poids spécifique, 1,010. Dans le premier temps de son séjour à l'hôpital, très forte pression : 190 à 210^{mm}.

Le 3 mars, 4 heures après-midi. Pouls 108. Ton. 195 Resp. 32.

5 h. 30. Pouls 116. Ton. 220 mm. Resp. 42. Douleurs épigastriques, dyspnée, cyanose des lèvres, artères tendues comme du fil de fer, choc de la pointe dévié vers la ligne axillaire. Abdomen particulièrement sensible à l'épigastre.

7 h. 30. Pouls 120. Ton. 205 mm. Resp. 34. Pas de douleurs.

Le 4 mars, dans l'après-midi, à 5 heures, crise avec constriction épigastrique, sensation d'étau. Pouls 112. Ton. 210 mm. Resp. 36

Dans la nuit du 4 au 5 mars. Nouvelle crise semblable avec sensation de froid dans le bras gauche.

Le 5 mars, à 3 h. 30 de l'après-midi. Pouls 108. Ton. 210 mm. Resp. 44. Sensation de constriction épigastrique, légère cyanose des lèvres, sensation d'angoisse et d'anéantissement. Durée de la période aigüe, environ une demi-minute. Eruption sudorale ensuite.

3 h. 43. Pouls 120. Ton. 190 mm. Resp. 44. Cessation des troubles.

4 h. 00. Pouls 100. Ton. 180 mm. Resp. 30. Légers troubles respiratoires, pas de douleurs.

La malade prend, du 8 au 25 mars, progressivement jusqu'à 3 grammes de Rhodan par jour. La pression sanguine s'abaisse jusqu'à 135 et 145^{mm}; l'albuminurie est peu appréciable. La malade est obnubilée.

Les crises épigastriques et dyspnéiques cessent. Après la suspension de l'administration du Rhodan, la pression remonte à 155 et à 180^{mm}, les quantités d'albumine sont d'environ 1/4 de gramme pour 1,000.

Le 28 avril, phénomènes d'œdème pulmonaire, puis hémoptisie (Infarctus), et période d'hypertension du 29 avril au 6 mai, 190 à 225^{mm}. La pression tombe ensuite à 140 et 160^{mm} (gouttes de morphine).

Le 17 mai, à 7 heures du soir, crise de douleurs rétrosternales avec gêne respiratoire et hémoptysie Pouls, 144; tonomètre, 240^{mm}; respiration, 32. Injection de morphine de 0 gr. 01.

Le 22 mai, crise semblable à 5 heures de l'après-midi. Pouls, 100; tonomètre, 200^{mm}; respiration, 40.

Ultérieurement, diarrhées profuses. Tonomètre, 160 à 170^{mm}. Puis selles hémorrhagiques. Enfin, mort par faiblesse du cœur.

AUTOPSIE (Stoerk)

Sclérose des vaisseaux périphériques, avec sclérose rénale double, hypertrophie considérable du cœur, particulièrement du cœur gauche. Infarctus hémorrhagique du lobe supérieur du poumon gauche, entérite nécrosante de tout l'intestin grêle et du gros intestin ; sclérose des artères coronaires de moyenne intensité.

Observation X

Artériosclérose. — Reins scléreux avec phénomènes inflammatoires parenchymateux. — Crises thoraciques et abdominales et dyspnée paroxystique avec hypertension. — Mort par affaiblissement cardiaque et pleuro-pneumonie. — Autopsie.

T. Théodore, âgé de cinquante ans, cuisinier. A l'hôpital du 8 juillet au 14 octobre 1904. Il y a quinze ans, inflammation de la plèvre et catarrhe pulmonaire. Malade depuis deux mois, douleurs de tête et amaigrissement. A été en traitement pendant trois semaines à la clinique médicale. Là, il avait la nuit, entre 10 heures et 2 heures des crises répétées de dyspnée, avec sensation de constriction sous-sternale. Ces crises furent traitées par des injections. Depuis lors, plus souvent la nuit, douleurs dans la région de l'estomac, angoisse, gêne respiratoire, douleurs dans les deux bras, despiration courte ; la sensation d'angoisse augmente avec les mouvements. Céphalalgie.

Le malade boit 1 à 2 petites cruches de bière, 3 à 4 quarts de vin ; depuis trois ans, il ne boit qu'un ou deux quarts ; deux à trois cigares par jour. Pas de syphilis.

Etat actuel : Mince, de taille moyenne, intelligence conservée, les pupilles réagissent rapidement. Teint pâle, légère cyanose, veines du cou dilatées. Thorax de longueur moyenne, bien développé ; au poumon droit en arrière et en haut, dans la fosse sus-claviculaire, diminution de son ; d'ailleurs, à part une légère augmentation de volume, les indications données par la percussion des poumons sont normales.

A l'auscultation : au poumon droit, en haut, inspiration et expiration prolongées, bronchite diffuse. Au cœur : pointe du cœur battant dans le 3ᵉ espace, dans la ligne mamelonnaire. élargie, soulevant la paroi. Matité allant du bord inférieur de la 4ᵉ côte à droite au milieu du sternum. Bruit du cœur bien frappés, les deux bruits sont nets, le 2ᵉ bruit aortique est éclatant. Abdomen sensible à la pression au-dessous du thorax, dans la région du foie. Foie augmenté de volume. Le bord inférieur s'étend jusqu'à la hauteur de l'ombilic. Pas de tumeur de la rate, pas d'œdème. Artère radiale sinueuse, épaissie. Pulsations de hauteur moyenne. Pression : 170 mm. Pouls : 96. Respiration : 18. Urine légèrement trouble, acide, contenant de la sérum-albumine ; dans le sédiment, cylindres hyalins et granuleux. Quantité d'urines 1,100. Poids spécifique, 1,010.

9 Juillet, 8 heures matin. Pouls 96. Ton. 165 mm. Resp. 20. Dyspnée expiratoire. Sensation d'angoisse, douleurs pongitives dans

> la région du cœur et dans la région de l'o-
> moplate gauche. Stase prononcée dans les
> veines du cou. Durée de la crise, environ
> une demi-heure, puis rémission passagère.
> 11 h. 00. Ton. 220 mm., au début d'un
> autre accès.
> 11 h. 04. Pouls 112. Ton. 245 mm. Resp.
> 24. Même tableau qu'à 10 h.
> 30. Thérapeutique : morphi-
> ne à l'intérieur. Sommeil.

10 Juillet, 8 heures matin. Pouls 102. Ton. 190 mm.
Resp. 24. Pas de gêne respiratoire. Pas
de douleurs.

Le malade prend au début, trois fois par jour,
o gr. 50 de Diurétine, du 11 au 20 juillet. Pression
200-210^{mm}. Amélioration.

Du 23 au 29 juillet, Rhodan 1 gr. à 1 gr. 75 par
jour. Crises isolées de dyspnée. Après l'administration
d'un gramme d'oxycamphre le 26 juillet. Pouls 104.
Tonomètre 225^{mm}. Respiration 26, pas de gêne respiratoire subjective. On est obligé de suspendre le Rhodan. La pression s'abaisse le 29 juillet à 160^{mm}, le malade est subdélirant, bavard, il a de légers troubles de la
parole. Pas de gêne respiratoire, pas de douleurs. Quan-
ttié d'albumine très variable, allant jusqu'à 1 gramme
pour 1.000. Pression également très variable, elle s'a-
baisse plus tard à 120^{mm} et 150^{mm}. Le trouble d'esprit
disparaît le 10 août ; le 21, le malade est complètement
revenu à lui.

Le 19 septembre 1904, 10 heures du matin.

Pouls 110. Ton. 190^{mm}. Resp. 22. Douleurs à l'épigastre, dyspnée expiratoire. Une cuillerée à soupe de so-
lution de nitrite de soude à 1|150.

A midi, début d'une crise qui augmente peu à peu, avec douleurs au niveau de l'appendice xyphoïde s'irradiant jusqu'à l'ombilic. Avec cela, dyspnée expiratrice, céphalalgie. Pouls un peu arytmique, même intermittent. Solution de nitrite de soude : une cuillerée à soupe.

> Après-midi 2 h. 08. Pouls 100. Ton. 190 mm. Resp. 24.
>
> 2 h. 14. Pouls 100. Ton. 215 mm. Resp. 24.
>
> 2 h. 22. Pouls 104. Ton. 215 mm. Resp. 24. L'oppression persiste, légères douleurs.
>
> 2 h. 30. Pouls 104. Ton. 210 mm. Resp. 22.
>
> 2 h. 40. Pouls 104. Ton. 210 mm. Resp. 22. Tube d'Esbach en ce jour, 1 gr. $\frac{1}{2}$ pour 1,000. Urines : 1,500 cent. cubes ; poids spécifique 1,010.
>
> Le 20 septembre, à 8 heures du matin. Pouls 116. Ton. 210 mm. Resp. 24. Gêne respiratoire subjective.
>
> 9 h. 15. Pouls »». Ton. 220 mm. Douleurs rétro-sternales. Sensation d'angoisse.
>
> 10 h. 30. Pouls 112. Ton. 210 mm. Resp. 20. Pas de douleurs, légère gêne respiratoire, légère dyspnée expiratrice.
>
> Après-midi 4 h. 00. Pouls 104. Ton. 200 mm. Resp. 24. Légères douleurs pongitives. Pas de gêne respiratoire.

Le 9 septembre, le malade obtient son exeat, mas il revient le 10 septemebre, parce qu'à la suite d'une marche il avait eu une aggravation notable de son état.

Le 14, à 1 heure, il a de nouveau une crise d'oppression avec douleurs dans la région du cœur et dans l'épaule gauche. Thérapeutique : nitrite de soude à 1/150, deux cuillerées à soupe par jour et pendant la crise.

Le 20 septembre, nous revenons à la diurétine, nous poussons la dose à 4 grammes en quatre fois.

Comme, avec la pression qui varie entre 150 et 190^{mm}, il y a toujours des crises dyspnéiques, on administre le Rhodan, 1 gr. à 2 gr. 25 du 29 septembre au 9 octobre. Mais comme avec la baisse de pression à 120^{mm} au tonomètre apparaît de nouveau de la confusion mentale, on suspend le Rhodan.

Comme conséquence ultérieure, aggravation des phénomènes cérébraux. Affaiblissement du cœur. Le 14 octobre, mort avec symptômes d'hémiparésie droite.

AUTOPSIE (*Prof. Weichselbaum*)

Endartérite de l'aorte, des artères coronaires (qui ne sont pas rétrécies mais dilatées) et des artères de la base du cerveau. Forte hypertrophie, et dégénérescence graisseuse du ventricule gauche du cœur. Foyer de ramollissement de la grosseur d'un pois au lobe frontal droit. Néphrite parenchymateuse chronique avec atrophie marquée du rein droit, atrophie modérée du rein gauche, et artériosclérose concomittante des petites artères du rein. Emphysème chronique des deux poumons et induration ardoisée des sommets des poumons. Cicatrices au niveau de la petite courbure de l'estomac. Catarrhe chronique de l'estomac avec polypes superficiels. Hydrothorax à gauche et compression modérée du lobe pulmonaire inférieur gauche. Pleuro-pneumonie du lobe inférieur droit. Œdème chronique des méninges et hydrocéphalie chronique. Artères coronaires fortement dilatées, à parois épaissies. Le ventricule gauche est très hypertrophié, dans sa musculature on constate de la dégénérescence graisseuse. Pas d'autres lésions.

OBSERVATION XI

Artériosclérose. — Emphysème. — Dyspnée paroxystique.

W. Lorenz, âgé de soixante-dix ans, marié, journalier, séjour à l'hôpital du 10 janvier au 1er février 1904. Depuis le mois d'août de l'année précédente, crises d'oppression avec toux. Depuis une semaine, douleurs dans la région des reins, s'irradiant vers l'ombilic. Buveur et fait abus de tabac.

Homme de force moyenne, amaigri. Les pupilles réagissent rapidement. L'artère radiale est rigide, sinueuse. Pouls 102 .Tonomètre 125^{mm}. Respiration 24. Emphysème pulmonaire, sibilances, ronchus, expiration perceptible. Matité cardiaque diminuée. Deuxième bruit pulmonaire exagéré. Abdomen normal, région stomacale sensible à la pression. Urine sans albumine.

Le 11 janvier, 4 heures après-midi. Pouls 64. Ton. 145 mm. Resp. 32.

Soir 10 h. 00. Pouls 60. Ton. 170 mm. Resp. 32.Orthopnée. Poumons gros. Douleurs à l'épigastre. Foie refoulé en bas, sensible à la pression. Expiration difficile. Pouls radial dur.

10 h. 15. Pouls 68. Ton. 180 mm. Resp. 36.

10 h. 30. Pouls 56. Ton. 180 mm. Resp. 40.

10 h. 45. Pouls 72. Ton. 160 mm. Resp. 28.

Dans les intervalles, pression 105 à 115^{mm}.

OBSERVATION XII

Artériosclérose. — Syphilis. — Insuffisance aortique. — Dyspnée paroxystique. — Crises de tachycardie. — Autopsie.

R. Johann, âgé de cinquante-deux ans, cocher. A l'hôpital du 8 mai au 23 juillet 1904. Depuis deux ans, crises d'oppression nocturne violentes et palpitations.

Il y a quinze ans, syphilis, pas de phénomènes secondaires, pas de thérapeutique spécifique. Buveur.

Etat actuel : homme fort, bonne nutrition. Cyanose du visage et des extrémités.

Œdème prononcé des extrémités inférieures. Artère radiale sinueuse, épaissie, rigide, moyennement large. Pouls rapide, arythmique, inégal, intermittent. Pression

élevée (160^{mm}). Respiration costo-abdominale, régu
lière, dyspnée. Pouls veineux vrai au cou.

Sonorité pulmonaire à droite allant jusqu'à la 5^e
côte, à gauche jusqu'à la 4e, s'étendant en arrière jusqu'à une largeur de main au-dessous de l'angle de
l'omoplate. Murmure vésiculaire bruyant avec quelques
râles.

Région du cœur voussurée. Pointe du cœur dans le
sixième espace, en avant de la ligne axillaire antérieure,
soulevant la paroi, élargie. La matité cardiaque commence à la 4e côte, à droite elle s'étend jusqu'au bord
droit du sternum, souffle systolique à la pointe du cœur,
souffles systoliques et diastoliques aux autres orifices,
plus forts à l'aorte.

Abdomen saillant, contenant du liquide. Foie allant
jusqu'à l'ombilic. Matité de la rate augmentée, perceptible à deux doigts au-dessous du rebord costal.

L'urine contient de la sérum-albumine et de la mucléo-albumine, pas de sédiment rénal. Au cours de l'affection, abondante diurèse par la diurétine, crises nocturnes de dyspnée paroxystique avec hypertension.
Pression entre les crises, 160 à 175^{mm}. Respiration 20
à 24. Pouls 80 à 96.

Accès isolés de tachycardie, sans modification de la
pression ou même avec une diminution.

Le 15 mai, 8 heures du matin. Pouls 92. Ton. 165
mm. Resp. 22.

12 h. 00. Pouls 152. Ton. 160 mm. Resp.
24. Pas d'oppression, pas de
douleurs.

Le 21 mai, 8 heures du matin. Pouls 112. Ton. 175
mm. Resp. 28.

Après-midi 1 h. 30. Pouls 104. Ton. 220 mm. Resp.
34. Chiffres pris immédiate-
ment après une crise d'environ deux minutes. Sensation
de suffocation, pas de douleurs, grande inquiétude ; la
malade sort du lit.
1 h. 35. Pouls 100. Ton. 270 mm. Resp.
40. A l'acmé de la crise.
1 h. 37. Pouls 120. Ton. 205 mm. Resp.
34. Cessation des troubles.
1 h. 40. Pouls 120. Ton. 220 mm. Resp.
30. Nouveaux signes de crise.

Cette crise est suivie d'une dyspnée cardiaque persistante, les œdèmes augmentent, ils disparaissent complètement par l'usage de la Diurétine, l'urine ne contient pas d'albumine. En outre, le malade prend tempo-
rairement 1 gr. 25 de Rhodan par jour.

La pression reste au tonomètre de 140 à 170^{mm}, les
crises nocturnes de dyspnée ne réapparaissent qu'après
la cessation des médicaments, en même temps que la pression s'élève, 180 à 190^{mm}.

Le malade séjourna encore dans le service, du 23 septembre 1904 au 7 avril 1905, jour de sa mort. L'autopsie faite par M. Bartel permit les constations suivantes : Hypertrophie excentrique du cœur en entier,
avec dégénérescence graisseuse du myocarde. Atrophie
considérable des valvules cardiaques. Insuffisance aortique. Athérome prononcé des artères coronaires. Ces
vaisseaux à leur origine, comme sur tout leur parcours,
sont dilatés. Dans l'endartère, à divers endroits, dégénérescence hyaline et graisseuse. Début d'athérome des artères périphériques. Phénomènes de stase.

Le cas suivant concerne une affection artérielle qui
n'est pas de nature artérioscléreuse. Je l'ajoute, comme

exemple du fait que des lésions vasculaires inflammatoires, en l'espèce celles d'un ulcère de l'estomac, peuvent
produire des élévations de pression qui contribuent à
aggraver les lésions locales ; dans ce cas elles hâtèrent
du moins la rupture de l'anévrysme.

Emma S..., quarante-deux ans. Séjour à l'hôpital
du 12 octobre au 7 novembre 1901, et du 18 mai au
2 juin 1904. La première fois, la malade entra dans
la division pour goître et thyroïdisme (forme fruste de
la maladie de Basedow). Glycosurie alimentaire (après
ingestion de 100 grammes, on trouve 0,345 pour cent
de sucre dans l'urine). La pression sanguine varie entre
120 et 170^{mm}.

En 1902, elle entre dans la troisième clinique pour
une affection de l'estomac. En décembre 1903, elle est
opérée à la clinique Chroback d'un prolapsus utérin. En
mars 1904, elle est opérée dans la clinique de Chiari
d'un abcés du pharynx. Le 15 mai, elle est prise de vomissements, soif, flatulences.

Etat actuel : de force moyenne, visage rouge, peau
entièrement humide, les pupilles réagissent. Tremblement de la langue et des extrémités. Les signes de Stel-
wag, de Groëfe, de Mœbius manquent. L'artère radiale
est épaissie, non sinueuse. Le pouls est à 84. L'état du
poumon ne dénote rien de spécial.

Cœur : pointe dans le cinquième espace intercostal,
sur la ligne mamelonnaire. Matité cardiaque peu augmentée, souffle systolique à la pointe ; deuxième bruit
aortique éclatant. Souffle triscupidien, systolique.

L'abdomen n'est pas météorisé. Foie et rate normales.
Hypochondre gauche très sensible à la pression. Urine
sans sucre ni albumine. Il y a des douleurs paroxystiques dans l'hypochondre gauche.

Le 19 mai, dans une crise semblable. Pouls 84. Ton.
140 mm. Resp. 36.

Le 20 mai, le matin. Pouls 100. Ton. 145 mm. Pas
de douleurs.

Le 21 mai, 8 heures du matin. Pouls 96. Ton. 125
mm. Resp. 30.

Après-midi 4 h. 00. Pouls 96. Ton. 155 mm. Resp.
28. Vives douleurs dans le
ventre.

Le 22 mai, 1 heure du matin. Pouls 108. Ton. 165
mm. Resp. 16. Violentes dou-
leurs dans l'épaule gauche,
rayonnant jusqu'au pli de
l'aine.

8 h. 00. Pouls 96. Ton. 120 mm. Resp.
20. Pas de douleurs.

Après-midi 5 h. 00. Pouls 104. Ton. 170 mm. Resp.
26. Violentes douleurs aux
places ci-dessus. Vomissements.

Les crises douloureuses se répètent, pression pendant
la crie 140 à 155ᵐᵐ. Le 1ᵉʳ juin dans la matinée, à
10 h. 15, surviennent de fortes diarrhées, les selles contiennent du sang, vomissements sanglants, puis vives
douleurs dans l'abdomen, dans l'hypochondre gauche et
à l'épaule gauche. En tout, un litre de sang est vomi.
L'hémorrhagie est arrêtée par l'adrénaline à l'intérieur
et l'ergotine en injections sous-cutanées.

A 11 h. 45, l'hémorrhagie se renouvelle (50 cent. cubes par la bouche). Elle est encore arrêtée par l'adrénaline. A 4 heures de l'aprè-midi, la malade est très pâle
et se plaint de violentes douleurs aux endroits susdits.
Le pouls est petit, à peine sensible, au cœur on compte
136, pas d'arythmie. Tonomètre 100ᵐᵐ. Les bruits du
cœur à la base ne sont pas accentués. Souffle systolique
à la pointe du cœur. L'espace de Traube est mat.

Le 2 juin, à 2 heures du matin, le malade est sans
pouls, vomit du sang au milieu des douleurs.

A 7 h. 45 du matin, mort.

L'autopsie, faite par le professeur Ghon, montra :

Une anémie générale prononcée, dûe à une hémorrhagie par rupture d'un anévrysme, de la grosseur d'une noisette, de l'artère splénique, siégeant au fond d'un ulcère rond de la grosseur d'un florin, situé à la paroi postérieure de l'estomac auprès de la petite courbure, à égale distance entre le cardia et le pylore. Soudure étendue de la paroi postérieure de l'estomac au pancréas, et adhérences connectives de la petite courbure à la face inférieure du foie. Estomac en sablier. Abondants coagulums sanguins dans l'estomac et l'intestin. Emphysème aigü du poumon, qui contient du sang aspiré. Tumeurs adénomateuses en partie calcifiées dans les deux moitiés de la glande thyroïde, avec forte augmentation de volume de cette glande. Persistance du thymus.

III. — LES CRISES VASCULAIRES
DES TABÉTIQUES

La dépendance intime, qui existe entre les symptômes cliniques polymorphes du tabès, et leur substratum anatomique connu, est obscure sous beaucoup de rapports. Cela est surtout vrai de ces complexus symptomatiques que les auteurs français désignent sous le nom de crises.

Il ne pouvait échapper à l'attention d'observateurs, tels que ceux qui ont établi les bases de nos connaissances sur cette affection, que dans des phénomènes intéressant tant d'appareils nerveux, la circulation devait jouer un rôle. Cependant, la part des procesus vaso-moteurs dans les symptômes tabétiques n'a pas fait l'objet d'études spéciales, ainsi que le prouvent nos recherches.

Mes observations m'ont fait découvrir dans le Tabès des relations entre l'état des vaisseaux sanguins et certains symptômes des crises.

La plus importante de mes découvertes se rapporte à la grande crise gastrique dont j'ai constaté l'analogie avec la colique de plomb et l'angine abdominale. J'ai particulièrement exposé les points essentiels de ma conception dans un rapport fait à la Société des Médecins de Vienne en 1903. Dans cet exposé, je n'ai produit aucune preuve, aussi ai-je à compléter mes recherches dans différents sens.

Au point de vue historique, j'aurais à dire ce qui suit : Duchenne attribuait déjà un rôle essentiel au grand sympathique dans la production des symptômes tabétiques. Entre temps, pendant une période de travaux expérimentaux physiologiques et pathologiques, l'importance du sympathique comme voie vaso-motrice était découverte. Malgré cela, les rapports du sympathique et du tabès avec l'état des vaisseaux au cours de cette affection n'avaient que médiocrement attiré l'attention. Ce qui s'explique en partie parce que les observateurs ayant trouvé le sympathique, anatomiquement, normal, ne l'avaient pas compris dans leurs recherches.

Le seul auteur qui aborda la question fut Pierret. Pierret, à la suite d'examens anatomiques sur des tabétiques, a placé les origines du sympathique dans le *tractus intermedio lateralis*. A sa suite, Putnam (1882), dans une thèse, a fait une monographie des phénomènes vaso-moteurs du tabès. Dans ce travail, il décrit comme troubles vaso-moteurs, à côté de certains phénomènes cutanés, le ptyalisme, l'hypersécrétion de suc gastrique, la diarrhée et les sueurs anormales.

Mais, comme Putnam lui-même l'admet, on peut pour le moins se demander si ces phénomènes sont dus à l'excitation des nerfs ou à celle de leurs centres. Une seule chose est sûre d'après lui, c'est que dans ces troubles la circulation intervient en une large mesure.

Quoique les conceptions de Putnam soient exactes, ainsi que j'aurai l'occasion de le dire ultérieurement, il n'a pas apporté, pas plus qu'on ne l'a apportée dans la suite, la stricte preuve que dans le tabès les phénomènes vaso-moteurs jouaient un rôle prédominant. Plusieurs observateurs ont parlé de ces phénomènes. Il s'agissait presque exclusivement de troubles visibles aux extrémités : froid aux pieds, taches bleues sur la peau, sécrétion de sueurs (Erb. Vulpian, Buch, Strauss). Mais tous les considèrent comme particulièrement rares.

Par contre, les troubles de la circulation au cours des crises tabétiques ont donné lieu à d'importantes remarques. C'est ainsi que Charcot décrit le cœur comme battant d'une façon impétueuse pendant la crise, le pouls comme accéléré, et il attache à ces faits une grande importance. La description de Charcot se trouve répétée dans la plupart des ouvrages sur le tabès ; on ne se demande pas jusqu'à quel point elle est sérieusement démontrée. Seul Eckert contredit Charcot, en ce qu'il ne trouve pas le pouls bondissant, mais bien une accélération du pouls et des palpitations, souvent accompagnées d'oppression et d'états angoissants, parfois aussi de douleurs dans les bras. Dans deux cas, il observa un pouls intermittent, irrégulier. Il ressort de ces remarques que, même dans la crise gastrique se manifestent des phénomènes du côté de l'appareil circulatoire, mais on ne les a pas étudiés en détail. Les autres observations traitant des relations des troubles de la circution avec le tabès concernent les affections du cœur et des vaisseaux chez les tabétiques, particulièrement les rapports de l'angine de poitrine avec le tabès, dont il sera encore question.

Comme mes recherches concernent essentiellement ce genre de crises que l'on désigne communément sous le nom de crises gastriques, je vais étudier d'un peu près leur symptomatologie.

Fournier, qui s'est occupé de ces phénomènes de la période d'excitation du tabès, qu'il désigne sous le nom de préataxiques, en est déjà arrivé à critiquer la dénomination sommaire de « crise gastrique » donnée aux phénomènes tabétiques qui se passent au niveau de l'estomac, parce que, sous cette appellation générale, on comprend, d'une façon inadmissible à son avis, des phénomènes pathologiques différents.

Putnam ne sépare de cette catégorie que la gastrosuccorrhée. Elle consiste dans une sécrétion considérable et paroxystique de suc stomacal, qui peut ne s'accompagner d'aucune sensation douloureuse.

Fournier, au contraire distingue quatre formes de crises :

1° Les cas dans lesquels n'existe que le vomissement ;

2° Ceux dans lesquels n'existe que la gastralgie ;

3" La grande crise gastrique douloureuse ;

4" L'anorexie.

A l'exception de la dernière forme, les trois autres se ressemblent en ce que leurs symptômes se manifestent avec netteté dans l'estomac ou dans la région stomacale.

I. — Au premier groupe, appartiennent les cas dans lesquels le vomissement sans autre signe apparaît après les repas ou indépendamment d'eux. Le liquide vomi est ordinairement abondant.

Fournier cite un de ces cas dans lequel les phénomènes persistaient de deux à neuf jours, puis s'arrêtaient soudain, et étaient suivis d'une sensation de bien-être ; et, en outre, un cas de Pitres dans lequel ce vomissement se produisit pendant trois jours, presque journellement au réveil. C'est ce genre de crise que Putnam regarde comme une gastro-succorrhée et un trouble vaso-moteur.

II. — *Les crises de gastralgie*. — Ce sont des crampes douloureuses dans la région de l'estomac, semblant dûes à une contraction stomacale, aux dires des malades. Les douleurs sont particulièrement violentes, mais elles évoluent en quelque sorte à sec. sans se terminer, du moins pour la plupart des cas, par le vomissement. De tels états se montrent d'une façon intermittente et paroxystique et le plus souvent dans le stade prémonitoire du tabès.

III. — *La crise de coliques ou grande crise gastrique*. — Ici les phénomènes sont complexes et très violents. On peut, d'après Fournier, les considérer comme des coliques gastriques. L'analogie entre les coliques hépatiques et néphrétiques existe selon lui :

Sous le rapport 1º de l'intensité inaccoutumée des douleurs ;

2º De la soudaineté de leur apparition et de leur disparition ;

3º De l'action sur l'organisme.

Cette crise comprend trois phénomènes principaux : douleurs, vomissements et suffocations, symptômes généraux (réaction sympathique).

De l'analyse détaillée de ces phénomènes, j'extrais la description suivante d'après Fournier : Les douleurs dominent la scène, et donnent à l'ensemble sa caractéristique. Elles surviennent brusquement ou du moins progressent rapidement. Elles sont localisées à l'épigastre

et d'une intensité spéciale. A ces douleurs, s'en ajou-
tent d'autres rayonnant dans le voisinage, le dos, le
thorax, avec sensation de constriction à la base de la
poitrine, et hypéresthésie de l'épigastre et des hypo-
pochondres. Par instants, survient un vomissement que
suivent des suffocations.

Au début, le malade vomit le contenu stomacal puis
du mucus, de la bile et des masses colorées ou striées
de sang. Plus tard, il ne vomit plus, mais de temps en
temps il rejette un peu de liquide muqueux. Puis viennent les suffocations, les efforts sans résultat, avec hoquet, éructations, accompagnés de violentes contractions
musculaires douloureuses. C'est sous le nom de « symptômes de réaction sympathique », que Fournier désigne ces phénomènes généraux qui accompagnent ces
crises. Il est déjà très naturel, dit-il, que des crises de
moyenne intensité soient suffisantes pour troubler toutes
les fonctions et même abattre un malade robuste. C'est
bien une autre affaire quand la crise est violente et persistante. Elle offre le tableau d'une colique néphrétique
ou hépatique, c'est-à-dire d'une vraie torture. C'est
l'expression d'horribles sensations douloureuses. La
respiration est angoissée, la circulation accélérée sans
élévation de température. Le malade a un aspect effrayant, se retourne, crie de douleur et de désespoir,
prend des positions bizarres, pour adoucir ses souffran-
ces. Souvent, la crise se termine dans une syncope. Le
malade en sort rompu et épuisé.

Parmi les diverses variétés de ces crises gastriques,
Fournier cite la colique flatulente qui est rare, mais
fut cependant observée d'une façon répétée. Il s'agit ici

de flatulence excessive s'accompagnant de douleurs et de nausées, d'émissions relativement bruyantes souvent interrompues par une inspiration sifflante, semblable à celle de la coqueluche. Vulpian croit qu'il s'agit de déglutition d'air. Ce phénomène peut exister seul, sans douleur ni vomissement véritable.

Je n'ai pas eu l'occasion d'étudier en détail la quatrième forme de phénomènes gastriques, parce que mes recherches ne la concernent pas. Elle consiste en une perte absolue d'appétit, phénomène qui, à l'occasion, peut s'accompagner de vomissements.

Ces diverses formes ne s'excluent pas, mais peuvent d'après Fournier se combiner et alterner. Le fait le plus important c'est qu'elles ne cèdent à aucune médication. La morphine seule soulage le malade, et encore d'une façon passagère. La conception de Fournier est devenue à peu près classique. Ce n'est que dans ces derniers temps que quelques thèses de Paris ont étudié ces crises. Elles nous donnent les résultats d'examens du sympathique chez les tabétiques, et effleurent ses relations avec les crises gastriques. Tels sont les travaux de Roux et de Laignel-Lavastine, auxquels on peut ajouter une étude de Heitz, sur les nerfs cardiaques des tabétiques. Aucun de ces travaux ne traite les points de vue que j'ai mis en évidence.

Le travail de Roux, issu du laboratoire de Déjérine, concerne l'anatomie pathologique du sympathique et surtout du plexus solaire dans le tabès. Dans sept cas, il a examiné les fibrilles du sympathique cervical et thoracique et du splanchnique, et dans toutes il a trouvé d'une façon évidente la disparition des fibres médullaires fines, tandis que les plus grosses étaient conservées.

Roux constata les mêmes signes de dégénérescence du sympathique chez des chats auxquels il avait sectionné les racines postérieures entre le ganglion spinal et la moëlle dorsale. Les grosses fibres du sympathique restaient intactes, parce qu'elles ont leur centre dans le ganglion spinal (Kolliker).

Roux, se basant sur les résultats des expériences physiologiques, n'attribue aux fibres fines aucun rôle moteur, mais seulement un rôle sensitif et fait remarquer la dépendance qui existe entre leur disparition et l'apparition des troubles sensitifs dans les organes végétatifs (Analgésie du testicule, de la vessie, de la trachée, du thorax.

Roux observa en outre chez les tabétiques. qui étaient atteints de crises gastriques, après l'administration de certains médicaments, particulièrement de l'iodure de potassium, des douleurs stomacales avec irradiations douloureuses le long des nerfs intercostaux inférieurs, surtout à gauche, et hypéresthésie de la peau dans ces territoires. Dans ce cas, la douleur épigastrique était très diminuée ou manquait complètement. Il vit ces crises gastriques de nouveau disparaître même après la suspension de l'iodure de potassium. Dans une deuxième série de faits, Il crut avoir observé que des états dyspeptiques déterminent de véritables crises gastriques.

Ces sortes de crises gastriques ont, d'après Roux, des caractères spéciaux. Entre les crises, l'estomac n'est pas dans son état normal, il s'agit plutôt d'un état dyspeptique avec douleurs périodiques survenant après les re-

pas dans les côtés et sensibilité du 9ᵉ au 12ᵉ métamère
dorsal, avec hyperesthésie de la peau, surtout à gauche. Ces crises gastriques surviennent après des excès de
nourriture, du surmenage, des émotions, chez les femmes pendant la menstruation. Elles ne disparaissent pas
tout à coup, elles durent des jours et des semaines, jusqu'à ce que le malade revienne à la normale. Cela, pense
Roux, ne répond pas à la crise habituelle, mais plaide
en faveur d'une crise dyspeptique. Roux croit aussi que
ces crises cessent en traitant la dyspepsie. Dans les troubles de la sensibilité cutanée cités, il voit l'expression
d'une excitation des nerfs sensitifs et une confirmation
de l'enseignement de Head.

Le travail de Roux ne m'intéresse qu'en ce qu'il dénote un effort pour démembrer le complexus symptômatique désigné sous le nom de crise gastrique. Cependant
dans ses recherches anatomiques, il y a un cas qui m'intéresse spécialement. Parmi les sept cas anatomiquement
étudiés, il s'en trouve un dans lequel pendant des années se montrèrent des crises gastriques ; et le plexus solaire là comme dans les autres était normal.

Ce fait est important si l'on considère que Laignel-
Lavastine regarde la crise gastrique comme un des signes du syndrôme solaire. Nous n'avons aucune indication sur la manière dont se produit dans la crise gastrique la sensation douloureuse, pas plus que nous ne
nous expliquons comment l'analgésie des plexus, et de
l'estomac peut se concilier avec la persistance des crises
stomalcales douloureuses. Laignel-Lavastine confirme
les résultats de Roux au sujet de l'analgésie épigastrique profonde chez les tabétiques. Chez eux, il trouva

non seulement l'épigastre en forme de ceinture ou même de l'analgésie pendant les crises dans le territoire de la 4ᵉ à la 11ᵉ vertèbre dorsale, ainsi que cela est noté dans une observation de Roux.

Heitz prétend de même qu'il rencontra toujours chez les individus atteints de crises gastriques, une anesthésie de la paroi thoracique inférieure, dont la limite supérieure et inférieure variait, et siégeait entre la 5ᵉ et la 9ᵉ dorsale ; dans un cas de crises abdominales il la trouva par contre entre la 7ᵉ et la 12ᵉ dorsale.

Laignel-Lavastine veut faire rentrer la crise gastrique dans le syndrôme solaire, et se contente de la désigner sous le nom de « *syndrôme solaire douloureux* ». On pourrait dire, par conséquent, que cette crise représente une excitation douloureuse du plexus solaire. Mais il n'a pas analysé, et en tout cas il n'a pas trouvé les caractères d'une semblable crise : augmentation de pression, constipation.

Contrairement à ces conceptions, il ressort de mes recherches qu'il existe une catégorie de crises considérées comme gastriques, dans lesquelles on trouve la triade symptômatique : « douleur, constipation et hypertension », et qui sont tout à fait analogues à la colique de plomb. En m'appuyant sur les observations cliniques, je suis arrivé à penser qu'il ne s'agit pas dans ces cas d'une excitation primitive du plexus solaire, mais que le facteur initial réside dans des processus vaso-moteurs.

C'est sur mes observations personnelles, parmi lesquelles je citerai uniquement celles recueillies à l'hôpital, que mon étude est basée. Eu égard au peu de fréquence des crises gastriques chez les tabétiques, leur

nombre est relativement important. Ma statistique comprend les observations de tabès prises depuis 1902 jus
qu'en mars 1905 : elles sont au nombre de 73, et il est
à noter qu'elles sont choisies, car n'étaient admis que
les sujets présentant des crises ou des douleurs fulgurantes.

OBSERVATION I

*Tabès dorsal au début. — Syphilis. — Artériosclé-
rose. — Crises vasculaires abdominales intenses avec
et sans vomissements. — Crises d'éclampsie. — Douleurs fulgurantes alternantes dans les jambes. — Crises
d'apnée.*

Dans mon relevé, je donne une importance spéciale
à cette observation, qui à elle seule en contient plusieurs,
tant elle est riche en enseignements ; de cette histoire
morbide, qui va du 22 septembre 1902 à la fin d'août
1904, je ne cite ici qu'une faible partie. Ce cas a offert
une grande quantité d'états pathologiques, parce que
les périodes de crise y furent d'une durée inaccoutumée,
graves et liées les unes aux autres, telles enfin que nous
n'en observons pas habituellement dans nos cliniques ;
de semblables malades, en raison de leur morphinisme
avancé, émigrant dans les établissements de nerveux.

Il faut également constater que j'ai pu constamment,
dans l'intervalle des crises, maintenir la malade sans
morphine.

Mlle Rosina, âgée de vingt-neuf ans, couturière.

Premier séjour dans le service du 22 septembre 1902 au 29 janvier 1903.

La mère de la malade mourut d'une maladie d'estomac ; le père d'une maladie inconnue. Sur cinq sœurs ou frère, quatre vivent et sont en bonne santé.

A quatorze ans, première menstruation ; à quinze, avortement. De dix-sept à dix-neuf, fille publique. D'après ses dires, elle eut à dix-sept ans la syphilis, resta du 27 février au 28 avril 1891 à la clinique de Neumann, où on lui fit trente frictions. Six semaines plus tard, nouvelles frictions pendant quatorze jours à cause d'une récidive. Depuis lors, pas de traitement anti-syphilitique. De sa dix-huitième à sa vingt-deuxième année, violents accès de migraine. Il y a deux ans et demi, elle remarqua qu'elle avait pendant la nuit un flux de salive et le matin des nausées et des vertiges. Elle ne ressentait pas de douleurs d'estomac. C'est au début de 1901 que l'affection actuelle a commencé par des coliques qui s'irradiaient de la région du foie vers la région stomacale et la région sacrée. Les douleurs paraissent être survenues souvent avant les menstrues.

Il y a environ un an et demi, à la suite d'un semblable accès de coliques et d'une vive émotion, éclata, pour la première fois, une grande crise, avec perte de connaissance, écume sortant de la bouche, convulsions cloniques et toniques des extrémités. La durée de ces phénomènes fut de quelques minutes. Immédiatement après, fatigue et somnolence. Six semaines plus tard, deuxième accès identique ; dans les 6 mois qui survinrent, trois ou quatre crises semblables. Plus tard, les crises, furent plus fréquentes avec vomissements, et furent prises pour des coliques hépatiques et traitées par les injections de morphine. Pendant l'année 1901, la malade eut pendant dix mois, environ vingt crises semblables avec vomissements violents et douleurs dans le ventre, sans perte de connaissance. En février 1901, elle entra pour ce motif à l'hôpital et fut pendant dix jours dans la deuxième division de fiévreux de notre hôpital.

A partir de la première grande crise, les troubles allèrent en augmentant. Les crises débutent par de violentes douleurs dans le ventre, puis apparaissent des douleurs gastriques. Elles s'accompagnent de vomissements mais sont indépendantes de l'alimentation. Au moment des douleurs, il y a du pyrosis et une constipation sévère. Depuis deux mois, elle a de semblables accès tous les jours. Dans les derniers temps, ils se sont accompagnés de douleurs s'irradiant dans les épaules avec sensation de constriction. A l'acmé des crises, la malade, aux dires de ses parents, tombe la plupart du temps sans connaissance, son visage bleuit, l'écume sort de la bouche et des convulsions se produisent aux extrémités. Pas de morsure de la langue. Comme elle ne prend à la suite de ses crises aucune nourriture, elle a perdu beaucoup de son poids. Pas de diarrhée ; jusqu'ici, pas de douleurs fulgurantes dans les jambes. La nuit elle a souvent une émission involontaire d'urines ; le jour, le fait est rare. La menstruation a disparu depuis un an et demi.

L'ami de la malade, qui fournit une partie des anamnestiques, la connaît depuis sa seizième année ; il a eu avec elle depuis sa dix-huitième année des rapports sexuels. Il prétend n'avoir jamais eu de symptômes de syphilis, ni d'autres maladies vénériennes. En 1902, il fut atteint de douleurs rhumatoïdes dans la jambe gauche. En 1903, il eut de la diplopie avec rétrécissement pupillaire, absence de réflexes patellaires, ataxie prononcée, etc. Il n'a été jusqu'ici jamais traité comme syphilitique.

Etat actuel de la malade, au 23 septembre 1903 :

La malade est grêle, de taille moyenne, amaigrie ; sa peau et sa musculature sont flasques. Pas d'œdèmes. Aux gencives pas de liseré saturnin. Temp. 36°8. Pouls 92. Resp. 24. L'artère radiale est sinueuse, rigide, on la sent mal, la pression est élevée, la pulsation est moyennement forte. Etat des poumons : au sommet gauche, à la percussion, son plus fort qu'à droite. Quelques râles secs au même endroit, d'ailleurs état normal.

Cœur : pointe du cœur dans le cinquième espace intercostal gauche, un peu en dehors de la ligne mamelonnaire ; matité cardiaque commençant dans le troisième espace intercostal droit, s'étendant à droite jusqu'au bord gauche du sternum. Le deuxième bruit aortique est claquant.

L'abdomen est rétracté, partout sensible à la pression, surtout au côté gauche et au-dessus de la symphyse. Le foie et la rate sont normals.

L'urine contient de la nucléo-albumine ; pas de sucre. Dans le sédiment, cellules du pus, cellules épithéliales, nombreuses bactéries.

Etat du système nerveux : expression souffrante du visage. L'intelligence, la mémoire, ne paraissent pas troublés. Emotivité, dépression mentale : la malade se plaint de céphalalgie frontale et temporale. En marchant, de violents vertiges la font chanceler ; au coucher sensation de vertige.

Nerfs crâniens : pupilles ne réagissant pas à la lumière ; la pupille gauche est un peu plus large que la droite. Réaction normale à l'accomodation. Etat des yeux d'ailleurs normal. Du côté des nerfs crâniens, pas de signes.

Sur le tronc et sur le ventre, pas de lésions trophiques. Les points d'émergence des nerfs lombaires sont très sensibles à la pression, leur territoire de distribution est fortement hyperalgésié ; relativement à eux, les autres parties du corps paraissent hypoalgésiée. Pas de trouble du sens thermique. Réflexes des extrémités supérieures conservés ; les réflexes rotuliens du tendon d'Achille et du gros orteil manquent.

L'ataxie n'est évidente que du genou au talon ; Romberg positif, réflexe plantaire conservé ; la contraction suit après 4 secondes avec de violentes sensations douloureuses de brûlure. Le sens musculaire n'est pas troublé.

29 Septembre. — Les crises qui, depuis l'entrée, sont survenues d'une façon répétée, ne sont séparées que par de courts intervalles. Le malade les décrit de la façon suivante : de violentes douleurs apparaissent dans le ventre avec une sensation de brûlure dans la région de l'estomac ; cette brûlure remonte jusqu'au pharynx. Viennent alors des éructations acides, et une douleur vive qui part de la région épigastrique et va aux épaules, puis une sensation intense de strangulation, une constriction douloureuse de l'estomac, et des vomisse-

ments. Mais le vomissement n'est provoqué que par le chatouillement du pharynx. Ces crises sont souvent accompagnées de convulsions toniques et cloniques des extrémités (les pouces sont rentrés), et de cyanose. La malade a ordinairement de l'écume a la bouche, les pupilles ne réagissent pas à la lumière. Elle ne répond pas aux interpellations. Il n'y eut jamais de morsure de langue, ni d'émission involontaire d'urine ou de matières. La mémoire de ces phénomènes n'est pas conservée. Depuis le 27, elle maintient des enveloppements chauds sur son ventre et elle se trouve un peu mieux.

30 Septembre. — La malade prend un bain chaud. Dans le bain elle se sent très bien, aussitôt après le bain commencent les douleurs.

2 Octobre. — Quatre crises de douleurs sans perte de connaissance.

6 Octobre. — La malade est au moment des crises absolument constipée, elle prétend cependant qu'elle a des crises après les purgatifs ou les lavements.

Le 7 octobre, selle à la suite de l'administration d'extrait de belladone. Tout de suite après, nouvelles crises. Après ces crises, dans la nuit, pour la première fois, douleurs fulgurantes dans la jambe droite.

Le 10 octobre, à 3 heures de l'après-midi, crises de douleurs dans la région stomacale. A 4 heures, vomissements, puis crampes dans les extrémités, écume hors la bouche, perte de connaissance. A 5 heures, crise semblable mais un peu plus légère. Poids du corps, 43 k. 5.

Les jours suivants, série de crises douloureuses avec constipation invincible, rétention d'urine, douleurs dans la région hypogastrique. Du 11 au 20, puis du 20 au

26 octobre, pas de selles. Le dernier jour, par l'opium et la belladone, on obtient deux selles.

Le 27 octobre 1902, le matin, pendant la visite, le malade a une crise violente, qui évolue sans convulsions, ni trouble de la connaissance, la pression atteint au tonomètre 220^{mm}. Inhalation de quatre gouttes de nitrite d'amyle. Pendant l'inhalation, d'une durée de 3 minutes, la pression s'abaisse à 160^{mm}. La malade dit elle-même qu'elle se sent soulagée. A la fin de l'inhalation, Ton. 170^{mm}. Un quart d'heure plus tard, nouvelle crise mais plus atténuée.

La malade reste toute la journée dans une situation grotesque, accroupie dans le lit, fortement courbée en deux, étreignant de ses bras ses extrémités inférieures attirées à elle.

Le 28 octobre, surviennent de nouveau de violentes crises qui sont toujours calmées par le nitrite d'amyle, mais se reproduisent ensuite.

La malade dès lors refuse d'une manière absolue le nitrite d'amyle. Elle se plaint d'un abondant flux salivaire. Poids du corps : 41 kil.

31 Octobre. — La malade est apathique, ressent beaucoup de douleurs à l'épigastre. Ton. 135^{mm}.

1er Novembre 1902, à 9 heures du matin : Ton. 175 mm. Douleurs. Tétranitrate d'Erythrol 0,01.

Matin. 10 h. 00. Ton. 160 mm.
      11 h. 00. Court. Bain chaud.
      12 h. 00. Ton. 130 mm. Peu de douleurs.
Après-midi. 1 h. 00. Ton. 150 mm. Tétranitrate d'Erythrol 0,01.

> 6 h. oo. Ton. 130 mm. Martèlement aux tempes.
> Soir.   9 h. oo. Ton. 170 mm. Nouvelles douleurs.

Dans la nuit qui suit, violentes douleurs.

Le 3 novembre, o gr. oi de tétranitrate d'Erythrol ; l'action du médicament est courte. Un quart d'heure après, martèlements dans les tempes ; sensation de raideur cervicale. Une deuxième dose de médicament n'a pas d'action et est suivie d'une crise.

Le 4 novembre, le matin, la malade se trouve bien, complètement indemne de douleurs. La pression est, à 9 heures du matin, au tonomètre, de 90^{mm} ; à 4 h. 45 de l'après-midi, de 95^{mm}.

Le 5 novembre, au matin, à 8 h. 30 : Ton: 120 ^{mm}. La malade a, vers 10 heures, des douleurs. Au Tonomètre 170^{mm}. Eumydrine, o gr. 002 en injections sous-cutanées.

A 10 heures 10, au Tonomètre 160^{mm}. A 11 heures, 1--^{mm}. La malade se sent un peu soulagée. Elle a, à midi, de vives douleurs, au tonomètre 200^{mm}. On fait inhaler 5 gouttes de nitrite d'amyle. A la suite, amélioration immédiate. A la suite, amélioration immédiate A 1 heure, au Tonomètre 170^{mm} ; la malade s'endort. A 4 heures de l'après-midi, Tonomètre 120^{mm}.

Le 6 novembre, la malade a dormi jusqu'à 5 h. 30. A 8 heures du matin, Tonomètre 90^{mm}. Bien-être.

Le 16 novembre au matin, violente crise avec vomissements. L'abdomen est ballonné.

> Matin 10 h. oo. Ton. 195 mm. Tétranitrate d'E rythrol o,oi.
> Après-midi 4 h. oo. Ton. 195 mm.
> 4 h. 45. Ton. 110 mm. Pas de douleurs.

Le 17 novembre, à 9 heures du matin. Ton. 150 mm.
A 9 heures et à 4 h. $\frac{1}{2}$, tétranitrate d'Erythrol 0,01.

Le 18 novembre, à 8 h. $\frac{1}{2}$ le matin, Ton. 150 mm.
A 4 heures de l'après-midi. Ton. 140 mm. Légères
douleurs persistantes. Poids du corps, 44 kilogrammes.

Le 19 novembre, à 8 h. 30 du matin. Ton. 150 mm.
Légères douleurs persistantes.

20 Novembre, à 9 heures du matin. Ton. 170 mm.
0,002 d'Eumydrine en injec-
tions sous-cutanées.

11 h. 30. Ton. 180 mm. Douleurs persistantes, violentes.

Après-midi 7 h. 00. Ton. 190 mm. Douleurs persistantes, violentes.

21 Novembre, 8 h. 30 du matin. Ton. 180 mm.
0,002 d'Eumydrine en injec-
tions sous-cutanées.

Après-midi 4 h. 00. Ton. 140 mm. Amélioration.

22 Novembre. — 8 h. 30 du matin. Ton. 100^{mm}.
Douleurs fulgurantes dans la jambe gauche.

22 Novembre, au matin. — Tonomètre 100^{mm}, sans
crise abdominale. Creux épigastrique très sensible à la
pression, ainsi que la fosse iliaque gauche, mais non la
fosse iliaque droite. Le malade se plaint de douleurs
pongitives au talon et aux orteils gauches. Le repos
de la nuit est troublé.

27 Novembre. — A 8 heures du matin. Tonomètre
140^{mm}. A 9 heures trente, début de violentes douleurs dans le ventre. Tonomètre 165 ^{mm}. Injection de
1 gramme d'eau stérilisée sans effet. Le soir, à 7 heures. Tonomètre 190^{mm}. On répète l'injection sans résultat.

28 Novembre. — La malade a pendant le jour des

douleurs fulgurantes dans la jambe gauche, pas de douleurs abdominales, au-dessous du genou gauche, plaque d'hypéresthésie grosse comme une pièce de 5 francs. Tonomètre 120^{mm}.

Les jours suivants, les douleurs varient d'intensité, de même la pression sanguine (120 à 190). L'Eumydrine se montre inefficace vis-à-vis des crises.

Du 29 novembre au 17 décembre, on injecte tous les deux jours 20 grammes de solution d'Iodipine à 25 pour 100. Ala cinquième injection, les crises deviennent plus rares, mais cependant ne cessent pas.

Des accès plus violents se produisent le 29 novembre, les 1er, 4, 7 et 14 décembre, puis les 20, 24, 27, 28, 30 et 31 décembre 1902, contre lesquels il faut faire des injections d'atropo-morphine.

La pression, les jours de crise, pendant les douleurs, est de 180 à 210^{mm}.

Le 16 décembre, presque aucun phénomène. Tonomètre 110^{mm}.

Le 29 décembre, de même. Tonomètre 90^{mm}.

Le 1er janvier, de même. Tonomètre 85^{mm}.

Du 2 au 8 janvier 1903, accès répétés ; les douleurs ne cessent pas, de même la pression ne s'abaisse pas complètement. Le 9 janvier, au matin: Pouls 100. Ton. 100^{mm}. Resp. 18. Poids du corps, 45 kil.

Le 2 janvier, on essaie pour la première fois d'administrer le Rhodan. On donne trois cuillerées à soupe d'une solution à 1,50 pour 150 d'eau, puis six cuillerées à soupe ou 1 gramme par jour. Administrée pendant huit jours, cette dose ne produit aucun effet, la malade sort le 28 janvier 1903 avec, au Tonomètre, une pression de 145^{mm}, des douleurs et un poids de 44 kil.

II. *Deuxième séjour dans le service*, du 2 juin au 31 décembre 1903.

Dans l'intervalle, la malade s'est souvent présentée. Les troubles étaient supportables ; ce n'est que dans certains paroxysmes qu'ils augmentaient au point de nécessiter le lit. Les crises (douleurs épigastriques rayonnant vers les épaules), duraient le plus souvent de un à deux jours, suivies de rémissions. Dans les derniers temps, leur violence augmentait au point d'exiger des injections de morphine. Il n'y a eu de vomissements que peu après la sortie, pas dans les derniers temps. Troubles prononcés dans l'émission des selles et des urines.

Actuellement, la malade a beaucoup maigri depuis sa sortie. L'artère radiale est sinueuse. Le pouls est de hauteur moyenne. Fréquence 92. L'artère brachiale est sinueuse.

Etat du cœur : pointe du cœur dans le cinquième espace intercostal sur la ligne mamelonnaire. Rien à la percussion. A la pointe du cœur, seulement, premier bruit dédoublé, deuxième bruit moyennement fort. A l'orifice pulmonaire, deuxième bruit fort ; le deuxième bruit à l'orifice aortique est clangoreux, perceptible sur le bord gauche du sternum jusqu'à la 5e côte.

L'abdomen est affaissé. Sensibilité notable de l'épigastre à la pression le long de l'aorte abdominale. Aux dires de la malade, de là partent des douleurs allant aux épaules et s'irradiant sur les côtés. Extrême sensibilité à la pression dans la région vésicale. Pour uriner, la malade doit faire de violents efforts. En arrière, depuis la 3ᵉ vertèbre thoracique jusqu'à la région sacrée, hypéralgésie (Fig. 1.).

Réflexes abdominaux conservés ; l'état nerveux par ailleurs n'est pas modifié.

Urines troubles, acides, contenant des traces de nucléo-albumine et de sérumalbumine ; pas de sucre ni de phosphates ; sédiment riche en cellules, pas de cellules rénales.

Le 2 juin, jour de l'entrée. Tonomètre 90ᵐᵐ. Pouls 92. Pas de douleurs.

Le 3 juin. Douleurs pendant le jour. Tonomètre 180ᵐᵐ. Pouls 96.

Le 4 juin. Un peu de sensibilité seulement. Tonomètre 135-140ᵐᵐ.

Le 5 juin, à 8 heures du matin, fortes douleurs. Tonomètre 200ᵐᵐ. A 10 heures, cessation des phénomènes. Tonomètre 125ᵐᵐ. A midi, augmentation des douleurs, qui, de nouveau, disparaissent l'après-midi. A 4 heures. nous trouvons au tonomètre 130ᵐᵐ. A 7 h. 45, nouvel accès. Au Tonomètre 190ᵐᵐ.

La malade prend deux fois 0 gr. 50 de Diurétine dans l'après-midi ; elle prend cette dose pendant dix jours sans succès, avec la plus grande répugnance. Les crises sont presque continues avec de faibles rémissions. Du 6 au 28 juin, dix frictions avec 2 grammes d'onguent gris. Comme sédatif des douleurs, on prescrit des suppositoires de belladone sans obtenir d'action particulière.

8 Juin. — Dermographisme avec pression sanguine élevée et légères douleurs ; forte rougeur au niveau des zones hypéralgésiées ; elle survient plus tôt et persiste

plus longtemps qu'au niveau des parties normales (par exemple à la main et à la cuisse).

12 Juin. — Dermographisme avec hypertension 185, et douleurs intenses ; la rougeur ne persiste que peu de temps et survient plus tardivement. Raies rouges dans le milieu, ourlées de blanc des deux côtés, et apparaissant d'une façon plus évidente dans la zone hyperalgésiée. L'hyperesthésie persiste même pendant la crise.

Pointe du cœur élargie, battant dans le 5ᵉ espace intercostal sur la ligne mamelonnaire. Les deux bruits du cœur sont forts, le premier est obscurci par un souffle bas. Au foyer d'auscultation du bruit pulmonaire, deuxième bruit tout à fait claquant (175^{mm} au tonomètre). Ce bruit est perceptible à droite jusqu'au bord gauche du sternum, et à gauche dans le deuxième et jusqu'au quatrième espace intercostal, surtout entre la ligne sternale et parasternale. Au niveau de l'aorte, souffle systolique ; le deuxième bruit est retentissant. Quand la pression s'élève, l'artère radiale est beaucoup plus sinueuse que lorsque la pression est basse.

Ce jour-là, on obtient les chiffres suivants :

Après-midi 8 h. 15. Pouls 96. Ton. 195 mm. Depuis 3 heures du matin, violentes douleurs à l'épigastre.

9 h. 00. Ton. 175 mm. Douleurs un peu moins fortes.

10 h.15. Pouls 96. Ton. 115 mm. Peu de douleurs.

10 h. 16. Ton. 145 mm.

10 h. 30. Ton. 135 mm.

4 h. 30. Pouls 92. Ton. 157 mm. A 4 h., suppositoire de belladonne. Douleurs à l'épigastre.

5 h. oo. Pouls »». Ton. 185 mm. Douleurs persistantes. Pointes de
feu.

17 Juin, 8 h. 45 du matin. Pouls 92. Ton. 165 mm.
Resp. 32. Fortes douleurs à
l'épigastre et aux deux épaules. Soulagement immédiat à
9 heures, après une courte inhalation de nitrite d'amyle.
Ton. 145 mm.

11 h. oo. Ton. 170 mm.

11 h. 30. Injection de 0,01 de morphine
et de 0,001 d'atropine.

Après-midi 1 h. oo. Vomissements.

1 h. 15. Pouls 120. Ton. 160 mm. Douleurs persistantes. Cyanose du
visage.

1 h. 20. Pouls 104. Ton. 180 mm. My-
driase, légères convulsions des
extrémités.

1 h. 30. Ton. 190 mm. Sommeil. Convulsions persistantes aux extrémités.

1 h. 45. Pouls 100. Ton. 190 mm.

2 h. oo. Pouls 88. Ton. 150 mm. Sommeil profond, pas de cyanose.

2 h. 15. Pouls 92. Ton. 160 mm. Cyanose. Sommeil.

3 h. 15. Ton. 175 mm. Vives douleurs à
l'épigastre.

4 h. 30. Pouls 124. Ton. 190 mm. Nausées. Pâleur surprenante du
visage, légères contractures
musculaires aux extrémités.

Le 18 juin, au matin, légers malaises : Pouls
Tonomètre 145^{mm}. Resp. 28. Le malade se plaint de pa-

resthésies dans les jambes (fourmillements, douleurs), et aussi dans les doigts. Troubles vésicaux intenses ; un léger attouchement de la région vésicale provoque de vives douleurs. Pression au tonomètre 145 à 135^{mm}.

Réflexe plantaire très intense. A droite, après dix secondes, première forte contracture ; après dix-sept, deuxième forte contracture. Après cela, encore une série de contractures plus faibles. En outre, la malade a une violente sensation de brûlure. A gauche, la première contracture survient dans un laps de temps de 4 secondes ; la deuxième dans un laps de 20 secondes. De ce côté aussi, violentes brûlures. Réflexe de Babinski positif à gauche. Dans la suite, essai d'administration de nitrite de soude à la dose de 0,50 pour 1,50. Action insuffisante sur la pression sanguine. Il faut faire appel à la morphine.

23 Juin 1903. — Depuis 4 heures du matin, vives douleurs. A 8 heures, 0,02 d'extrait de Belladone, sans succès.

9 h. 00. Ton. 200 mm. Injection de 0,02 morphine à cause des douleurs très fortes.

9 h. 30. Ton. 160 mm. Douleurs.

Après-midi 4 h. 00. Ton. 105 mm. Légères douleurs à l'épigastre et aux épaules.

Pendant le jour, 3 cuillères à soupe de nitrite de soude, 0,50 pour 150.

24 Juin, après une nuit tranquille :

Matin 8 h. 00. Ton. 110 mm. Pouls 68. Resp. 20. Quelques douleurs seulement.

8 h. 30. Ton. 95 mm. Élancements dans la jambe gauche.

> Après-midi 4 h. oo. Ton. 115 mm. Légères douleurs à l'épigastre, comme le matin.
>
> 5 h. oo. Ton. 160 mm. Début de violentes douleurs.
>
> 9 h. oo. Ton. 190 mm. Violentes douleurs. 0,02 de morphine en injection 4 cuillerées à soupe pendant la journée de nirtite de soude.

Le 27 juin, on commence la diète lactée absolue, suppression du nitrite de soude.

Le 28 juin au matin, crise, 190^{mm} au tonomètre. Pas d'action de la belladone ni du chloréthyle, o gr. 50. Injection de morphine.

29 juin, crise. Ton. 180. A 9 heures 1 gramme de chloréthyle. A 10 heures, Ton. 140. Amélioration pendant le jour. Après-midi à 4 heures, 140 au tonomètre. Le soir nouvelles douleurs. Ton. 160.

> 30 Juin, 9 heures du matin. Ton. 140 mm. Légères douleurs à l'épigastre et à l'épaule gauche.
>
> 9 h. 45. Ton. 110 mm. Légères douleurs à l'épigastre.
>
> Après-midi 4 h. oo. Ton. 165 mm. Douleurs modérées.
>
> 5 h. 30. Ton. 200 mm. Douleurs très violentes avec forte cyanose.

La malade rend une demie cuvette liquide teinté de sang. Matité cardiaque nettement élargie à gauche et à droite jusqu'à deux doigts du bord droit du sternum.

On essaie d'influencer la pression sanguine par l'intermédiaire du nez.

Cocaïnisation des cornets inférieurs du nez, des deux côtés, par une solution à 10 pour 100. Douleurs un peu diminuées cinq minutes après. Pression sanguine 175^{mm}. Matité cardiaque allant jusqu'au bord droit du sternum. Douze minutes après la cocaïnisation, pression sanguine 190^{mm}. La matité cardiaque va, à ce moment, jusqu'à un doigt en dehors du bord droit du sternum, à droite. Les douleurs ont un peu diminuées. A 6 h. 05, très violentes douleurs, nausées intenses. Tonomètre 208^{mm}. Injection de morphine, 0 gr. 02.

1er Juillet. — Dans l'après-midi, légères sensations douloureuses. Tonomètre 105-110^{mm}. Pouls 96. Respiration 24.

2 Juillet. La malade se plaint depuis le matin de douleurs épigastriques persistantes, intenses. Ton. 175-210 mm. L'examen de la muqueuse du nez démontre : une muqueuse colorée en rouge sang, surtout le cornet moyen gauche, la narine gauche tout entière est obstruée par le cornet moyen.

Première cocaïnisation du cornet moyen gauche.

11 h. 15. Pression sanguine : 210 mm. 7 minutes après : Ton. 185 mm. Les douleurs stomacales cessent. La matité cardiaque, pendant la crise, s'est de nouveau agrandie et présente des variations importantes. Légère cyanose. Grande sensibilité des cornets inférieurs et du cornet moyen gauche.

11 h. 29. *Deuxième cocaïnisation* du « tubercul septi gauche » et de tout le cornet inférieur.

Pendant la deuxième cocaïnisation, très forte sensibilité à la douleur. Immédiatement après la cocaïnisation, crise. 7 minutes après, disparition du gonflement, légère rougeur seulement du cornet inférieur. Après la cocaïnisation, persistance des douleurs. 11 h. 39. Ton. 195 mm.

Après-midi, 1 heure, 0,02 de morphine en injection. Pouls 90. Ton. 195 mm.

2 heures. Ton. 125 mm. Sommeil. Pas de douleurs.

3 h. 15. La malade qui, au cours de la demi-heure qui a suivi l'injection, n'a ressenti aucune douleur, perd tout à coup connaissance, se cyanose, et aux dires de l'infirmier la respiration resta suspendue. La langue prend hors de la bouche blanche l'écume. Sous l'influence de violentes excitations cutanées, la malade s'éveille en présentant de violentes contractures dans les bras et en exécutant de profonds mouvements respiratoires.

3 h. 30. Pouls 100. Ton. 165 mm. Sommeil.

4 h. 45 de l'après-midi. La malade est somnolente, se sent très faible, ne se plaint que de céphalalgie frontale, n'a pas d'autres douleurs, elle ne se souvient pas de la crise. Ton. 180 mm.

3 Juillet, le matin, pas de douleurs. Ton. 65 à 90^{mm}. L'examen du nez, à ce moment, montre des deux côtés les cornets inférieurs et moyens pâles, dégonflés, de même la muqueuse de la cloison est plus pâle. Le soir, tonomètre 150^{mm} avec des douleurs.

4 Juillet, 8 h. 30. Pouls 96. Ton. 155 mm. Respiration 28.

9 h. 30. Pouls 100. Ton. 205 mm. Resp. 24. Crise plus violente avec douleur à l'épigastre et aux épaules, nausées. Etat du nez avant la cocaïnisation : muqueuse du nez du côté droit à peine perceptible, fortement injectée, pas de gonflement. Le cornet inférieur gauche est fortement injecté et gonflé en totalité. Le « tuberculum septi » gauche n'est pas modifié, le cornet moyen, à sa partie antérieure, est fortement gonflé et visible ; sur la tranche, on voit un dépôt fibrineux.

Cocaïnisation du cornet nasal inférieur avec une solution de cocaïne à 20 pour 100. A 9 h. 58 du matin : Ton. 180 mm. Après la cocaïnisation, le cornet inférieur est très sensible, il est badigeonné en totalité avec une solution de cocaïne à 20 pour 100. Pendant la cocaïnisation : cyanose, matité du cœur allant jusqu'à la ligne parasternale droite (arrêt de la respiration).

10 h. 06. La muqueuse est rétractée à son maximum, à tel point que l'on voit nettement les contours de chaque formation. Cocaïnisation du cornet moyen gauche.

10 h. 11. Ton. 190 mm.

10 h. 16. Badigeonnage du cornet moyen, depuis le « tuberculum septi » du nez jusque dans le tiers gauche avec l'acide trichloracétique. Après la cautérisation, forte cyanose, arrêt de la respiration pendant quelques secondes, puis douleurs pongitives à l'épigastre et dans la région du cœur.

10 h. 19. Ton. 200 mm.

10 h. 32. Ton. 195 mm. Douleurs très vives.

10 h. 45. Injection de morphine 0,02.

11 h. 00. Cyanose. Arrêt de la respiration, légères contractions musculaires, matité cardiaque augmentée.

11 h. 05. Ton. 200 mm. Pouls 96. Disparition de la cyanose après respiration artificielle et inhalation d'oxygène.

11 h. 15. Pouls 90. Ton. 190 mm. Resp. 6 à 4. Sommeil.

11 h. 25. Sommeil. Respiration irrégulière.

11 h. 30. Courte inhalation d'oxygène.

11 h. 45. Ton. 170 mm. Sommeil.

5 Juillet. — La malade a dormi jusqu'à 5 h. 30. A 8 h. 15, fortes douleurs. Tonomètre 185^{mm}. Matité cardiaque s'étendant à droite jusqu'à la ligne droite parasternale, très variable. Injection de morphine 0 gr. 02. à la suite bien être. A 10 heures, tonomètre 175^{mm}.

6 Juillet, 9 h. 30. Très fortes douleurs. Ton. 215 mm. Pouls 104. Resp. 24. Réflexe plantaire très fortement diminué.

9 heures. Injection de 0,02 de morphine.

10 h. 45. Ton. 210 mm, douleurs très violentes.

A 7 h. 30 de l'après-midi, cyanose et arrêt de la respiration. Ton. 155 mm. Après massage du cœur et respiration artificielle, la malade revint à elle ; elle n'avait alors aucune sorte de douleur, elle dormit ensuite une heure.

A 9 h. 45 du soir. Mixture de belladone et morphine 0,01 à 0,02.

A 10 heures. Ton. 190 mm. Douleurs persistantes.

7 Juillet. — L'abdomen, particulièrement à gauche, à l'hypogastre, est très sensible. On sent pendant les accès l'aorte épigastrique battre d'une manière nette. Matité cardiaque étendue. Tonomètre 170^{mm}. La malade prend, à 10 h. 30 du matin, 2 grammes de choral. A 11 heures, sommeil tranquille. Le soir à 6 heures nouvelles douleurs violentes. Ton. 210. A 10 h. 15, 2 gr. chloral. Sommeil jusqu'à 4 h. ½.

9 Juillet. — La veille au soir, 1 gr. de chloral.
Matin   8 h. 00. Pouls 84. Ton. 140 mm. Rep. 24. Douleurs.

8 h. 45. Pouls 96. Ton. 170 mm. Resp. 24. Violentes douleurs. 2 gr. d'hydrate de chloral par la bouche.

11 h. 00. Pouls 88. Ton. 75 mm. Resp. 20. Sommeil.

Après-midi 12 h. 00. Pouls 86. Ton. 110 mm. Resp. 20. Pouls dépressible, artère radiale peu sinueuse.

12 h. 45. Eveillé, dit-il, par les douleurs ;
se rendort 10 minutes après.

1 h. oo. Pouls 92. Ton. 120 mm. Resp.
22. Réveillé par l'examen, prétend avoir des douleurs de
moyenne intensité.

4 h. oo. Pouls 96. Ton. 180. Resp. 24.
Nouvelles douleurs violentes.

5 h. 15. Ton. 180 mm. 2 gr. d'hydrate
de chloral.

6 h. oo. Ton. 140 mm. Sommeil inquiet.

7 h. oo. Ton. 95 mm. Sommeil tranquille.

9 h. 30. Ton. 90 mm.

12 Juillet. — Depuis 8 h. 30, douleurs.
Matin   8 h. 45. Pouls 84. Ton. 175 mm. Resp.
26.

11 h. 15. Pouls 92. Ton. 190 mm. Injection sous-cutanée de morphine et d'atropine.

11 h. 45. Ton. 190 mm. Sommeil tranquille.

12 h. 15. Pouls 88. Ton. 195 mm. Resp.
10. Sommeil. Cyanose, respiration irrégulière, ralentie,
tremblement musculaire.

1 h. oo. Pouls »». Ton. 180 mm. Réveil sans douleurs.

4 h. oo. Ton. 180 mm. Légères contractions musculaires, pas de douleurs abdominales.

Dans les quatorze jours qui suivent, les crises persistent d'une façon permanente avec seulement de faibles rémissions. On essaie de nouveau le nitrite de soude
à doses doubles de celles administrées précédemment ;
on donne en outre la morphine et la belladone.

28 Juillet. — On fait un essai de faradisation de la peau du ventre. La pression sous cette influence tombe de 185^{mm}, au tonomètre, à 140^{mm}, et la malade se sent soulagée.

29 Juillet. — La malade a, avant la faradisation, 175^{mm}, 15 minutes après la faradisation 130^{mm} ; dans l'après-midi, la pression varie de 185 à 140^{mm}. Poids du corps, 44 kilogrammes.

Dans les derniers jours, on emploie la faradisation combinée aux bains tièdes, les accès sont seulement abrégés. Le 7 août, pourtant, survient une crise avec une pression de 200^{mm}. La thérapeutique farado-cutanée est dès lors infructueuse. La crise est traitée par la morphine. Les troubles du côté de la vessie ont augmenté. La malade prend de l'urotropine.
Les troubles du côté de la vessie sont augmentés. La malade prend de l'Urotropine.

Jusqu'au 31 août, crises persistantes typiques. Ces jours-là, la pression la plus élevée, le 20 août, atteint 215^{mm}.

Le 31 août au matin. Tonomètre 95^{mm}. Pouls 84. Respiration 20. Pas de douleurs. L'après-midi, à 4 heures, nouvel accès. Tonomètre 190^{mm}.

3 Septembre 1903, 1 heure du matin. Injection de morphine et d'atropine.
     8 h. 00. Pouls 90. Ton. 190 mm. Depuis la nuit, douleurs violentes persistantes.
     11 h. 00. Pouls 80. Ton. 175 mm. Injection sous-cutanée d'atropomorphine.

11 h. 15. Pouls »». Ton. 175 mm. Disparition des douleurs, sensibilité à la pression diminuée.
11 h. 30. Pouls 90. Ton. 200 mm. La
sensibilité épigastrique à la
pression fait défaut. Pas de
douleurs.

Le soir, nouvelles douleurs ; à 6 heures. injection comme ci-dessus. 6 h. 15, légères douleurs. Ton. 185^{mm}.

9 Septembre 1903, 8 heures du matin. Pouls 96. Ton.
120 mm. Resp. 24. Légères
douleurs.

Après-midi 4 h. 00. Pouls 96. Ton. 225. Resp. 24.
Violentes douleurs épigastriques et aux épaules.
5 h. 00. 0,01 en injection sous-cutanée.
5 h. 15. Ton. 180 mm. Diminution des
troubles.

Soir   7 h. 00. Ton. 170 mm.
9 h. 30. Ton. 125 mm.
11 Septembre. — La nuit auparavant, quelques douleurs vésicales seulement.
Matin   9 h. 00. Pouls 92. Ton. 130 mm. Resp.
16.
Après-midi 12 h. 00. Ton. 200 mm. Fortes douleurs
épigastriques.   Injection de
morphine et d'atropine (0,01,
0,001).
12 h. 30. Ton. 220 mm. Augmentation
des douleurs. Nausées.
4 h. 00. Morphine 0,01 à cause des douleurs persistantes.
6 h. 00. Ton. 200 mm. Violentes douleurs.

14 Septembre, 10 heures matin. Pouls 76. Ton. 105
mm. Pas de douleurs.
Après-midi 12 h. 00. Ton. 180 mm. Violentes dou-

leurs. Bain de 28° d'une durée de 10 minutes.

12 h. 10. Pouls 72. Ton. 90 mm. Diminution importante des douleurs.

4 h. 00. Ton. 175 mm. Fortes douleurs épigastriques et aux épaules.

17 Septembre, 8 h. 15 du matin. Ton. 190 mm. Depuis 4 heures du matin, douleurs épigastriques et aux épaules. Atropine et morphine en injection sous-cutanée.

9 h. 00. Ton. 150 mm. Diminution des douleurs.

11 h. 30. Ton. 175 mm. Augmentation des douleurs; 0,01 de morphine.

Après-midi 12 h. 00. Ton. 150 mm. Diminution des douleurs.

4 h. 00. Ton. 175 mm. Fortes douleurs épigastriques et aux épaules.

5 h. 15. Ton. 155 mm. Douleurs modérées.

5 h. 30. Ton. 155 mm. Bain à 28°. Pas de douleurs.

5 h. 45. Ton. 165 mm. Après le bain, pas de douleurs.

18 Septembre, 9 heures matin. Ton. 150 mm. Légers malaises.

9 h. 15. Ton. 180 mm. Violentes douleurs.

10 h. 30. Morphine 0,02. Pas de douleurs dans l'après-midi.

Après-midi 4 h. 45. Ton. 135 mm. Pas de douleurs.

19 Septembre, 8 h. 30 matin. 0,02 de morphine à cause de violentes douleurs.

10 h. 00. Ton. 165 mm. Sommeil sans

douleurs. L'après-midi, pas de douleurs.

Après-midi 5 h. 01. Ton. 115 mm. avant le bain.
5 h. 30. Ton. 160 mm. Dans le bain, douleurs.

Pendant tout le mois de septembre, crises, avec pression s'élevant à 215^{mm} au tonomètre ; pas de journée sans crise ; rémissions le plus souvent amenées artificiellement.

1er Octobre 1903. — Depuis le 29 septembre, pas de selle, prise de nourriture insignifiante. La malade a eu le soir, auparavant, à 9 heures, une injection de morphine ; elle a bien dormi jusqu'à 6 heures du matin.

Matin 9 h. 00. Pouls 96. Ton. 180 mm. Resp. 20. Pas de douleurs.

9 h. 30. Pouls 128. Ton. 195 mm. Grande excitation. Veut être absolument soulagée.

10 h. 00. Ton. 145 mm.

11 h. 00. Ton. 170 mm. Pas de douleurs.

Après-midi 12 h. 00. Pouls 80. Ton. 170 mm. Des douleurs épigastriques et au tour des épaules apparaissent.

12 h. 10. Pouls 100. Ton. 180 mm. Violentes douleurs, surtout à l'épigastre.

12 h. 19. Pouls 100. Ton. 210 mm. Augmentation de ces douleurs. Nausées.

12 h. 25. Pouls 100. Ton. 190 mm. Douleurs persistantes. Nausées.

12 h. 35. Ton. 210 mm. Idem.

12 h. 51. Pouls 92. Ton. 200. Idem.

12 h. 55. Pouls 100. Ton. »». Injection de morphine.

> 12 h. 58. Pouls »». Ton. 180 mm.
> 1 h. 00. Pouls 92. Ton. 190 mm.
> 1 h. 08. Pouls 84. Ton. 140. Sommeil.
> Légères douleurs.
> 1 h. 30. Pouls 88. Ton. 160 mm.
> 2 h. 15. Pouls 80. Ton. 170 mm. Légères douleurs.
> 4 h. 00. Pouls 80. Ton. 180 mm. Douleurs minimes. Bien-être relatif.
> 5 h. 00. Pouls 84. Ton. 130 mm. Troubles vésicaux. Évacuation d'un litre d'urines troubles, acides, sans albumine. Poids spécifique 1,010.
> 9 h. 00. Pouls 88. Ton. 130 mm.

Le malade prend trois fois par jour, par le rectum, 0,50 d'iodure de potassium. Ce jour-là, les températures axillaires et rectales furent prises et donnèrent :

A 11 h. du matin, à l'aisselle	$36°$;	au rectum,	$37°1$.
1 h. après-midi	»	$36°1$;	»	$37°2$.
2 h. »	»	$36°$;	»	$37°1$.
4 h. »	»	$36°$;	»	$37°1$.
6 h. »	»	$36°2$;	»	$36°8$.
8 h. »	»	$36°6$;	»	$37°3$.

4 Octobre. — A minuit 15, la malade reçoit une injection de 0,02 de morphine. Depuis 5 heures du matin, violentes douleurs épigastriques et aux épaules, surtout à gauche ; légères douleurs vésicales.

Matin 8 h. 19. Ton. 200 mm.

> 8 h. 23. Pouls 100. Ton. 200 mm. Injection de 1 litre de sérum physiologique.
> 8 h. 40. Pouls 100. Ton. 190 mm. Mêmes douleurs.

8 h. 44. Injection de 0,02 de morphine.

8 h. 45. Pouls 92. Ton. 200 mm.

8 h. 49. Ton. 190 mm. Légères douleurs.

8 h. 56. Ton. 130 mm. Légères douleurs.

10 h. 00. Ton. 130 mm. La malade s'assoupit.

10 h. 21. Pouls 88. Ton. 120 mm. Douleurs minimes uniquement à l'épigastre.

6 Octobre, 8 heures du soir. Pouls 104. Ton. 190 mm. 1 centigramme de morphine en injection sous-cutanée ; à 9 h., à cause de douleurs plus violentes, encore 0,005 d'Héroïne, à l'intérieur.

10 h. 45. Ton. 160 mm.

11 h. 00. Apparition de violentes douleurs.

7 Octobre, à 3 h. 18 du matin. Pouls 96. Ton. 240 mm. Le malade est cyanosé, sans connaissance et ne réagit pas aux excitations.

3 h. 20. Injection de 0.01 de morphine.

3 h. 20. Pouls 100. Ton. 180 mm. Pendant 5 minutes, de nouveau, cyanose, respiration suspendue ; pas de réactions, contractions des muscles de la main.

3 h. 30. Pouls 92. Ton. 185 mm. Resp. 4. De nouveau, cyanose s'accompagnant des phénomènes déjà décrits.

3 h. 37. Pouls 108. Ton. 190 mm. Resp. 10. La cyanose diminue. Pas de modifications par ailleurs.

3 h. 45. Pouls 92. Ton. 160 mm. Resp. 8. Contractions musculaires aux extrémités inférieures. Paupières fermées. Quand on les ouvre les pupilles se dilatent.

3 h. 48. Pouls 88. Resp. 4. Répond aux questions. Disparition de la cyanose, légères douleurs épigastriques, contractions musculaires persistantes.

3 h. 55. Pouls 96. Ton. 150 mm. Resp. 4. Nouvelle cyanose. Pas de réaction à la piqûre d'une épingle, contractions pendant 4 minutes.

4 h. 00. Pouls 104. Ton. 160 mm. Resp. 4.

4 h. 10. Pouls 98. Ton. 130 mm. Resp. 4. Diminution de la cyanose.

4 h. 15. Pouls 84. Ton. 140 mm. Resp. 2. Cyanose.

4 h. 17. Pouls 100. Ton. 150 mm. Resp. 5. Cyanose. Pas de réaction aux piqûres, mais réagit à la pression des points sensibles de l'abdomen pendant une profonde respiration.

4 h. 20. Pouls 100. Ton. 160 mm. Resp. 4.

4 h. 24. Pouls 96. Ton. »». Resp. 18. Plus de cyanose; répond aux questions.

4 h. 30. Pouls 96. Ton. »». Resp. 24.

4 h. 33. Pouls 104. Ton. »». Resp. 1. Forte cyanose pendant 2 min.

4 h. 45. Pouls 90: Ton. 140 mm. Resp. 34. Pas de cyanose. Intelligence lucide. Prend du thé.

4 h. 55. Pouls 96. Ton. 145 mm. Resp. 2. De nouveau, cyanose pendant 2 minutes.

5 h. 00. Pouls 100. Resp. 12. S'assoupit sans cyanose. ,

5 h. 50. Pouls 108. Resp. 9. Parle. Confusion au réveil.

6 h. 15. Ton. 140 mm. Dort jusqu'au matin. ,

9 Octobre. — Depuis 6 heures du matin, crises de douleurs violentes à l'épigastre et aux épaules ; de même dans le bas-ventre, des deux côtés.

7 h. 15. Pouls 108. Ton. 230 mm. La radiale des deux côtés est très dure et très fortement sinueuse.

7 h. 18. Ton. 225 mm.

7 h. 20. Injection de 0,01 de morphine.

8 h. 00. Ton. 130 mm. Légères douleurs. Pouls 84. Les lavements iodés sont suspendus.

10 Octobre, 8 h. 30 du matin. Pouls 90. Ton. 170 mm. Douleurs épigastriques et entre les omoplates.

9 h. 30. Ton. 205 mm. Vives douleurs aux mêmes endroits.

9 h. 45. Pouls 120. Ton. 215 mm.

10 h. 00. Pouls 114. *Première injection épidurale* d'un cent. cube de solution de NaCl 0,02 et cocaïne 0,01 pour 10 d'eau distillée.

10 h. 05. Ton. 195 mm. Resp. 20.

10 h. 12. Pouls 88. Ton. 190 mm.

10 h. 23. Ton. 190 mm. Douleurs épigastriques identiques ; douleurs moins fortes aux épaules.

10 h. 37 Pouls 96. Ton. 190 mm. Epigastre légèrement sensible à la pression.

10 h. 50. Pouls 76.

11 h. 30. Ton. 110 mm. Légères douleurs épigastriques. Pas de douleurs dans les épaules.

11 h. 35. Pouls 80. Ton. 150 mm.

11 h. 37. Ton. 120 mm.

11 h. 38. Ton. 150 mm. Les douleurs sont plus violentes pendant les menstrues.

11 h. 50. Pouls 78. Ton. 210 mm.

11 h. 55. Pouls 116. Ton. 210 mm. Vives douleurs.

Après-midi 12 h. 58. Injection de 0,02 de morphine.

12 h. 30. Pouls 96. Ton. 170 mm. Resp. 6. Sommeil.

3 h. 30. La malade se plaint d'avoir la respiration courte.

3 h. 40. Pouls 116. Ton. 120 mm. Resp. 10. Crise de forte cyanose. Perte de connaissance.

3 h. 44. Pouls 100. Ton. 130 mm. Resp. 12. Réveillé par une sensation d'oppression épigastrique.

3 h. 54. Pouls 84. Ton. 140 mm.

4 h. 45. Pouls 92. Ton. 135 mm. Presque pas de douleurs, mais céphalalgie temporale. Le soir, lavement huileux.

11 Octobre, 8 heures du soir. Pouls 90. Ton. 160 mm. Resp. 30. Douleurs.

10 h. 00. Ton. 215 mm.   Violentes douleurs ; à 10 h 20, 2 gr. de
chloral, par le rectum.

10 h. 30. Ton. 200 mm.

11 h. 10. Ton. 190 mm. 0,01 de morphine en injection sous-cutanée.
Seulement alors sommeil.

8 h. 30. Pouls 102. Ton. 160 mm. Douleurs épigastriques et aux 2
épaules.

12 Octobre, 9 h. 30 matin. *Deuxième injection épidurale* de cocaïne à 0,01 pour
100.

9 h. 33. Pouls 96. Ton. 190 mm. Resp.
32.

9 h. 55. Pouls 92. Ton. 195 mm.

10 h. 12. Ton. 170 mm. Légère diminution des douleurs.

10 h. 30. Pouls 88. Ton. 160 mm. Resp.
28.

10 h. 40. Ton. 210 mm. Vives douleurs.

10 h. 45. Ton. 190 mm. Dans l'après-midi, 0,02 de morphine en injection sous-cutanée. Vomissements, violentes douleurs et
inquiétude.

13 Octobre, 8 h. 30 matin. Pouls 96. Ton. 135 mm.
Resp. 16. Sommeil.

11 h. 45. Pouls 92. Ton. 190 mm. Vives
douleurs épigastriques et aux
épaules.

11 h. 50. Injection de 0,02 de morphine.

Après-midi 2 h. 00. Pouls 80. Ton. 120 mm. Légers
troubles.

6 h. 15. Ton. 160 mm. Légères douleurs
stomacales.

14 Octobre. — Depuis 5 heures du matin, douleurs.

8°h. 30. Pouls 92. Ton. 190 mm. Resp. 28.

8 h. 45. Pouls 80. Ton. 175 mm. Resp. 24.

Troisième injection épidurale d'un cent. cube de cocaïne (même solution que plus haut).

9 h. 00. Ton. 190 mm. Vives douleurs.

9 h. 15. Ton. 220 mm.

9 h. 30. Ton. 220 mm.

9 h. 45. Ton. 190 mm. La malade se tourne et se retourne.

10 h. 00. Ton. 200 mm. Vomissements. Depuis le dernier hiver, pour la première fois, douleurs en ceinture.

10 h. 15. Ton. 180 mm.

11 h. 00. Ton. 165 mm. 0,02 de morphine en injection.

Après-midi 1 h. 00. Pouls 108. Ton. 200 mm. Très vives douleurs à l'épigastre, aux omoplates, des deux côtés de la poitrine et des vertèbres lombaires.

3 h. 45. Pouls 88. Ton. 150 mm. Disparition des douleurs. La malade est tranquille sur son lit.

5 h. 00. Pouls 96. Ton. 180 mm. Douleurs de faible intensité.

5 h. 45. Pouls 96. Ton. 175 mm. Douleurs persistantes.

6 h. 15. Pouls 88. Ton. 170 mm.

8 h. 00. Ton. 180 mm. A cause des douleurs, 0,02 de morphine.

Minuit. Pouls 96. Ton. 150 mm. Resp. 14. Légères douleurs épigastriques et aux épaules. Paresthésies plantaires. Douleurs temporales, anxiété ; pas de sommeil.

15 Octobre.— La malade n'est pas débarrassée de ses douleurs, elle a une crise de douleurs en ceinture. Pendant la crise, les segments dorsaux inférieurs sont très hyperesthésiés. Prurit étendu à tout le corps, particulièrement à la plante des pieds. Le soir, à 6 heures : Pouls 82. Ton. 140 mm. Sommeil pendant la nuit. (Voir figure 2.)

16 Octobre, 6 heures matin. Pression 90 mm.

8 h. 00. Pouls 84. Ton. 100 mm.

8 h. 30. Pouls 84. Ton. 110 mm. Au réveil seulement quelques légères sensations à l'épigastre et aux épaules, elles durent jusqu'à 11 h. 30, puis violentes douleurs en ceinture.

11 h. 45. Pouls 92. Ton. 180 mm.

Après-midi 12 h. 30. Pouls 100. Ton. 160 mm.

12 h. 35. Ton. 150 mm.

2 h. 30. Pouls 80. Ton. 180 mm.

2 h. 45. 0,02 de morphine en injection.

3 h. 00. Pouls 76. Ton. 125 mm. Légères douleurs en ceinture.

3 h. 05. Pouls 80. Ton. 125 mm.

3 h. 20. Pouls 74. Ton. 130 mm.

3 h. 30. Pouls 76. Ton. 100 mm. Pas de douleurs.

3 h. 35. Pouls 72. Ton. 105 mm.

3 h. 55. Ton. 155 mm.

4 h. 00. Ton. 130 mm.

4 h. 20. Ton. 150 mm.

5 h. 00. Ton. 130 mm.

5 h. 45. Ton. 155 mm.

10 h. 00. Pouls 88. Ton. 145 mm. Douleurs minimes à l'épigastre,

passagères à la région du foie ; strangurie.

17 Octobre. — Depuis minuit, sommeil.

8 h. 30. Pouls 80. Ton. 135 mm.

8 h. 45. Ton. 130 mm. Légères douleurs en ceinture.

10 h. 00. *Quatrième injection épidurale* de 10 cmc d'une solution de 0,01 de cocaïne pour 100 gr. d'eau.

10 h. 03. Ton. 130 mm.

10 h. 30. Ton. 145 mm. Douleurs en ceinture.

10 h. 55. Pouls 76. Ton. 145 mm.

11 h. 10. Pouls 80. Ton. 190 mm. Violentes douleurs vésicales, ainsi qu'aux épaules, à la ceinture et au sacrum.

11 h. 25. Ton. 195 mm. Injection de morphine et d'atropine.

11 h. 35. Ton. 105 mm. Violentes douleurs.

11 h. 45. Pouls 96. Ton. 205 mm.

11 h. 55. Ton. 205 mm.

Après-midi 12 h. 10. Pouls »». Ton. 210 mm.

12 h. 15. Pouls 102. Ton. 220 mm. Très violentes douleurs.

12 h. 35. Ton. 170 mm. Faibles douleurs en ceinture.

12 h. 45. Pouls 96. Ton. 145 mm.

1 h. 10. Ton. 160 mm.

3 h. 40. Ton. 130 mm. Bien-être.

4 h. 10. Ton. 155 mm. Légères douleurs épigastriques.

4 h. 20. Ton. 140 mm.

4 h. 30. Ton. 130 mm.

18 Octobre. — Nuit tranquille. A 6 heures du matin, réveil avec de légères douleurs. A 9 h. 30, crises de douleurs avec au tonomètre 195^{mm}. Pouls 88. Respiration 30. A 11 heures, injection de o gr. 02 de morphine. Soulagement pendant le jour. Pression de 175 à 145^{mm}..

19 Octobre, 5 heures matin. Pouls 112. Ton. 200 mm. Violentes douleurs épigastriques et en ceinture, 0,02 de morphine.

5 h. 20. Ton. 170 mm.

8 h. 00. Pouls 102. Ton. 190 mm. Resp. 26. Violentes douleurs. 0,01 de morphine.

9 h. 15. Ton. 150 mm. Peu de douleurs.

10 h. 15. Pouls 114. Ton. 215 mm. Violent accès. 0,02 de morphine.

10 h. 30. *Cinquième injection épidurale de 5 cmc de cocaïne à 0,01 p. 10* pendant des douleurs très violentes et de fortes contractions musculaires. Abdomen rétracté en bateau.

10 h. 35. Essai d'une inhalation de nitrite d'amyle.

10 h. 45. Pouls 126. Ton. 170 mm. Crise d'éclampsie. Dilatation du cœur avec cyanose intense, grincements de dents, écume hors de la bouche.

10 h. 46. Ton. 180 mm. Cessation de la respiration.

10 h. 50. Pouls 132. Ton. 180 mm. Même état.

11 h. 05. Pouls 96. Ton. 120 mm. Resp. 44. Intelligence tout à coup li-

bre. Pas de douléurs. Bien-
être.

11 h. 12. Pouls 102. Ton. 120 mm. Resp.
30.

11 h. 15. Ton. 175 mm. Crampes. Cyanose. Cessation de la respiration.

11 h. 30. Pouls 96. Ton. 110 mm. L'intelligence est de nouveau lucide. Douleurs de tête.

11 h. 32. Ton. 135 mm.

11 h. 35. Ton. 145 mm.

11 h. 37. Ton. 185 mm. Augmentation
des douleurs, puis tout de
suite perte de connaissance,
cyanose, ralentissement de la
respiration.

11 h. 40. Pouls 100. Ton. 185 mm.

11 h. 45. Ton. 165 mm. La cyanose diminue.

11 h. 48. Ton. 145 mm.

11 h. 50. Pouls 96. Ton. 130 mm. Intelligence toujours lucide.

11 h. 54. Ton. 140 mm. Sommeil.

11 h. 56. Ton. 145 mm. Sommeil.

Après-midi 12 h. 00. Ton. 160 mm.

12 h. 05. Ton. 150 mm.

12 h. 50. Ton. 180 mm. Cyanose.

12 h. 52. Pouls 92. Ton. 190 mm. Resp.
16. Sommeil.

1 h. 30. Pouls 84. Ton. 175 mm. Resp.
16.

1 h. 45. Ton. 215 mm.

1 h. 50. Pouls 100. Ton. 200 mm. Resp.
16.

1 h. 55. Pouls 104. Ton. 195 mm. Ronflement.

2 h. 10. Pouls 104. Ton. 145 mm. Resp. 24.

3 h. 25. Pouls 96. Ton. 175 mm. Resp. 24. Sommeil.

6 h. 00. Ton. 165 mm. Légères douleurs en ceinture.

9 h. 15. Hydrate de chloral.

20 Octobre, 1 heure du matin, 1 gr. 50 de chloral.

8 h. 30. Pouls 90. Ton. 145 mm. Resp. 24. Dort depuis 5 heures.

11 h. 45. Pouls 96. Ton. 190 mm. Resp. 26. Douleurs en ceinture très violentes.

Après-midi 12 h. 05. 3 gr. de chloral par le rectum ; ils ne sont gardés qu'en partie.

12 h. 30. Pouls 84. Ton. 100 mm. Resp. 20.

12 h. 34. Pouls 84. Ton. 95 mm.

3 h. 35. Ton. 140 mm. Nouvelles douleurs. 0,01 de morphine.

21 Octobre, 8 h. 05 matin. Pouls 90. Ton. 170 mm. Fortes douleurs à l'épigastre, douleurs en ceinture et aux épaules.

8 h. 45. Pouls 96. Ton. 200 mm.

9 h. 20. 3 gr. de chloral par le rectum ; ils ne sont gardés qu'en partie.

9 h. 45. Pouls 108. Ton. 195 mm. Artère radiale très sinueuse.

10 h. 05. Ton. 195 mm. Morphine 0,01.

10 h. 20. Pouls 92. Ton. 150 mm. Légères douleurs.

Après-midi 4 h. 45. Pouls 76. Ton. 90 mm. Légères douleurs autour de la ceinture et dans les muscles scapulaires. Artère radiale presque flasque, peu sinueuse.

Les jours suivants, continuation de la période de crises.

Le 25 octobre, on essaie le nitrite de soude à 1 pour 150. Cinq cuillerées à soupe par jour. L'effet est presque nul, pendant l'état douloureux, sur la pression et sur les autres phénomènes.

Quand il se produit une action, elle est seulement passagère, c'est-à-dire que la chûte de pression est de courte durée, et suivie d'une élévation considérable. C'est ce que montre l'observation, le 27 octobre. La malade le matin, presque exempte de douleurs, avait pris, à 8 h. 40, une cuillerée à soupe de solution de nitrite de soude, tonomètre 85^{mm}; à ce moment, elle n'éprouvait aucune douleur. A 9 h. 45, deuxième cuillère; à 10 heures, la pression est de 75^{mm}. A 11 h. 20, début de légères douleurs à l'épigastre; pression 120^{mm}. Là-dessus, deux cuillères à soupe de solution, puis l'état reste supportable. A 4 heures, de nouvelles douleurs s'installent. Une cuillère à soupe du médicament reste sans effet. A 4 h. 15, pression 220^{mm}; violente crise de vomissements. 0 gr. 01 de morphine en injection sous-cutanée. A 4 h. 30, pression 175^{mm}, douleurs persistantes. A 5 h. 15 de l'après-midi, 0 gr. 01 de morphine. A 5 h. 20, pression 180^{mm}, les douleurs persistent. Le soir, 2 grammes d'hydrate de choral.

Du 28 octobre au 8 novembre, dix cuillères à soupe par jour de la mixture suivante : nitrite de soude, 1 ; nitrate de soude, 5 grammes ; bicarbonate de soude, 10 ; eau distillée, 150.

Pas d'influence persistante sur la pression sanguine et sur les douleurs.

11 Novembre, 8 heures matin. Pouls 90. Ton. 145
mm. Douleurs modérées.

8 h. 45. Ton. 165 mm.

11 h. 00. Ton. 135 mm. Après un bain
chaud de 28° R.

Après-midi 3 h. 00. Pouls 88. Ton. 170 mm. Violentes douleurs. 0,01 de morphine et 0,01 d'atropine en injection.

3 h. 45. Ton. 145 mm. Disparition des douleurs.

4 h. 15. Pouls 86. Ton. 120 mm. Le malade se sent bien. Il est cependant cyanosé, la respiration est ralentie (12), légèrement entrecoupée.

5 h. 15. Ton. 120 mm. Amélioration.

6 h. 30. Ton. 110 mm. Bien-être.

Les jours suivants, l'état de crise est presque continuel. Thérapeutique : bains chauds, faradisation, injection d'atropine et de morphine.

17 Novembre, 8 heures matin, bain chaud.

9 h. 15. Pouls 90. Ton. 145 mm. Resp. 20. Légères douleurs.

11 h. 30. Pouls 96. Ton. 215 mm. Resp. 12. Violentes douleurs : 0,01 de morphine et 0,001 d'atropine.

Après-midi 4 h. 15. Pouls 78. Ton. 115 mm. Resp. 20. Légères douleurs.

4 h. 30. Effleurage du ventre.

4 h. 45. Pouls 80. Ton. 110 mm. Resp. 20.

5 h. 30. Pouls 96. Ton. 195 mm. Apparition des douleurs.

7 h. 30. Pouls 88. Ton. 235 mm. Resp. 22. Très vives douleurs épi-

gastriques et aux épaules, douleurs en ceinture. Artère radiale très dure et fortement
sinueuse.   Morphine   0,02,
atropine 0,001.

7 h. 31. Pouls 100. Ton. 210 mm. Resp.
24.

7 h. 33. Pouls 112. Ton. 210 mm. Resp.
20.

7 h. 35. Pouls 112. Ton. 205 mm. Resp.
18.

9 h. 00. Pouls 88. Ton. 130 mm. Resp.
20. Légères douleurs.

Du 18 novembre au 19 décembre, même tableau de
crises permanentes avec pression s'élevant jusqu'à 210.
Dans la nuit du 18 au 19 décembre 1903, forte crise persistante. A minuit : Pouls 108. Tonomètre 200^{mm}. Respiration 8. Injection de chlorhydrate de morphine,
0 gr. 02. Atropine 0,001.

19 Décembre, au matin. Pouls 124. Tonomètre 200^{mm}.
Respiration 22. La malade est très excitée, a une sensation d'angoisse, réclame ses parents, délire, demande
constamment de l'eau froide. Visage et mains cyanosés.
Souffle aortique intense, artère radiale dure et fortement
sinueuse. Contractures des extrémités, vomissements, pas
de douleurs aux dires de la malade.

Vers 11 heures du matin, la malade se repose. Pouls
90. Ton. 115^{mm}. Resp. 36. Elle réclame ses parents, son
visage est encore cyanosé. L'artère radiale est affaissée,
peu sinueuse. La malade ne vomit plus, ses contractures ont cessé. Elle n'a pas de douleurs ; elle fait sous
elle. A 4 heures de l'après-midi : Pouls 90. Ton. 160^{mm}.

Resp. 32. La malade est tranquille, apathique, encore cyanosée, se plaint de légères douleurs dans la région de l'estomac, pas de douleurs en ceinture.

A 6 h. 30, apathie, écume hors de la bouche, vomissements, pas de douleurs. Pouls 96. Ton. 190^{mm}. Resp. 24. Dans l'urine, nucléo et séro-albumine, pas de sucre.

Le 20 décembre, la malade est très apathique, cyano-sée ; comme elle est très inquiète, on lui fait encore, à cause de se douleurs, deux injections de morphine. Tonomètre 180-190^{mm}.

Le 21 décembre. Tonomètre 140-165^{mm}. Cyanose persistante. Douleurs légères. Pas d'injection.

Le 22 décembre au matin, 8 heures : Pouls 108. Tonomètre 120^{mm}. Respiration 20. La malade dort, est tranquille, cyanosée, n'a que quelques douleurs en ceinture, et une sensation de froid ; elle fait sous elle.

6 heures du soir. Pouls 96. Ton. 95^{mm}. Respiration 24. Pas de douleurs. Artère radiale tout à fait flasque, presque pas sinueuse. La malade sue beaucoup. Le 23 décembre 1903 : Pouls 96. Ton. 85 à 125^{mm}. Resp. 24 à 26. Pas de douleurs.

De même les jours suivants.

Le 27 décembre, léger accès avec augmentation de pression, 160 à 170^{mm}. Douleurs en ceinture. Nausées.

29 Décembre. — Coryza, augmentation de la température 37°6. Pas de phénomènes critiques. Aspirine, deux prises d'un gramme.

30 Décembre. — La malade se plaint de douleurs fulgurantes dans les deux jambes, d'une telle violence que tout son corps en est secoué. Pas de douleurs en ceinture, ni épigastriques ; pas de douleurs scapulaires.

Sensation de froid. Fortes sueurs. Pouls 96. Tonom. 100^{mm}. Respiration 20.

31 Décembre 1903. — La malade sort sur sa demande de expresse. Elle a ,à ce jour, encore de légères douleurs fulgurantes, pas de phénomènes abdominaux. Le matin : Pouls 120. Ton. 125^{mm}. Resp. 24.

Troisième séjour dans le service, du 17 au 31 mai 1904.

Lorsque la malade quitta le service, elle était très faible ; elle dut rester au lit quatre semaines. Elle n'eut cependant aucun malaise.

Après ce temps, survinrent des douleurs paroxystiques dans la région sacrée, semblables à celles qui s'étaient produites pendant le séjour dans le service, mais cependant de bien moindre intensité. Les douleurs prenaient la forme de coliques, de brûlures. Pas d'autres troubles.

Le 21 mars 1904, apparition des menstrues qui, depuis deux ans, avaient disparu. Huit jours avant ce retour des règles, la malade remarqua un certain gonflement et une certaine bouffissure de tout son corps, y compris le visage. Ce gonflement ne paraît pas avoir été de nature œdémateuse, car il était élastique et n'avait pas une consistance pâteuse. Sur le conseil d'une vieille femme, la malade prit, pendant huit jours, un bain de siège de 20 minutes de durée, aussi chaud qu'elle pouvait le supporter. Après quatre jours de bains, survinrent des douleurs d'abord faibles, puis ensuite plus fortes, dans tout l'abdomen et surtout dans la région de l'estomac, s'irradiant vers les épaules. Malgré cela, la malade continua ce traitement. Les douleurs devinrent de plus en plus intenses, jusqu'au 21 mars, jour où les menstrues apparurent, puis les douleurs diminuèrent et finalement disparurent.

Le 15 avril 1904, deuxième menstruation. Cette fois, pas de gonflement du corps ; par contre, les crises douloureuses, auparavant plus violentes, se montrèrent au début à de longs intervalles, plus tard à de plus courts intervalles. Entre chaque crise, la malade était complètement indemne de douleurs, pouvait se lever et s'occuper. Après les règles, nouvelle amélioration.

17 Mai 1904. — La malade entre dans la division à cause des crises intenses se répétant fréquemment. Les époques ne sont pas encore revenues. Six jours avant l'entrée, derniére injection de morphine, d'alleurs pas de morphine depuis la sortie le 31 décembre 1903.

Elle rentre un jour où elle avait eu dans la matinée plusieurs crises suivies de rémissions. Elle est assez abattue.

18 Mai. — Pas de modification dans l'état physique. L'artère radiale, par suite de l'hypertension, est très sinueuse. Le cœur a des dimensions normales, la pointe du cœur n'est pas perceptible. A la pointe du cœur, ainsi qu'à l'aorte, souffle systolique ; le deuxième bruit aortique est clangoreux. L'abdomen est pendant la crise fortement rétracté, particulièrement sensible à la pression au-dessus de la symphyse. La sensibilité à la pression dans la région épigastrique est beaucoup plus faible qu'autrefois. La pulsation de l'aorte abdominale est très forte.

Au point de vue de l'état nerveux, il faut citer : la diminution de la mémoire. La lecture, l'écriture, le calcul sont toujours possibles. Les pupilles sont rétrécies. Le fond de l'œil est normal, pendant la crise des mouches noires passent devant les yeux. Parfois, elle a des vertiges, aussi bien pendant la marche qu'au repos, même hors des accès. Depuis la sortie, ses cheveux ont beaucoup grisonné. Léger trouble de la parole, hésitation, répétition défectueuse des mots difficiles. Elle ne peut pas parler rapidement, oublie souvent tout de suite les mots qui viennent d'être dits. (Elle a reçu une instruction très sommaire, et n'a appris à lire et à écrire qu'à l'âge de seize ans.)

Réflexes de la paroi abdominale, particulièrement de la région hypogastrique, plus forts à droite qu'à gauche. Aux extrémités supérieures, pas de troubles.

Aux extrémités inférieures, absence des réflexes patellaires, du tendon d'Achille et du gros orteil, réflexe plantaire exagéré, suivi de contractures. Diminution de la force des fléchisseurs du genou. Romberg positif. Manque d'assurance dans l'obscurité. Pas d'ataxie. Pas de sensibilité des troncs nerveux.

17 Mai 1904. — Jour de l'entrée.

Pendant le jour, courtes crises douloureuses répétées, la première à 7 heures du matin avant l'entrée.

Après-midi 5 h. oo. Pouls 88. Ton. 175 mm. Resp. 24. Douleurs épigastriques, démangeaisons à la plante des pieds.

5 h. 15. Pouls 96. Ton. 190 mm. Resp. 36. Chiffres pris immédiatement après une violente crise douloureuse de courte durée (douleurs épigastriques et aux

épaules), sans douleurs en ceinture, légère cyanose des lèvres, puis plus de crise jusqu'à 7 heures.

7 h. 00. Pouls 96. Ton. 215 mm. Resp. 36. Violente crise douloureuse dans la région stomacale et aux épaules pendant quelques minutes.

7 h. 15. Pouls 88. Ton. 225 mm. Resp. 34. Nouvelle crise. Thérapeutique : thermocautère.

7 h. 30. Pouls 88. Ton. 180 mm. Resp. 22. Légères douleurs.

18 Mai. — Depuis 6 heures du matin, plusieurs exacerbations douloureuses (épigastre, dos et épaules).

Matin   7 h. 30. Pouls 96. Ton. 180 mm. Resp. 28. Légères douleurs.

7 h. 32. Ton. 180 mm.

7 h. 35. Pouls 80. Ton. 200 mm. Fortes douleurs.

7 h. 37. Pouls 96. Ton. 190 mm. Resp. 40. Légères douleurs.

8 h. 30. Pouls 96. Ton. 210 mm. Fortes douleurs ; ventre rétracté, en bateau.

8 h 33. Pouls 92. Ton. 210 mm. Thermocautère ; enveloppements chauds.

Après-midi 12 h. 00. Pouls 92. Ton. 215 mm. Resp. 28. De nouveau, violentes douleurs à l'estomac, à l'hypogastre et aux épaules.

4 h. 00. Pouls 88. Ton. 235 mm. Resp. 24. Très vives douleurs aux mêmes places. Hydrate d'amyle à 4 p. 100.

4 h. 45. Ton. 220 mm.

4 h. 50. Ton. 185 mm. Vertiges. Fortes douleurs stomacales.

4 h. 52. Ton. 195 mm.

4 h. 55. Ton. 230 mm. Très vives douleurs dans la région de l'estomac et aux épaules.

4 h. 57. Ton. 215 mm. Très vives douleurs dans la région stomacale et aux épaules.

5 h. 00. Ton. 195 mm. Douleurs encore persistantes.

5 h. 02. Ton. 175 mm. Légères douleurs.

5 h. 04. Ton. 175 mm.

5 h. 10. Ton. 210 mm. Douleurs de nouveau plus fortes. Vertiges.

5 h. 15. Ton. 205 mm. Douleurs un peu diminuées.

5 h. 27. Pouls 108. Ton. 210 mm. Cyanose. Suspension de la respiration, perte de connaissance. Convulsions cloniques.

5 h. 31. Pouls 80. Ton. 160 mm. Resp. 20. Avec le retour de la fréquence de la respiration, la connaissance reparait; la malade accuse encore des douleurs dans la région stomacale.

5 h. 37. Pouls 92. Ton. 140 mm. Resp. 12. Douleurs bien plus faibles, diminution de la cyanose. La malade repose tranquillement.

Le soir, elle prend encore 1 gr. 50 d'hydrate de chloral, de même le 19 mai au matin, à cause de violentes douleurs. La malade dort ensuite jusqu'à 9 h. 30 du

matin. A 10 heures, elle a : Pouls 84. Ton.
157 mm. Resp. 20. Elle se plaint de douleurs de tête à l'épigastre et aux épaules.

19 Mai, 1904. midi 55. Pouls 110. Ton. 220 mm.
Resp. 32. Violentes douleurs
épigastriques et aux épaules.

1 h. 35. Pouls 88. Ton. 170 mm. Resp.
12.

4 h. 00. Pouls 90. Ton. 215 mm. Resp.
28.

4 h. 01. 0,01 de morphine par la bouche.

4 h. 05. Pouls 96. Ton. 185 mm. Légère diminution des douleurs.

4 h. 25. Pouls 96. Ton. 195 mm. Violentes douleurs.

4 h. 42. Pouls 88. Ton. 225 mm. Resp.
20.

5 h. 10. Pouls 88. Ton. 135 mm. Resp.
20. Légères douleurs épigastriques.

10 h. 30. Pouls 68. Ton. 155 mm. Resp.
24. Quelques troubles seulement. Sommeil après absorption de 0,50 d'Isopral.

Le 20 mai, au matin, douleurs avec, au tonomètre,
200 mm. On essaie un massage du ventre, après quoi
la malade se sent mieux et ne ressent, suivant ses dires,
aucune douleur pendant une courte augmentation de
pression de 165 à 200^{mm}.

22 Mai 1904, 8 h. matin. Pouls 92. Ton. 220 mm.
Resp. 12. Depuis un quart
d'heure, accès très violent.
Douleurs à l'épigastre et au
dos, et à l'hypogastre. Les intestins paraissent fortement
contractés. La palpation du
bas-ventre est très sensible, la

pression épigastrique n'est pas ressentie douloureuse.

8 h. 15. Pouls 100. Ton. 230 mm. Très violentes douleurs. Massage.

8 h. 17. Pouls 88. Ton. 235 mm.

8 h. 20. Pouls 96. Ton. 215 mm. Massage. Amélioration à la suite.

10 h. 05. Pouls 96. Ton. 205 mm. Resp. 12. Violentes douleurs.

10 h. 08. Pouls 96. Ton. 210 mm. Resp. 32. Abdomen fortement rétracté.

10 h. 10. 0.01 de morphine à l'intérieur.

10 h. 12. Ton. 225 mm. Violentes douleurs.

10 h. 13. Pouls 96. Ton. 185 mm. Violentes douleurs.

10 h. 15. Pouls 88. Ton. 190 mm. Resp. 26. Cessation des douleurs.

10 h. 27. Ton. 215 mm. Très violentes douleurs.

10 h. 30. Ton. 215 mm.

10 h. 33. Ton. 205 mm.

10 h. 40. Ton. 205 mm. Très vives douleurs, vomit un peu.

10 h. 42. Pouls 100. Ton. 220 mm. Très violentes douleurs.

10 h.44. Pouls 100. Ton. 210 mm. Resp. 16. Grande sensibilité à l'hypogastre.

10 h. 47. Pouls 88. Ton. 205 mm.

10 h. 50. Pouls 84. Ton. 215 mm. Augmentation des douleurs.

10 h. 54. Pouls 96. Ton. 210 mm.

11 h. 00. Pouls 100. Ton. 200 mm. Rémission tout à fait courte.

11 h. 05. Pouls 96. Ton 220 mm. Douleurs particulièrement violentes.

11 h. 08. Pouls 92. Ton. 215 mm. Vomissement d'un liquide vert.

11 h. 16. Morphine: 0,02 en suppositoire.

11 h. 23. Pouls 88. Ton. 190 mm.

11 h. 27. Ton. 220 mm. Sommeil. A de
légères contractions musculaires et une légère cyanose.

11 h. 28. Pouls 88. Ton. 190 mm. Sommeil.

11 h. 30. Pouls 88. Ton. 200 mm. Resp.
9.

11 h. 33. Pouls 88. Ton. 215 mm. Resp.
8.

11 h. 34. Pouls 92. Ton. 200 mm. Somnolence; aux dires de la malade, légères douleurs.

11 h. 00. Pouls 88. Ton. 175 mm. Resp.
4. Nouveau sommeil.

11 h. 40. Pouls 84. Ton. 175 mm. Resp.
9. Profond sommeil.

11 h. 42. Pouls »». Ton. 185 mm. Profond sommeil.

11 h. 43. Pouls 80. Ton. 185 mm.

11 h. 44. Pouls 88. Ton. 175 mm.

11 h.45. Pouls 88. Ton. 200 mm.

11 h. 46. Pouls 84. Ton. 180 mm.

11 h. 50. Pouls 80. Ton. 185 mm.

Jusqu'à midi la malade dort, elle s'éveille avec de violentes douleurs. A midi 15, vomissements.

12 h. 20. Pouls 80. Ton. 180 mm. Très
violentes douleurs.

12 h.23. Pouls 100. Ton. 190 mm.

12 h. 25. Pouls 80. Ton. 215 mm.

12 h.30. Pouls 100. Ton. 180 mm.

12 h. 33. 0,02 de chlorhyde de morphine en injection sous-cutanée.

12 h. 34. Pouls 84. Ton. 200 mm.

12 h. 39. Pouls 92. Ton. 190 mm. Resp. 4.

12 h. 45 Pouls 96. Ton. 200 mm. Resp. 4. Sommeil.

12 h. 48. Pouls 88. Ton. 210 mm. Resp. 4. Sommeil. Légères contractions aux extrémités.

12 h. 50. Pouls 88. Ton. 190 mm. Sommeil.

12 h. 53. Pouls 92. Ton. 190 mm.

1 h. 00. Pouls 96. Ton 165. mm. Resp. 8.

1 h. 05. Pouls 90. Ton. 190 mm.

1 h. 55. Pouls 80. Ton. 170 mm. Réveil. Légers malaises.

2 h. 00. Pouls 84. Ton. 160 mm. Sommeil jusqu'à 4 heures de l'après-midi.

4 h. 30. Pouls 84. Ton. 180 mm. Resp. 28. Quelques douleurs seulement à l'épigastre ; se sent d'ailleurs bien, pas de sensation violente de soif.

4 h. 45. Pouls 72. Ton. 170 mm. Resp. 36. Hypogastre sensible à la pression, à gauche plus qu'à droite.

6 h. 30. Pouls 76. Ton. 205 mm. La malade sent approcher une crise, depuis 2 minutes violentes douleurs épigastriques et aux tempes. La malade repose tranquillement dans son lit.

6 h. 33. Pouls 100. Ton. 235 mm. Resp. 8.

6 h. 36. Ton. 210 mm. Somnolence. Cyanose, légères contractions
musculaire ; il reste pendant
presque une minute sans respiration.

6 h. 39. Pouls 100. Ton. 240 mm. au
moment d'une pause respiratoire et d'une cyanose prononcée.

6 h. 45. Pouls 100. Ton. 190 mm. Resp.
24. Connaissance entière, légère cyanose, légères douleurs.

10 h. 00. Pouls 80. Ton. 190 mm. Resp.
10. Somnolence, prétend avoir
de légères douleurs aux tempes et à l'estomac. La patiente dort jusque dans la matinée.

La sensibilité à la pression épigastrique est, pendant
la crise, beaucoup moins forte qu'auparavant.

L'urine prise à 2 h. de l'après-midi a un poids spécifique de 1.010, est faiblement acide, claire, se trou-
blant facilement, elle contient des traces de nucléo-albumine, pas de sucre, elle a un faible pouvoir de réduction. Dépôt : cellules épithéliales, vésicales et vagi-
nales, nombreuses bactéries.

A 9 heures du soir, urines 840 cent. cubes. Poids
spécifique 1,014, contient moins de sérumalbumine que
celles de 2 heures de l'après-midi.

25 Mai 1904, 8 heures matin. Pouls 92. Ton. 230 mm.
Resp. 14. Violentes douleurs
épigastriques, aux épaules et
à l'hypogastre.

10 h. 00. Pouls 100. Ton. 220 mm. Vomissements. 0,50 d'Isopral.

10 h. 20. Pouls 92. Ton. 195 mm. Nausées intenses. Vives douleurs.

10 h. 25. Pouls 120. Ton. 220 mm.

10 h. 30. 25 gouttes d'une solution de
morphine au 1 p. 100.

10 h. 31. Pouls 88. Ton. 160 mm. Douleurs.

10 h. 33. Pouls 88. Ton. 160 mm. Douleurs persistantes.

10 h. 36. Pouls 90. Ton. 160 mm.

10 h. 37. Pouls 96. Ton. 170 mm.

10 h. 39. Pouls 96. Ton. 165 mm.

10 h. 42. Inhalation de nitrate d'amyle :
5 gouttes.

10 h. 44. Pouls 96. Ton. 120 mm. Pas
d'effet.

10 h. 45. Pouls 104. Ton. 180 mm. Violentes douleurs.

10 h. 46. Pouls 112. Ton. 180 mm.

10 h. 50. Ton. 220 mm. Très vives douleurs.

10 h. 53. Ton. 210 mm.

10 h. 55. Ton. 205 mm.

10 h. 58. Ton. 215 mm.

11 h. 01. Ton. 160 mm. Vomissement de
masses muqueuses vertes.

11 h. 35. Pouls 170. Douleurs.

11 h. 40. Vomissements.

Les douleurs persistent.

Après-midi 2 h. 45. Pouls 96. Ton. 215 mm. Douleurs particulièrement violen-
tes, abdomen rétracté, beaucoup d'inquiétude.

2 h. 47. 0,02 de morphine en injection
sous-cutanée.

2 h. 48. Pouls 116. Ton. 225 mm. Violentes douleurs.

3 h. 00. Pouls 104. Ton. 220 mm. Resp. 12. Sommeil.

4 h. 00. Pouls 104. Ton. 220 mm. Réveil. Prétend avoir des douleurs épigastriques.

4 h. 06. Pouls 208. Ton. 210 mm. Même chose.

4 h. 30. Pouls 100. Ton. 205 mm. Mêmes douleurs.

4 h. 34. Pouls 96. Ton. 230 mm. Assoupissement.

4 h. 37. Pouls 108. Ton. 220 mm.

5 h. 30. Vomissements.

5 h. 40. Pouls 104. Ton. 205 mm. Douleurs encore persistantes.

10 h. 45. Pouls 120. Ton. 210 mm.

10 h. 50. Pouls 140. Ton. 220 mm. Douleurs persistantes.

10 h. 54. 0,02 de morphine en injection.

11 h.00. Pouls 100. Ton. 220 mm. Violentes douleurs.

11 h. 03. Pouls 112. Ton. 190 mm.

11 h. 05. Pouls 100. Ton. 180 mm. Légères douleurs. Assoupissement.

11 h. 10. Pouls 96. Ton. 195 mm. Resp. 8.

11 h. 15. Pouls 100. Ton. 155 mm. Resp. 12. Sommeil.

11 h. 17. Pouls 86. Ton. 160 mm.

11 h. 20. Pouls 88. Ton. 135 mm.

11 h. 25. Pouls 88. Ton. 130 mm. Profond sommeil.

Du 26 au 29 mai, exacerbations douloureuses répétées.

Le 29 mai, à 8 heures du matin. Pouls 100. Ton. 210 mm. Très fortes douleurs.

> 8 h. 15. Ton. 230 mm.
>
> 8 h. 39. Ton. 220 mm.
>
> 8 h. 40. 0.02 de morphine.
>
> 8 h. 42. Ton. 190 mm. Les douleurs persistent.
>
> 8 h. 44. Ton. 185 mm.
>
> 8 h. 45. Ton. 200 mm.
>
> 8 h. 47. Ton. 195 mm. Les douleurs persistent. Nausées.
>
> 8 h. 50. Ton. 205 mm. Nausées. Un peu plus tranquille.
>
> 8 h. 52. Ton. 195 mm.
>
> 8 h. 54. Ton. 200 mm. Sueurs. Cyanose.
>
> 8 h. 57. Ton. 205 mm. Légère diminution des douleurs.
>
> 8 h. 59. Ton. 205 mm.
>
> 9 h. 02 Pouls 96. Ton. 195 mm.
>
> 9 h. 10. Ton. 200 mm. La malade dort.
>
> 9 h. 15. Ton. 215 mm.
>
> 9 h. 18. Ton. 96 mm. Pouls 190.
>
> 9 h. 21. Ton. 96 mm. Pouls 200.
>
> 9 h. 45. Réveil.
>
> 9 h. 53. Pouls 92. Ton. 190 mm. Assoupissement.

Après-midi. 4 h. 00. Pouls 100. Ton. 155 mm. Légères douleurs.

> 7 h. 00. Pouls 90. Ton. 225 mm. Vives douleurs. Suppositoires de morphine et de belladone.
>
> 8 h. 08. Ton. 295 mm. Abdomen rétracté en forme de bateau.
>
> 9 h. 00. Pouls 90. Ton. 220 mm. Persistance des douleurs.

31 Mai. — La malade demande à sortir.

IV° *Séjour dans la division.*

Le 17 juin 1904, la malade revient. Elle prétend que dans l'intervalle elle a eu chaque jour, d'une façon répétée, des crises douloureuses. Poids du corps : 45 kil.

Du 17 au 22 juin, les crises persistent. La malade prend du Rhodanate de soude : 1 à gr. par jour.

Le 22 juin, bonne journée. Tonomètre 135 à 130^{mm}.

Le 23 juin. — Début de la menstruation, à 11 heures du matin, mais perte de sang très faible.

Exacerbation générale des douleurs l'après-midi, avec maximum à 6 h. 15. Pouls 96. Ton. 195^{mm}. Resp. 26.

Le jour suivant, la perte de sang est plus forte, mais d'une façon insignifiante.

Du 24 au 27 juin, pertes de sang très modérés. En ces jours, crises persistantes de douleurs et hypertension. Continuation de l'administration du Rhodan, 2 gr. 50 par jour. La morphine est donnée d'une façon répétée.

Le 28 juin, à partir de 4 heures du matin, violente crise persistante. Pression entre 190 et 195^{mm}. La malade est pâle, légèrement cyanosée. Abdomen en bateau, rétracté, dur. L'excitation du pharynx provoque le vomissement. La matière vomie est verte, mêlée de brun rougeâtre. Pas de phénomènes menstruels. La matité de la rate n'est pas perceptible pendant la crise. Urines : 900 cent. cubes. Poids spécifique : 1012.

Le 29 juin, 8 heures matin. Pouls 116. Ton. 200 mm. Resp. 28. La malade a de violentes douleurs surtout à l'épigastre, de légères douleurs aux épaules et à l'hypogastre. La crise actuelle existe depuis 7 heures du matin.

A 9 h. 30. Ton. 210 mm. Vomissements provoqués. 0,02 de morphine et 0,001 d'Eumydrine en injection.

9 h. 57. La malade est déjà plus tranquille. Pouls 122. Ton. 208 mm. Resp. 12.

A 10 h. 45, la malade dort et paraît exempte de douleurs. Ton. 170 mm. Au plus fort de la crise, la matité splénique n'est pas perceptible.

La malade n'a, pendant le jour, pris aucune nourriture. Urine : 1000 cent. cubes. Poids spécifique : 1024 ; traces de nucléo-albumine et de sérumalbumine, en outre 6 grammes de sucre.

Le 30 juin, dans l'après-midi, crise douloureuse avec pression de 195^{mm} et vomissements. La quantité d'urines en ce jour est de 700 cent. cubes. Poids spécifique : 1015. La réduction s'opère, mais sans sucre.

Ce jour-là, de nouveau, se montrent des traces de menstrues.

1er Juillet 1904 au matin. — La malade a : Pouls 104. Ton. 120^{mm}. Resp. 12. Très légères douleurs, légères nausées.

La malade est, du 1er au 12 juillet, à part quelques douleurs prodromiques, presque exempte de crises.

Le 4 juillet, légère trace d'écoulement sanguin.

La matité de la rate dans les intervalles des crises est très perceptible.

A cause de la glycosurie observée le 29 juin, on donne le 4 juillet 100 grammes de sucre de canne. L'urine est fortement réduite, mais reste sans sucre.

Le 5 juillet, après administration de 0 gr. 50 de sucre de canne, l'urine est moins réduite ; on ne trouve pas de sucre.

De même, le 6 juillet, après administration de 75 gr.
de sucre de canne, réduction évidente, mais pas de cris-
taux d'Osazon. Le poids spécifique en ce jour est de
1,002-1011.

Les quantités d'urines examinées ne contiennent pas
du tout de sucre. Depuis hier, douleurs fulgurantes répétées, en même temps, les phénomènes épigastriques
font défaut. Dans le territoire de la cuisse gauche correspondant à l'innervation du fémoro-cutané, hyperesthésie et hyperalgésie. Tout attouchement dans cette région détermine des convulsions cloniques. Les points
névralgiques hypogastriques existent, l'épigastre n'est
pas sensible à la pression.

Le 10 juillet, la malade prend de nouveau 100 gr.
de sucre de betterave, l'urine contient des traces d'albumine, sans sucre. Poids du corps : 42 kil.

Le 13 juillet, apparition de nouvelles crises, dans lesquelles la malade accuse les plus violentes douleurs dans
le bas-ventre, au-dessus de la symphyse, tandis que les
douleurs épigastriques sont à l'arrière-plan. Cependant,
elle se plaint de douleurs dans l'émission des urines et
la défécation. Il y a même de l'angoisse avant l'émission de l'urine. Pression maxima ce jour-là : 215^{mm}.

7 h. 45 du matin. Pression au tonomètre 155^{mm}. A
7 heures, 100 gr. de dextrose dans le thé. L'urine obtenue à 1h. 30 par le cathétérisme représente 400 cent.
cubes ; poids spécifique 1,017. La liqueur de Fehling
n'est réduite que faiblement, ne contient pas de cris-
taux d'Osazon, et seulement des traces minima d'albumine. A 8 h.30, 170^{mm}, douleurs à l'épigastre et dans le
bas-ventre. Nausées.

Le Dr Panzer ne put découvrir ni sucre, ni acide gly-
céronique, ni l'entose.

18 Juillet, 8 heures matin. Pouls 84. Ton. 120 mm.
Resp. 22.
A 8 h. 30, 100 gr. de Lévulose.
10 heures. Pouls 92. Ton. 200 mm. Resp. 32. Violentes crises de douleurs à l'épigastre et aux épaules.
11 heures. Pouls 82. Ton. 185 mm. Cessation des
douleurs.

Urine retirée à 1 heure de l'après-midi : quantité
725 cent. cubes. Poids spécifique 1,012. Traces de sérumalbumine. Pas de sucre.
Le 20 juillet, la malade avait, le matin : Pouls 88.
Ton. 160^{mm}. Resp. 18. Quelques troubles seulement. A
10 heures, elle eût, en urinant, de violentes douleurs
hypogastriques. Pouls 96. Ton. 215^{mm}. Resp. 24.
Peu après l'émission d'urines, les douleurs disparaissent.
Le 27 juillet, dans l'après-midi, crise de violentes
douleurs dans la cuisse gauche avec contracture de la
jambe gauche pendant une heure. La peau de la cuisse
gauche est très hyperesthésiée. La jambe est nettement
plus pâle et plus froide. Les douleurs dans la région de
l'estomac faisaient défaut. Pression avant la crise, à
4 heures, 210^{mm}. A 5 h. 45, à l'acmé de la crise, on ne
prend pas la pression.
A 6 heures, il y a encore des douleurs ; 195^{mm}.
Le 28 juillet, journée relativement bonne, avec une
pression de 160 à 170^{mm}. Poids du corps 44 kil.
Le 29 juillet, très violente crise de douleurs abdominales et aux épaules. Pression 225.

Les jours suivants, crises typiques répétées.

Le 4 août au matin, douleurs.

> 9 h. 00. Pouls 104. Ton. 180 mm. Resp.
> Matin 8 h. 00. Pouls 112. Ton. 175 mm. Resp. 20.
> 12. Violentes douleurs. Vomissements de trois-quarts de litre de liquide. Injection de 0,02 de morphine.
> 11 h. 00. Pouls 102. Ton. 210 mm. Resp. 16. Vomissements abondants et répétés. 0.02 de morphine.
> Après-midi 4 h. 00. Pouls 100. Ton. 205 mm. Resp. 14. Même état.
> 7 h. 30. Pouls 124. Ton. 230 mm. Resp. 26. Crise particulièrement violente. abdomen en bateau, vomissements.
> 9 h. 30. Pouls 112. Ton. 230 mm. Resp. 12. Persistance du même état. 0,02 de morphine.
> 10 h. 00. Pouls 104. Ton. 145 mm. Resp. 8. Sommeil.

Pendant le jour, on examine chaque portion de l'urine. Traces de sérumalbumine, pas de sucre.

Pendant le reste du séjour à l'hôpital de la malade, la période de crises persiste avec de légères rémissions.

Dans aucune des crises on n'a trouvé de sucre.

Du 27 juillet à sa sortie, la malade prit jusqu'à 2 gr. 50 l'azotate de Rhodan par jour, sans effet. Il est à remarquer que la malade, dans les journées exemptes de crises, n'eut jamais dans ce dernier séjour à l'hôpital de pressions au-dessous de 110^{mm}, et que la sensibilité à la pression profonde de l'épigastre disparut presque entièrement, tandis qu'elle persistait encore à l'hypo-

gastre, à droite et à gauche. Poids du corps, le 18 août :
42 kil. 700.

L'examen des yeux pratiqué en dernier lieu démontra une choroïdite périhérique.

La malade sortit sur son désir, le 24 août 1904.

V° *Cinquième séjour à l'hôpital.*

La malade resta de nouveau du 6 avril au 13 mai 1905 en traitement dans la division.

Depuis sa dernière sortie, son état s'est amélioré en ce sens qu'elle supporte mieux les crises. L'artériosclérose a fait des progrès. L'aorte abdominale est refoulée à droite d'une manière appréciable. Elle est peu sensible en dehors des crises ; dans les crises, elle est douloureuse dans toute sa longueur et des deux côtés. Au cours des fortes élévations de pression, elle bat d'une façon plus ample que pendant les rémissions. Les points névralgiques hypogastriques n'existent que pendant les crises, et sont beaucoup moins sensibles qu'autrefois.

Ces dernières se manifestent toujours par des augmentations de pression ; cependant des pressions de 150 à 155^{mm} sont la plupart du temps bien supportées ; ce n'est qu'avec des pressions plus élevées que des manifestations douloureuses se produisent. La malade constate elle même que son état est bien meilleur qu'auparavant.

Elle fut traitée par des injections journalières de o gr. 10 à o gr. 35 en une fois de nitrite de soude. La malade ne remarque pas de changement dans son état après trente-quatre injections. Son poids est passé pen-

dant la période d'injections de 45 kil., à 49 kil. ; elle
sortit avec un poids de 48 kil. Les crises persistaient.

Dans cette observation, le diagnostic de Tabès est
certain. Il est à noter que l'amant de la malade, qui
vivait avec elle, n'a jamais eu d'infection syphilitique,
et qui n'a jamais subi de traitement antisyphilitique, est
atteint de tabès au stade ataxique.

La malade, elle, se trouve encore à la période d'excitation et de développement, à la période préataxique.

Les caractéristiques de l'observation sont : la syphilis, le début par des vertiges, plus tard les crises décrites dans lesquelles au début prédominaient les phénomènes cérébraux. Dans cet ordre d'idées, il faut encore signaler le rétrécissement de la pupille, les troubles partiels de sensibilité, les douleurs en ceinture,
l'absence de réflexe patellaire ,les troubles vésicaux ;
et du côté de l'état général, l'artériosclérose. Dans les
premiers temps de son séjour à l'hôpital, n'ayant pas
observé les crise moi-même, leur signification ne me paraissait pas claire. Ce n'est qu'après avoir observé une
crise complète et ses formes atténuées, qu'il devint évident pour moi que tous ces phénomènes faisaient partie
de la crise. De même, après ma première communication de cette observation, je considérai une partie des
phénomènes comme de nature hystérique. Mais, ultérieurement, je pus me convaincre avec netteté, que l'on
n'en pouvait attribuer que très peu à un état hystérique,
d'autant que j'avais précisément un moyen de contrôle
certain dans la mesure de la pression sanguine.

A l'entrée, l'entourage ainsi que la malade elle-même,

attribuaient une grande importance aux crises terribles, s'accompagnant de perte de connaissance et de convulsions générales. Elles avaient un caractère éclamptique marqué. Les anamestiques, comme aussi l'observation, prouvaient que ces états ne survenaient jamais spontanément, mais étaient constamment associés à une crise abdominale. Lorsque je vis la malade le 27 octobre 1902, le matin, et que je constatai une pression de 220^{mm}, je m'efforçai tout de suite, en souvenir des observations antérieures, d'éclaircir le rôle que jouait cette hypertension dans l'ensemble du complexus symptômatique.

Je pus reconstituer les crises de ma malade d'après ses descriptions personnelles de la façon suivante : elles débutaient par des douleurs violentes diffuses à l'hypogastre, particulièrement à gauche, et dans tout l'épigastre. Ce n'est que plus tard qu'apparaissaient une tendance aux nausées ; rarement survinrent des vomissements. La patiente, pensant que le vomissement la soulageait, mettait le doigt dans sa bouche pour vider son estomac. Elle éprouvait une douloureuse sensation, de strangulation, sans autre phénomène, quand l'estomac par hasard ne contenait rien. Les douleurs devenaient atroces, elle se tordait et prenait des positions grotesques, elle criait et hurlait, se retournait sur son lit pour se soulager. Dans de telles crises, sa vue s'obscurcissait, elle perdait connaissance, des contractures générales se produisaient. Pendant la durée de ces accès elle était tout à fait constipée. Les purgatifs étaient sans efficacité.

Le premier et le deuxième séjour à l'hôpital furent

pour la malade des périodes de crise qu'interrompait seulement un petit nombre de bonnes journées. Dans l'intervalle, pendant lequel je vis la malade en passant, elle n'était pas exempte de douleurs, mais les grandes crises étaient plus rares. Dès que réapparaissent des crises sérieuses, elle se réfugie à l'hôpital.

Aux phénomènes subjectifs et objectifs connus des grandes crises gastriques, cette observation ajoute d'après moi de nouveaux faits en relation avec l'état de la pression sanguine. Ce qui saute aux yeux de prime abord, ce sont les variations colossales de la pression sanguine. Il n'est pas besoin de prouver que de telles variations ne sont pas normales. Aussi, la malade, dans ses mauvais jours était-elle obligée de rester continuellement au lit.

Il était intéressant de montrer les rapports de ces variations avec les phénomènes cliniques.

Tout d'abord, je pus facilement démontrer que l'augmentation de pression et la crise douloureuse allaient de pair, ce qui du reste était visible dans mes observations antérieures. Il était clair cependant que ce phénomène ne se produisait pas immédiatement, car au début j'ai trouvé la malade avec de l'hypertension et sans douleurs. Cela troublait un peu mes idées, pourtant je trouvai bientôt l'explication du fait dans l'usage que faisait la patiente de la morphine. Je cherchai alors à établir les relations existant entre la pression et la douleur.

Je mis en œuvre tous les moyens, qui d'après mon expérience pouvaient diminuer la pression sanguine. Je citerai en premier lieu l'inhalation de nitrite d'amyle.

17

Dès le premier essai, la chute de la pression s'opéra avec un complet succès. La malade affirma que les douleurs disparaissaient et se sentit mieux, sans être abattue Mais elle fut très déçue lorsque peu après les douleurs reparurent avec une nouvelle violence. La pression était de nouveau remontée. Dans la suite, la malade s'opposa aux inhalations de nitrite d'amyle, bien que, chaque fois qu'on put constater la chûte de la pression, elle eut été débarrassée de ses douleurs pendant la durée de l'action thérapeutique.

L'effet du choral fut longtemps utile à la malade. Comme on le sait, cette action est liée à une chûte rapide de la pression sanguine. Plus tard, elle ne put prendre ce médicament, ni par la bouche, ni par le rectum, et dut y renoncer. Une certaine prudence était d'ailleurs nécessaire à cause du cœur.

Tous les agents thérapeutiques agirent d'une manière passagère pour abaisser la pression sanguine, le tétranitrate d'érythrol, le nitrite de soude, les bains chauds, les enveloppements, la faradisation cutanée. Mais ces derniers moyens devenaient bientôt inefficaces, et aucune chûte de pression ne se produisait. De tous ces essais, il ressortait cependant avec évidence que la crise douloureuse se laissait influencer par tous les moyens qui pouvaient abaisser la pression. Tout autre était l'action de la morphine d'après de nombreux exemples. La morphine, aux doses qui calment la douleur, ne diminuait pas la pression ou la diminuait d'une façon insuffisante (par exemple le 12 juillet et le 3 septembre 1903). C'est là ce qui ressort des études de l'action de la morphine dans la colique de plomb. J'ai vu, en outre, chez notre malade que, malgré la morphine, la pression pouvait encore monter d'une façon élevée (Ex. le 3 septembre 1903 et le 22 mai 1904). Le 25 mai 1904, la patiente s'assoupit après une injection de morphine, sa pression était de 230^{mm}. Après l'épuisement de l'action anesthésique, la crise continuait sans modification, si la pression restait élevée. Souvent, cependant, la situation s'améliorait sous l'influence du médicament. De même, je dus admettre qu'accidentellement la crise pouvait se résoudre spontanément. D'où il suit que l'effet attendu dans des cas de ce genre ne suit pas immédiatement l'injection, mais ne survient parfois que quelques heures plus tard, et même avant que la morphine ait pu agir. Nous parlerons plus loin des autres modes de réaction des malades vis-à-vis de ce médicament.

En outre, dans cette observation, on pouvait établir que l'augmentation de la pression sanguine précédait les phénomènes douloureux, qui, en général, ne survenaient que lorsque la pression atteignait une certaine hauteur. La pression ne fut enregistrée qu'une seule fois ; on trouva 160^{mm} au tonomètre ; ce n'est qu'immédiatement, après, environ une minute, que se produisit l'aggravation de douleurs et que se développa une crise complète.

Ces faits ressortent nettement des observations prises pendant les injections épidurales faites le 19 octobre 1903.

Dans l'intervalle des crises, l'appareil circulatoire était en état d'hypertension. Dans les premiers temps, au repos, la pression était d'environ 90^{mm}, peut-être de 100^{mm}. La pression la moins élevée était de 60^{mm}. Au cours de la période d'observation, la pression normale de la malade fut plus élevée.

Pendant la durée d'une époque de crise, la malade ressentait constamment des malaises gastriques. L'estomac était sensible à la pression ; à l'hypogastre, à droite comme à gauche, il y avait un point douloureux qui, d'après sa situation, répondait au plexus hypogastrique. Il existait toujours également une hyperalgésie des vertèbres dorsales inférieures, de dimensions variables. Dans la phase préliminaire des crises, on constatait en ce point une sensibilité subjective allant jusqu'à la douleur. Dans ces circonstances, la pression se maintenait au-dessus de la normale.

Accidentellement, dans les intervalles, la pression tombait au-dessous de la normale, par exemple à 60^{mm}, pour remonter aussitôt. La malade était alors toujours exempte de douleurs. Certaines fois, pendant les crises de douleurs fulgurantes, la pression sanguine était abaissée, ainsi par exemple le 22 et le 28 novembre 1902.

Particulièrement intéressants sont les rapports de la *menstruation* avec la crise. Dans la période prémenstruelle, les phénomènes de crise étaient intenses ; après l'apparition d'une hémorrhagie abondante, ils cessaient. Dans une circonstance où les pertes avaient été de peu d'importance, la crise ne subit aucune rémission.

L'état des artères pendant l'accès mérite l'attention, c'est ainsi que leurs sinuosités étaient plus nombreuses et se dessinaient mieux pendant la crise, tandis qu'elles s'effaçaient en dehors des crises.

Les nombreux chiffres de pulsations, que nous avons

notés, donnent quelques indications sur *l'état du cœur.*
Nous trouvons une accélération des battements cardiaques, qui s'explique par l'augmentation de l'afflux sanguin, et la nutrition plus active des vaisseaux cardiaques qui en est la conséquence. Pas de troubles du côté
de ces derniers.

Par contre, dans quelques-unes des grandes crises, je
pus constater avec évidence une importante dilatation
du cœur ; dans ces conditions, la fréquence des contractions atteignait un chiffre encore plus élevé.

La respiration était de même influencée par les crises.
Dans les crises d'intensité moyenne, nous ne trouvâmes
qu'une simple augmentation de la fréquence des mouvements respiratoires, qui devait être attribuée au renforcement de l'action du cœur. Dans les crises graves,
c'était un tout autre tableau, il se produisait un ralentissement et même un arrêt de la respiration avec cyanose.
Cet état pénible était particulièrement fréquent et prononcé, lorsqu'on injectait la morphine, à l'acmé de la
crise. J'ai déjà dans ma communication sur ce sujet
brièvement rapporté cette observation. Il est à remarquer
que ce phénomène ne se produit pas à la phase initiale
de l'action de la morphine, mais ordinairement d'une
manière tardive, et quelquefois même tout à fait inatten-
due, plusieurs heures après l'injection, donnant l'impression d'une diminution d'excitabilité du centre respiratoire.

Sur ces entrefaites, Loëb, de Strasbourg, a publié une
observation analogue. Elle concerne un malade de trente-
cinq ans qui entra avec des phénomènes de crise gastrique grave, et qui, après une injection de morphine, pré-

senta des états analogues à ceux que j'ai décrit plusieurs fois chez nos malades. A ce sujet, Loëb cite une autre observation semblable de Naunyn.

Notre malade présentait ce genre d'accidents, que la morphine lui fut administrée seule ou avec de l'atro-pine. C'était pour nous un motif d'être très prudent dans l'administration de ce médicament. Dans les derniers temps de son séjour dans le service, elle parut réagir moins mal à la morphine, il y avait un ralentissement de la respiration, mais pas de malaises. Il faut encore ex-pressément affirmer que nous avons également rencon-tré ces troubles indépendamment de la morphine, à l'ac-mé de la crise d'hypertension, et il me paraît à cause de cela vraisemblable que des processus vaso-moteurs dans le territoire du centre respiratoire peuvent déterminer la production de ces phénomènes.

Un autre genre de phénomènes dont la signification est importante consiste dans l'apparition de *crises convulsives* au moment où les signes d'hypertension sont à leur apogée. Les chiffres que nous avons recueillis, dans ces circonstances, n'étaient pas précisément des maximas absolus, mais cela ne change rien à l'exactitude des faits ; parfois, sous l'influence de pressions excessives des intermittences cardiaques peuvent naturellement se produire. Les symptômes, qui se montraient dans ces conditions, n'étaient pas tout à fait du même ordre. Dans quelques cas, il y avait seulement de la perte de connaissance et des contractions musculaires légères ou fortes. Dans cette sorte de crise, on ne trouvait que du ralentissement de la respiration, et aussi l'arrêt tran-sitoire dont j'ai déjà parlé. Outre ces phénomènes, j'aurais encore à noter une *glycosurie passagère* survenue un jour où la malade n'avait pris presque aucune nourriture. Les jours suivants, des examens faits au point de vue de la glycosurie alimentaire restèrent complètement négatifs.

A ce propos, je dois encore signaler ce qui suit. J'ai dit au début qu'il s'agissait d'un cas de tabès évident. Mais il ne faut pas oublier que des signes d'artériosclérose existaient également. La distribution de cette dernière était très difficile à apprécier. Dans les premiers temps de l'observation, son extension me parut même beaucoup plus considérable que plus tard. Ce n'est même qu'ultérieurement que j'ai constaté que les fortes sinuosités des artères, notées lors de la première description de ce cas, n'étaient que des phénomènes d'hypertension. L'artère radiale, dans les intervalles, était seulement plus dépressible et moins sinueuse que je ne l'ai dit.

Buch a considéré ce cas comme un cas d'artériosclérose, surtout parce que j'ai décrit l'aorte abdominale comme dure. Je ne puis décider, si dans ce cas ce n'est pas à l'existence de l'artériosclérose que doit être rapportée une part de l'intensité et du caractère rebelle inaccoutumé des crises. Mais l'artériosclérose ne saurait être regardée comme le facteur causal.

A cette observation fondamentale, j'en vais ajouter une série d'autres dans lesquelles je ne trouvai le plus souvent que des crises à l'état pur.

OBSERVATION II

Tabès dorsal au début. — Crises abdominales avec vomissements. — Variations de pression de 50 à 170^{mm}.

R. Aloisia, née en 1865, mariée, servante, se présenta souvent à notre observation depuis le 30 août 1903. Sa dernière sortie de l'hôpital, date du 30 décembre 1903. A 21 et à 28 ans, elle a eu de la métrite, à cette époque aussi une affection de la gorge. En 1901, elle souffrit de frissons, de vomissements et de douleurs s'irradiant dans les extrémités inférieures. Avec ces phénomènes, elle perdit l'appétit, ne pouvait prendre que du lait et de la soupe. Aussitôt avant le vomissement, elle avait de vives douleurs abdominales, surtout dans la région stomacale, puis des douleurs lombaires. Les douleurs aux extrémités inférieures cessèrent. La menstruation était irrégulière. La malade a deux enfants bien portants, elle n'a jamais avorté. Pas de syphilis. Comme boisson : deux ou trois cannettes de bière.

Etat objectif : femme petite, fortement charpentée, en bon état de nutrition. Les pupilles ne réagissent pas à la lumière, la pupille droite est plus large que la gauche. Au thorax, zone d'hypoalgésie. Réflexes tendineux conservés. Pas de signe de Romberg.

Organes internes normaux, sauf une légère entéroptose. Abdomen rétracté pendant la crise et très sensible à la pression. Pendant la crise, constipation.

Hors de l'hôpital, ainsi qu'au début dans notre service, la malade s'est fait faire des injections de morphine et d'héroïne qui, plus tard, ne furent administrées que dans les cas de crise confirmée.

Au sujet de ces crises, la malade donnait les renseignements suivants : elles débutent par une sensation de froid et de fourmillements dans les extrémités inférieures qui ensuite s'étend en remontant jusqu'à l'estomac. A l'épigastre, dans la région stomacale, elle ressent, ainsi que dans la région rénale, une constriction douloureuse, puis il lui vient dans la bouche un liquide clair ; avec la crise l'appétit disparaît, tandis qu'il était auparavant intact. En dehors des crises douloureuses, bien-être. Dans les périodes de crise elle est très affaissée.

Les premiers jours après l'entrée à l'hôpital, la malade avait, même sans crise, de vifs désirs de morphine. Dans la suite, elle s'est montrée excitable mais confesse l'absence de phénomènes de crise. Nous observâmes chez elle de nombreuses crises.

C'est ainsi que le 12 juin 1903, elle eut une crise de violentes douleurs. Ton. 165^{mm}. A la suite d'une inhalation de nitrite d'amyle, le soulagement fut immédiat. Ton. 85^{mm}. Mais les douleurs reviennent à 10 h. 30 d'une façon passagère. Ton. 140^{mm}. A 5 h. 30 du soir, la malade n'a plus de douleurs, avec, au tonomètre, 70^{mm}. Ce résultat persiste aussi les jours suivants. Pression 70^{mm} au tonomètre.

Le 16 juin, violentes douleurs épigastriques avec hoquet sans vomissement. Ton. 155^{mm} ; 90^{mm} à la suite d'une inhalation de nitrite d'amyle. Pas de douleurs.

Le 18 juin, crise avec pression de 160^{mm}. Pouls 90.

Resp. 20. Amélioration avec o gr, 02 d'extrait de belladone.

Le 19 juin, la pression est de 62^{mm}. Le bien-être est complet.

Du 21 au 23, se produisent chaque jour des crises répétées, avec une pression de 140 à 160^{mm}. La malade prend d'une solution de o gr. 50 de nitrite de soude pour 150 gr. d'eau : quatre à cinq cuillerées à soupe par jour. Elle se trouve mieux, sa pression est de 80 à 70^{mm}.

Son avant-dernier séjour à l'hôpital, du 6 au 20 octobre, a été marqué par les faits suivants :

La malade arrive à 10 heures du matin avec 100^{mm} au tonomètre, elle veut une injection de morphine, prend de la belladone et se repose. A 5 h. 15, forte crise avec au tonomètre 170^{mm}. Pouls 104. Resp. 12. A 7 heures, tonomètre 150^{mm}. Pouls 104. Resp. 16. (Thermocautère, Bromure de sodium, 3 grammes).

Le 7 octobre au matin, douleurs abdominales et dans la région des reins. Tonomètre 140^{mm}. Pouls 104. Resp. 20. A 8 h. 45, pas de douleurs. Ton. 70 à 75^{mm}. A 5 heures de l'après-midi, nouvelles douleurs. Tonomètre 140^{mm}. Pouls 96. Resp. 22.

Elle prend maintenant chaque jour trois cuillères à soupe de nitrite de soude à 1 pour 150. Elle n'a que des douleurs passagères avec 130-140^{mm} au tonomètre. Elle se trouve très bien avec 60 à 80^{mm}.

Pendant son dernier séjour à l'hôpital, du 28 novembre au 30 décembre 1903, elle a les 7, 9 et 11 décembre, chaque fois une crise de violentes douleurs abdominales, avec au tonomètre jusqu'à 165^{mm} et une sensibilité considérable à la pression le long de l'aorte abdominale. Au plus fort de la crise, vomissements. Après ceux-ci les malaises persistent. Après l'absorption de quatre ou cinq cuillerées à soupe d'une solution de nitrite de soude, il subsiste seulement quelques phénomènes prodromiques ; pas de crise importante. Les jours où il n'y a pas de douleurs, la pression est de 50-80^{mm}.

Je note ici l'apparition des signes de crise coïncidant avec des phénomènes vaso-moteurs, des paresthésies des extrémités, une sensation de froid, et la prédominance des douleurs sur le vomissement ; enfin je constate en face de l'action fugitive du nitrite d'amyle, l'action persistante du nitrite de soude, administré par la bouche.

OBSERVATION III

Tabès dorsal au début. -- Syphilis. — Buveur avec vomissement matutinal. — Crises vasculaires abdominales avec vomissement et constipation. — Ictère. — Vertige. — Crise d'éclampsie. — Variations de pression de 75 à 190^{mm}.

K. Franz, vingt-neuf ans, célibataire, cocher.

Séjour à l'hôpital du 28 février au 5 mars 1903.

En 1889, syphilis. Traitement pendant quatre semaines par des injections de sublimé. Depuis deux ans, douleurs de tête, vertiges ; pour ces motifs, séjours répétés à l'hôpital. Troubles, vomissements, douloureuses brûlures le long de l'œsophage, vertiges quand les yeux sont fermés, troubles de la marche dans l'obscurité.

Trois ou quatre jours après les crises douloureuses qui surviennent une fois dans le mois, se produit un ictère. Pendant la crise, pas de selles.

Buveur autrefois. Depuis un an, il boit peu, d'après ce qu'il dit.

Etat actuel : malade moyennement grand, vigoureux, état de nutrition moyen. Subictère. Visage grêle. Les sclérotiques sont jaunes. Pression au tonomètre 8o^{mm}. Fréquence du pouls 90.

Etat des organes thoraciques normal. Le foie dépasse les côtes de deux travers de doigt. La rate est grosse à la percussion, et même palpable.

L'urine ne contient ni sucre ni albumine.

Le malade a le moral déprimé, ne prend aucune nourriture, a de fortes douleurs de tête. Dans la crise, il a la sensation que quelqu'un lui frappe sur le crâne, et des vertiges si forts, que même couché il se cramponne de peur de tomber. Pendant la crise, il voit souvent double.

La pupille gauche est plus large que la droite, elle est paresseuse à la lumière ; la pupille droite réagit bien ; réaction rapide à l'accomodation. Fond d'œil normal. Les lèvres et les muscles des joues sont à droite un peu tirés en arrière dans les mouvements. Pas de troubles des autres nerfs crâniens. La force musculaire et la marche ne sont pas troublés. Le signe de Romberg est positif. Le réflexe patellaire à droite plus fort qu'à gauche. Le réflexe plantaire à droite plus fort qu'à gauche. Le réflexe de Babinski fait défaut, le réflexe du tendon d'Achille existe. Le réflexe abdominal et le réflexe crémastérien à droite plus fort qu'à gauche.

Sensibilité : au thorax, à droite, hyperalgésie dans le territoires des 6e au 12e métamères dorsaux. A gauche, dans le territoire du 8e au 12e. Pieds et parties inférieures des jambes hypoesthésiées et hypoalgésiées.

1er Mars, le matin : Pouls 84. Resp. 26. Ton. 80mm.

A 4 heures de l'après-midi, crises de douleurs épigastriques, brûlures violentes, vomissements. Pression au tonomètre 130mm. L'ictère augmente.

2 Mars au matin, pas de douleurs. Pouls 90. Ton. 75mm. Resp. 28.

5 Mars, pas de douleurs. Disparition de l'ictère. Sortie.

Deuxième séjour à l'hôpital : du 19 mars au 29 avril 1903.

Le malade entre le 19 mars, à 3 heures de l'aprèsmidi, pendant une crise. Ton. 170mm. L'inhalation de cinq gouttes de nitrite d'amyle, ne diminue pas la pression. Il se produit de la rougeur du visage, les douleurs persistent, contractures violentes des extrémités, le malade devient cyanosé puis perd connaissance, il revient bientôt à lui sans se souvenir de rien. Les douleurs entre temps ont disparu. Ton. 120mm. Le malade prend un bain chaud ; après le bain : Ton. 145mm ; nouvelles douleurs, mais d'un faible degré.

Le 20 mars au matin, à 8 heures : Ton. 105mm. Douleurs près de disparaître. 4 heures de l'après-midi : Ton. 85mm.

Le 21 mars au matin : Ton. 155mm. Pouls 116. Resp. 28. Douleurs persistant pendant le jour.

6 heures du soir : Ton. 180mm. o gr. 30 de Pyramidon.

A 6 h. 20 : Ton. 190^{mm}. Les douleurs persistent, de même à 6 h. 30.

Ce n'est qu'à 9 h. du soir que le malade n'a plus de douleurs.

A 9 h. 30 : Pouls 120. Ton. 110^{mm}.

Le 22 mars 8 h. matin. Pouls 96. Ton. 95. Resp. 22. Dans l'après-midi. Ton. 90^{mm}. Pas de crise dans la journée.

Le 23 mars, 8 heures matin : Pouls 108. Ton. 185^{mm} Malgré un lavement de séné, pas de selle. Dans l'après-midi, la crise est terminée. Ton. 75^{mm}. Légèrement ictérique.

Du 23 mars au 3 avril : 1 gr. à 1 gr. 50 de Rhodan par jour. Les jours suivants, seulement quelques malaises. Ton. 125-140^{mm}. Pas de crise. Vomissement matutinal fréquent, avec pesanteur stomacale, d'ailleurs aucune douleur et pas d'augmentation de pression.

Le 20 avril, à 8 h. 30 : Pouls 120. Ton. 160^{mm}. Resp. 26. Crise de douleurs. A 9 h. 30, cessation. Ton. 105^{mm}. A 10 heures : Ton. 100^{mm}. A 4 heures de l'après-midi, de nouveau violentes douleurs. Ton. 160^{mm}.

Le 22 avril, à 8 h. 30 : Pouls 120. Ton. 140^{mm}. Depuis 5 heures du matin, violents malaises. Belladone en suppositoire. L'après-midi : Ton. 100^{mm}. Pas de douleurs.

Le 24 avril, à 9 h. 15 : Ton. 140^{mm}. Douleurs. Inhalation de nitrite d'amyle. Ton. 85^{mm}. Pas de douleurs. A 10 heures : Ton. 110^{mm} ; presque pas de douleurs.

Le 26 avril, le matin, crise semblable, avec au Ton. 140^{mm} ; puis pas de douleurs.

Le 27 avril : pression 75^{mm}.

Sortie le 28 avril.

Dans cette observation, il faut d'abord signaler l'ictère puis les vertiges durant la crise, qui apparaissait soudainement en même temps qu'une sensation de choc sur la tête. En ce qui concerne la pression sanguine pendant les crises douloureuses épigastriques, on constatait que la pression était plus élevée pendant les douleurs, et que la disparition de ces dernières coïncidait avec la chûte de la pression. Le chiffre le plus élevé fut de 120^{mm} pendant la crise, et le plus bas dans l'intervalle des crises de 75^{mm}.

L'observation devient particulièrement intéressante lors de la deuxième entrée à l'hôpital le 19 mars. Le malade avait une crise douloureuse (Ton. 170). On essaya une inhalation de cinq gouttes de nitrite d'amyle. Le visage devint rouge, mais la pression ne baissa pas et les douleurs persistèrent. Le malade se cyanosa, perdit connaissance, sa pression sanguine restant élevée ; il eut des convulsions. Après quelques minutes, il revint à lui ; 120^{mm} au tonomètre ; il ne se rappelle pas, la crise, les douleurs ont disparu.

Il s'agit, par conséquent, d'une crise convulsive causée par une augmentation de la pression sanguine, comme dans l'observation I, tandis que dans les crises précédentes il n'avait que des accès de vertiges.

Il me paraît vraisemblable que dans ce cas, et exceptionnellement, il faut incriminer l'action du nitrite d'amyle. Schweinburg a, dans le temps, prétendu dans un travail entrepris sous l'influence de Basch, que, chez les animaux, le nitrite d'amyle commençait par causer une augmentation de pression, et que ce n'était qu'ensuite qu'il déterminait une chûte de la pression sanguine.

A la suite des observations faites sur l'homme, cette opinion a été souvent contredite. Je n'ai pas observé régulièment l'élévation de pression dont il est question, mais elle me semble bien s'être montrée dans ce cas comme je l'ai vue chez un artérioscléreux, et, d'une façon tout à fait nette, dans le cas suivant que, bien qu'il n'ait pas de rapports étroits avec les faits ici considérés, je veux cependant rattacher à cette catégorie. C'est, je crois, un exemple de paralysie progressive avec phénomènes graves d'excitation choréique. Ici encore, l'élévation de la pression sanguine détermina une sorte de crise éclamptique.

OBSERVATION IV

Il s'agit d'un homme de quarante-trois ans, emballeur, qui depuis vingt-et-un ans avait une syphilis non traitée. Il y a un an, il avait été renversé par un train, et il attribue au choc ressenti à cette occasion la maladie actuelle, qui s'est aggravée beaucoup depuis trois mois. Il devint très irritable, se retournait dans son lit la nuit, présentait des contractures des membres et du visage ; il avait des troubles de la parole et de la faiblesse de la mémoire.

Le malade, de taille et de vigueur moyennes, est, à l'entrée, le 25 décembre 1902, très déprimé. L'artère radiale est molle, non sinueuse. Ton. 115^{mm}. Pouls 92. Resp. 24. Le malade n'a pas de maux de tête ni de vertiges. Les pupilles sont inégales, à droite plus large qu'à gauche, et ne réagissent pas à la lumière. Tremblement de la langue intense, la déglutition est pénible. Contractures du visage (tics), du cou et du diaphragme. Léger tremblement intentionnel des mains. Réflexe patellaire. Réflexe plantaire. Le signe de Babinski manque. Le réflexe tricipital est conservé. La force musculaire n'est diminuée qu'au niveau des muscles extenseurs des mains, plus à droite qu'à gauche. Le signe de Romberg est positif. La marche est normale.

Le 17 décembre, le matin, à la visite, le malade présente une augmentation des phénomènes d'excitation. Pouls 84. Ton. 180^{mm}. Resp. 22.

Comme je pensais que cette recrudescence des phénomènes était en relation avec une élévation de la pression sanguine, je fis inhaler au malade, à titre d'essai, quatre gouttes de nitrite d'amyle. Mais l'effet attendu ne se produisit pas. Les phénomènes d'excitation augmentèrent, se traduisant par une forte rougeur du visage et dégénérèrent en contractures générales. Le malade se mordit la langue. La pression sanguine s'éleva (on ne put la mesurer qu'une fois) à 210^{mm}.

Après la disparition des phénomènes les plus aigüs, on observa encore chez ce malade les faits suivants :

Si l'on s'occupe du malade, ou si on lui fait subir d'autres excitations extérieures quelconques, il se produit de violentes contractions du visage, de la bouche, des muscles antérieurs du cou, de la langue, des extrémités supérieures, surtout des mains, affectant un caractère choréique. A signaler le trouble de la parole et de la respiration ; ils s'accompagnent d'une déglutition gloutonne et d'une propulsion en avant de la langue qui, parfois, reste un instant entre les dents ; le sujet fait entendre en même temps un ronflement spécial. Isolément, les doigts présentent des mouvements choréiques, il se produit également des contractures symétriques rapides comme des éclairs dans les extrémités supérieures. Ces contractures disparaissent, souvent entièrement.

Pendant cette période d'excitation, le malade a une expression angoissée du visage ; ses paupières sont largement ouvertes. Ce n'est que par une forte dose de morphine que se calmait cet état effrayant. Mais comme les périodes d'excitation allaient constamment en augmentant, on dut, par égard aux autres malades, l'évacuer le 20 décembre sur une clinique de maladies nerveuses.

OBSERVATION V

Tabès dorsal au début avec crises douloureuses thoraciques et épigastriques, vomissements, constipation. — Variations de pression de 65 à 140^{mm}.

Moritz, trente-deux ans, marié, garçon de banque. Premier séjour dans la division du 4 au 12 décembre 1902.

Mère morte de ramollissement cérébral, un père et un frère vivants et bien portants. Dans l'enfance, rougeole et typhus ; plus tard, trois pneumonies, enfin à seize ans, pleurésie. A l'âge de dix-huit ans, il eut la syphilis et fut traité par les pilules. Il y a quatre ans, pendant une année : asthme ; à ce moment ,il toussait assez fort.

Depuis le jour de Pâques de l'année précédente, il a toujours, le matin, une sensation de poids sur la poitrine, qui disparaît après le déjeuner. Il a fréquemment des crises pendant lesquelles cette pesanteur se change en douleur violente. Il ressent une forte oppression ; il lui semble qu'une voiture chargée de pierres écrase sa poitrine, ce n'est qu'ensuite que surviennent de violentes nausées, et habituellement aussi des vomissements. Ces phénomènes durent souvent pendant quatorze jours, cessent soudain, et le malade se sent alors de nouveau tout à fait bien.

La crise survient aussi dans la rue, la vision s'obscurcit et il se produit des vertiges. Parfois, pendant la crise état syncopal. Pendant sa durée, pas d'appétit ni de constipation. Depuis le 29 septembre il se trouve de nouveau dans une période de crise. Il est marié. Un de ses enfants est mort aussitôt après sa naissance.

Etat actuel : moyennement grand, puissamment charpenté, musculature bien développée. Pannicule adipeux en rapport. Artère radiale un peu rigide. L'examen des organes internes ne donne rien d'important. De même l'urine n'est pas pathologique.

Etat nerveux : réaction pupillaire des deux côtés paresseuse, à droite plus qu'à gauche. Réflexe patellaire exagéré. A gauche, zone d'hyperesthésie correspondant aux trajets des 8e au 10e nerfs dorsaux.

4 Décembre 1902, dans l'après-midi, pas de douleurs. Ton. 75^{mm}.

5 Décembre. — Après une nuit sans sommeil, fortes douleurs dans la poitrine, nausées, vomissements. A 9 heures du matin : Ton. 130^{mm}. Les douleurs cessent

aussitôt après l'inhalation de quatre gouttes de nitrite d'amyle. Ton. 85^{mm}. A 4 heures de l'après-midi : Ton. 125^{mm}. Nouvelles douleurs. A 7 heures du soir : Ton. 105^{mm}. 1 gr. 50 d'Hédonal à titre de somnifère.

6 Décembre. — 9 h. 30 du matin : Ton. 130^{mm}. Tétra-nitrate d'érythrol o gr. o1 à cause des douleurs. A 10 h. 30 : Ton. 120^{mm}. A midi : Ton. 140^{mm}. A 4 h. 30 : Ton. 120^{mm}. De nouveau o gr. o1 de tetra-nitrate d'Erythrol. A 6 h. 30. Ton. 135. Douleurs persistantes.

7 Décembre. — 9 h. 15 : Ton. 135^{mm}. Douleurs. Après l'inhalation de nitrite d'amyle, à 10 h.: Ton. 85^{mm}. Pas de douleurs. A midi, de nouveau : Ton. 138^{mm}, avec douleurs.

10 Décembre. — 9 h.: Ton. 140^{mm}. Fortes douleurs. Soulagement par le nitrite d'amyle. A 10 h.: Ton. 100^{mm}. A 6 h. 30 : Ton. 135^{mm}. Nouvelles douleurs.

Le malade est content d'avoir trouvé un moyen qui le soulage momentanément de ses douleurs, et quitte le 12 décembre 1902 l'hôpital.

Deuxième séjour à l'hôpital : 29 janvier au 6 février 1903.

Huit jours après la sortie, crises douloureuses par intervalles. L'état général n'a pas changé.

29 Janvier. — 11 h. 45 du matin : Pendant la crise douloureuse, Pouls 102. Ton. 130^{mm}. Pas de soulagement notable par l'inhalation du nitrite d'amyle. Ton. 100^{mm}. Le malade refuse le nitrite d'amyle parce que l'effet n'en est plus durable. Il a dans l'intervalle beaucoup inhalé de nitrite d'amyle. Le soir, injection de morphine.

30 Janvier. — 8 heures du matin : Crise avec, pouls 112. Ton. 140^{mm}. Injection de morphine et Eumydrine 0,01 et 0,01. En outre, 1 gramme de la solution de Rhodanate de Na à 1 pour 150 par jour jusqu'à la sortie du malade.

31 Janvier. — 8 heures du matin : Pouls 108. Ton. 130^{mm}. Resp. 22. Crise de douleurs. A 9 heures, injection de morphine et d'Eumydrine. A 3 heures de l'après-midi, l'apaissement des douleurs persiste. Ton. 130^{mm}.

Les jours suivants, légères crises douloureuses.

Le 5 février, au tonomètre, 65^{mm}. Bien-être.

Le 6 février, sortie.

Le malade entra une troisième fois à l'hôpital, du 9 au 14 mars 1904. Sur ses instances, il fut cette fois traité par des injections de morphine, et il vint souvent aussi plus tard, en passant. La pression dans les crises atteignait 130 à 140^{mm} au tonomètre.

Après un autre séjour du 14 au 17 mars 1905, à l'hôpital, le malade fut traité du 14 mars au 28 avril en consultations par des injections sous-cutanées de nitrite de soude. Il reçut quarante-deux injections de 0 gr. 15 à 0 gr. 35 par jour. Son état subjectif s'améliore au début notablement, il augmenta de 5 kil. du 14 mars au 22 avril. Pendant ce traitement, se produisirent encore des élévations de la pression sanguine, il les tolérait cependant beaucoup mieux. Vers la fin d'avril, éclatèrent, de nouveau, de violents accès à la suite desquels le malade ne se soumit plus au traitement.

Il faut noter dans cette observation le caractère thoracique que prenaient au début les crises et l'action à l'origine durable des inhalations de nitrite d'amyle.

OBSERVATION VI

*Tabès dorsal au début. — Tachycardie paroxystique.
— Crises abdominales. — Variations de pression de
85 à 190^{mm} pendant les crises abdominales. — Chûte de
la pression sanguine pendant les crises de tachycardie
jusqu'à 50^{mm}.*

Albrecht, âgé de quarante-quatre ans, économe, entré
le 9 janvier 1905.

Nie toute syphilis. Depuis huit ans, crises isolées de
tachycardie, surtout quand il se baisse. La maladie actuelle a débuté, il y a deux ans, par de la perte d'appétit, de l'amaigrissement (de 102 kil., le malade est
descendue à 54 kil.), des vomissements répétés, jusqu'à
quarante fois dans la journée. Ces vomissements surviennent même sans que le malade ait pris préalablement de
nourriture. La dernière aggravation date du 27 décembre 1904. Il suivait à Prague un traitement à la consultation externe, et prenait des suppositoires et des injections de morphine. Le malade est marié, sa femme a trois
enfants bien portants, a eu un accouchement prématuré.

Il boit chaque jour un litre de bière, rarement du vin,
jamais d'eau-de-vie. Il fume par jour trente-cinq à quarante cigarettes.

Etat du système nerveux : anisométropie, à gauche
plus forte qu'à droite. Les pupilles sont paresseuses. Les
réflexes sont conservés. Parésie vésicale. Pas d'ataxe ni
de signe de Romberg. Diminution du pouvoir sexuel.
Zone d'hyperesthésie, du 8° au 11° metamère dorsal.

Examen des organes internes : presque rien à signaler. Artère radiale rigide. Pulsations artérielles de force moyenne. Le foie déborde les côtes d'un travers de doigt. État des urines normal.

9 Janvier, 7 heures soir. Pouls 90. Ton. 125 mm. Resp. 24. Pas de douleurs. Hyperalgésie en ceinture.

9 h. 40. Pouls 76. Ton. 165 mm. Resp. 36. Depuis un quart-d'heure, douleurs à l'épigastre avec forte sensibilité à la pression de l'aorte abdominale, surtout au niveau de l'ombilic. Environ 10 minutes auparavant, vomissements.

9 h. 47. Pouls 76. Ton. 170 mm. Resp. 40. Douleurs intenses à l'épigastre. Abdomen rétracté, hyperalgésie en ceinture, comme à 7 heures.

9 h. 54. Pouls 84. Ton. 175 mm. Resp. 36. 3 gouttes de nitrite d'amyle en inhalations.

9 h. 56. Pouls 144. Ton. 45 mm. Resp. 32. Pouls à peine sensible. Bien-être.

10 h. 00. Pouls 114. Ton. 140 mm. Resp. 24. Pas de douleurs.

10 h. 05. Pouls 84. Ton. 180 mm. Resp. 26. Les douleurs recommencent. Nausées.

10 h. 08. Pouls 80. Ton. 180 mm. Douleurs modérées aux mêmes endroits.

10 h. 13. Pouls 72. Ton. 180 mm. Resp. 32. Augmentation des douleurs.

> 10 h. 16. Pouls 78. Ton. 175 mm.
> 10 h. 20. Pouls 86. Ton. 160 mm. Resp. 22. Légère accalmie dans les douleurs.
> 10 h. 25. Pouls 84. Ton. 175 mm. Resp. 20. Douleurs épigastriques.
> 10 h. 27. 0,02 de morphine en injection.
> 10 h. 29. Pouls 76. Ton. 170 mm. Même état.
> 10 h. 35. Pouls 84. Ton. 155 mm. Resp. 20. Disparition des douleurs. Somnolence.
> 10 h. 45. Pouls 78. Ton. 140 mm. Resp. 16. Pas de douleurs. Pouls régulier.
> 10 h. 53. Pouls 84. Ton. 150 mm. Resp. 14. Le malade dort.

Le 10 janvier au matin : Pouls 92. Ton. 125^{mm}. Resp. 20. Pouls régulier. Le malade n'a pas de douleurs. A 3 heures moins le quart de l'après-midi, crise : l'abdomen est rétracté, pression allant à 160^{mm} ; finalement injection de morphine (0 gr. 02).

Du 11 au 12 janvier, le malade n'a pas de douleurs ; la pression ne s'abaisse pas au-dessous de 120 ou 130^{mm}.

Le 13 janvier, crise de douleurs persistantes : quelques vomissements. Pendant la crise, la sensibilité à la pression, au niveau de l'épigastre, est augmentée. De même à l'hypogastre des deux côtés en des points correspondants au plexus hypogastrique.

Le deuxième bruit aortique est fort, l'artère radiale est fortement sinueuse. L'abdomen est rétracté pendant la crise. La matité du foie n'est pas modifiée. La matité splénique n'est pas appréciable. La crise eut le cours suivant :

Matin 8 h. 15. Pouls 84. Ton. 145 mm. Resp.
24. Depuis environ une demi-
heure, douleurs épigastriques.
8 h. 25. Pouls 90. Ton. 170 mm. Resp.
28. Augmentation des douleurs.
8 h. 30. Pouls 90. Ton. 165 mm. Resp.
30. Nitrite de soude 0,02, en
injection sous-cutanée.
8 h. 35. Pouls 84. Ton. 150 mm. Resp.
24. Douleurs.
8 h. 45. Ton. 160. Resp. 24. Quelques
vomissements.
8 h. 55. Pouls 78. Ton. 165 mm. Resp.
24.
9 h. 10. Pouls 78. Ton. 170 mm. Resp.
24.
9 h. 20. Pouls 84. Ton. 160 mm. Resp.
9 h. 30. Pouls 84. Ton. 150 mm. Resp.
24.
9 h. 45. Pouls 78. Ton. 165 mm. Resp.
24.
9 h. 55. Pouls 90. Ton. 170 mm. Vomissements.
10 h. 30. Pouls 72. Ton. 180 mm.
10 h. 31. Pouls 72. Ton. 185 mm. Exacerbation des douleurs sans
nausées.
10 h. 35. Ton. 170 mm. 3 gouttes de nitrite d'amyle.
10 h. 36. Pouls 120. Ton. 120 mm. Chiffres pris pendant une secousse
de toux. Pas de douleurs.
10 h. 37. Pouls 84. Ton. 130 mm. Fin de
l'inhalation. Pas de douleurs.
10 h. 38. Pouls 78. Ton. 140 mm. Pas
encore de douleurs.

18

> 10 h. 39. Pouls 84. Ton. 165 mm. Nouvelles douleurs à l'épigastre.
> 10 h. 40. Pouls 72. Ton. 170 mm. Augmentation des douleurs.
> 11 h. 00. Pouls 72. Ton. 175 mm. Resp. 16. Les douleurs vont en s'accroissant, 0,08 de nitrite de soude en injection sous-cutanée.
> 11 h. 15. Pouls 72. Ton. 170 mm. Comme à 11 heures du matin.
> Après-midi 12 h. 45. Pouls 70. Ton. 190 mm. Chiffres pris à l'acmé de la crise douloureuse.
> 12 h. 50. 0,02 de morphine en injection sous-cutanée. Le malade dort ensuite.
> 4 h. 20. Pouls 72. Ton. 120 mm. Resp. 18.

Les jours suivants, on continue l'injection sous-cutanée de nitrite de soude à doses progressives. Le malade est presque exempt de douleurs, sauf de courts malaises. Pression 110 à 130^{mm}.

Le 24 janvier, dans l'après-midi, crise de tachycardie.
> Matin 8 h. 00. Pouls 90. Ton. 115 mm. Resp. 24.
> Après-midi 2 h. 00. Pouls 108. Resp. 28. Palpitations. Sensation d'angoisse, sueurs, pas de douleurs.
> 4 h. 30. Pouls 224. Ton. 60 mm.
> 4 h. 31. Pouls 200. Ton. 70 mm. Resp. 30.
> 5 h. 15. Pouls 200. Ton. 75 mm. Resp. 32. Pas de douleurs.
> 5 h. 45. Pouls 212. Ton. 60 mm. Resp. 32. Pas de douleurs.

Soir   6 h. 40. Pouls 220. Ton. 65 mm. Resp.
30.
7 h. 30. Pouls 200. Ton. 60 mm. Resp.
34. Pas de palpitations. Pas
de gêne respiratoire, matité
cardiaque diminuée. Sensation
de plénitude stomacale.
8 h. 30. Pouls 192. Ton. 70 mm. Resp.
40. Courbature.
11 h. 00. Pouls 192. Ton. 75 mm. Resp.
28.

Pendant la crise, stase des veines jugulaires, pouls carotidien à peine perceptible. Au commencement seulement, palpitations ; plus tard, sensation de vibration sans sentiment d'angoisse. La matité du cœur est petite, pas de gêne respiratoire.

La crise se termina à 5 h. 30 du matin par une sensation de choc. Au début de l'accès, aucune sensation de ce genre. Pendant sa durée, le malade peut circuler sans troubles.

Les injections de nitrite de soude sont continuées, les doses poussées à 0 gr. 15, deux fois par jour.

Le 13 février, dans l'après-midi, de 3 h. 45 à 4 heures, courte crise de tachycardie.

A 11 heures du matin. Pouls 60. Ton. 110 mm. Pas de douleurs. Vomissements. Nitrite de soude 0;15.

3 h. 45 de l'après-midi. Pouls 180. Ton. 55 mm. État identique à celui de 11 heures.

4 h. 10. Pouls 96. Ton. 105 mm. Resp. 24.

6 h. 30. Pouls 96. Ton. 95 mm. Resp. 24. Nitrite de soude 0,25. Courtes douleurs passagères, en forme de crampes dans la région de l'estomac.

La dose de nitrite de soude est augmentée : deux fo.
par jour de o gr. o2. Les malaises sont rares et courts,
la pression est élevée 125-130^{mm}. Après une observation répétée, aux doses de 0,40 on ne constatait, ni pendant la crise ni dans les intervalles, d'action momenta-
née du nitrite de soude en injections sous-cutanées sur
l'élévation de la pression. La crise de douleurs n'était
pas influencée par ces injections.

Du 10 janvier au 10 mars, le malade prit 101 injections de nitrite de soude en augmentant prudemment les
doses de o gr. o2 à o gr. 30 en deux fois chaque
jour. Pendant ce temps, il se sentait mieux. Les élévations de pression avec douleurs étaient plus rares
elles étaient comme l'affirme le patient d'une durée plus
courte, et moins violentes qu'auparavant. Le poids du
corps augmenta de 54 à 64 kilogrammes. Vers la fin de
première série d'injections il se produisit de nouveau
des crises très douloureuses.

Du 24 mars au 11 mai on fit une deuxième série de
46 injections 0,20 à 0,40 en augmentant tous les jours
chaque dose. Cette fois on ne constata aucune influence
favorable. Les crises se reproduisaient presque journellement. Le malade perdait du poids.

Ce malade présente des crises vasculaires typiques à
côté de crises tachycardiques. Je ne puis décider si ces
dernières ne sont pas des phénomènes tabétiques rares.

L'abaissement de la pression dans les crises de tachycardie me paraît être d'origine vasculaire, comme le
prouve le dicrotisme exagéré du pouls pendant la crise
de tachycardie.

C'est ce que confirme aussi l'observation suivante :

5 Mai 1905. — 8 h. matin. Pouls 88. Ton. 135. Resp. 20. Le malade a des douleurs. Injection sous-cutanée de 0,4 de nitrite de soude.

2 h. 30 de l'après-midi, violente crise douloureuse épigastrique.

A 4 heures. Pouls 96. Ton. 160. Resp. 20. Comme la crise persiste sans modifications. on fait au malade une injection d'atropine et de morphine. 3 minutes environ après cette injection le malade se retourne dans son lit et ressent une sensation de choc dans la région cardiaque et aux deux carotides, et une crise de tachycardie avec chute de la pression sanguine se produit. Au même moment les douleurs épigastriques s'arrêtent.

   6 h. 45. Pouls 210. Ton. 55 mm. Resp. 18. Pouls petit, très dicrote comme le 24 janvier.

   7 h. 00. Ton. 50 mm.

   7 h. 07. Pouls 210. Ton. 65 mm. Brouillard devant les yeux. Stase des veines du cou.

   9 h. 45. Pouls 216. Nausées. Vomissements. La crise cesse tout à coup.

   9 h. 49. Pouls 108. Ton. 105 mm. La vue est normale.

   10 h. 15. Pouls 108. Ton. 115 mm. Resp. 24.

Observation VII

*Tabès dorsal. — Syphilis. — Epilepsie. — Crises ab-
dominales et thoraciques avec vomissements. — Crises
de douleurs fulgurantes dans les jambes. — Variations de pression de 90 à 170 mm.*

Anton. 37 ans, veuf, homme de peine, entré le 9 avril
1903. Depuis environ 11 à 12 ans une ou deux crises
épileptiques qui surviennent que pendant la nuit. De
puis 6 ans douleurs fulgurantes dans les jambes. Ces
crises durent un à deux jours. Au début de 1901, il entre
l'hôpital d'Elisabeth pour des troubles gastro-intestinaux.

Le 10 mai, crises de douleurs thoraciques. Du
10 juin au 14 juillet 1902 il est traité dans notre service.
Pendant ce temps il présenta quelques crises épileptiques, et en outre des douleurs persistantes au niveau de
la poitrine. Comme il avait un rétrécissement pupillaire,
que les réflexes patellaires manquaient, qu'il existait une
analgésie au niveau du cinquième métamère dorsal,
et une diminution de la sensibilité à la douleur au-dessous, je considérai ces crises comme tabétiques. Pas de
signe de Romberg. Il était dès ce moment, à noter que
l'affection s'aggravait par périodes, et l'on avait l'impression que le malade simulait des crises.

En ce qui concerne la syphilis, il prétendait avoir eu
un chancre 11 à 12 ans auparavant. A la face dorsale

du prépuce se voyait une cicatrice pâle. Il n'y a pas eu
d'éruptions. Pas de traitement antisyphylitique. Bois·
son : 1 litre et demi de bière par jour.

Le 9 avril 1903, il revint dans le service, après avoir
été traité en novembre 1902 à l'hôpital François-Joseph
pour troubles de l'estomac et avoir été soumis à des la-
vages d'estomac. Il se trouve bien jusqu'au début
d'avril. Il éprouve maintenant de violentes crises de
douleurs, localisées à l'épigastre et à la moitié inférieure du sternum ; il a des vomissements bilieux, liquides. Anorexie.

Dernière crise épileptique il y a une semaine.

Etat actuel : robuste, en bon état de nutrition, pouls
de force moyenne. Petits engorgements ganglionnaires
aux aines, aux aiselles, au cou, au niveau du ganglion
cubital droit.

Pupilles à gauche   qu'à droite. Ne réagissant pas à
la lumière. A gauche cataracte polaire. Fortes douleurs
épigastriques, avec sensibilité à la pression. Gêne accentuée dans l'émission des urines. Les réflexes rotuliens
manquent. Le réflexe tricipital est exagéré, de même les
réflexes abdominaux. Réflexe crémastérien des deux côtés diminué. Réflexe plantaire à gauche plus fort qu'à
droite. Pas d'ataxie. Hyperalgésie allant des septièmes
aux huitièmes métamères dorsaux. Signe de Romberg
positif. Marche incertaine ; il se trouvait bien, d'après
ses dires, dans les intervalles des crises, à part une certaine gêne, due au raccourcissement de sa jambe gauche
(suite de fracture).

Les urines contiennent des traces d'albumine. Leur
quantité est augmentée. Poids spécifique de 1011 à 1020.

Evolution : Je dus renoncer aux indications tonométriques les deux premiers jours parce que notre instrument à ce moment était en mauvais état. L'essai du nitrite d'amyle contre de violentes douleurs stomacales nous donna un succès positif.

Du 11 au 20 avril le malade a des douleurs d'intensité variables. Vomissements fréquents.

Nous trouvons au moment des douleurs :

Ton. 145 à 170. Pouls 92 à 104. Resp. 20 à 24.

Pendant ce temps on essaya l'action de divers médicaments et de divers procédés thérapeutiques.

Le 20 avril au matin, à la visite. Ton. 155 : le malade avait pendant trois jours pris chaque jour 0,01 de tétranitrate d'Erithrol. A 1 heure de l'après-midi il eut une violente crise de douleurs fulgurantes dans les deux jambes. Le médecin de service appelé constata 110 au tonomètre. Aux dires du malade, les douleurs stomacales persistantes avaient pendant ce temps disparu.

A 4 h. 30 de l'après-midi, le tonomètre donnait 150. Presque pas de douleurs au jambes, fortes douleurs à l'estomac.

Le 3 mai au matin : 9 h. Ton. 125.

A 11 h 15, crises de douleurs fulgurantes. Au tonomètre 100. Les douleurs stomacales disparaissent.

A 4 heures de l'après-midi : Ton. 120.

A 9 heures du soir, crise épileptique.

Le 14 mai crises de douleurs fulgurantes avec au Ton. 100.

Le 15 mai à 9 heures du matin douleurs fulgurantes, mais également aussi douleurs dans la région de l'estomac. Des constatations faites au quatrième doigt donnèrent 100 mm. au tonomètre, et au deuxième orteil droit 70. A 6 heures de l'après-midi on trouve 105 à la main et au doigts. Les allégations du patient relativement à ses douleurs furent démontrées inexactes. Sa pression sanguine dans les périodes intercalaires ne put être sûrement établie. La plus basse atteignait 105.

Sortie le 23 mai 1903.

Du 12 septembre au 22 octobre 1903 le malade revint dans le service. Dans l'intervalle, il avait eu presque tous les jours, des douleurs intenses dans la région stomacale, s'irradiant jusqu'à l'extrémité inférieure du sternum. Il avait aussi des douleurs lancinantes dans les jambes, mais pendant leur durée les douleurs stomacales disparaissent toujours. D'après l'entourage, il avait chaque mois plusieurs crises d'épilepsie d'une durée de 10 à 30 secondes. Il demanda sa réadmission à cause de ces crises. Dans le fait, il eut plusieurs accès épileptiques, aucune crise. Une fois seulement on constata des douleurs épigastriques avec 135 au tonomètre. (Pouls 100, Resp. 24) et le 17 septembre Pouls 84. Ton. 110. Resp. 24. D'ailleurs la pression oscillait entre 85 et 105.

L'examen de la sensibilité dénote seulement à gauche en avant, du huitième au onzième métamère une zone d'hyperesthésie. L'épigastre était peu sensible à la pression.

Dans cette observation, il faut remarquer l'arrêt des crises abdominales au moment de l'apparition des douleurs fulgurantes.

OBSERVATION VIII

Tabès dorsal. — Syphilis 20 ans auparavant. — Crises abdominales avec vomissement. — Variations de pression de 85 à 140 mm.

Léopold B... 41 ans, marié, boulanger. Entré le 11 décembre 1902. Sorti le 6 janvier 1903.

Il y a 20 ans syphilis, traitée pendant 6 semaines par des frictions et des injections, puis aucun accident. Il y 3 ans début de douleurs fulgurantes dans les deux jambes et faiblesse concomittante. Quelque temps plus tard, crises de douleurs gravatives dans la région stomacale, et en même temps forte sensation d'oppression, suivies de nausées, et quelques heures après de vomissements. Les crises duraient de deux à trois jours.

Depuis deux ans diminution de l'accuité visuelle. Mémoire plus faible. Marche incertaine. Troubles de la vessie et du rectum. Le malade est marié. Son premier enfant est mort peu après sa naissance, cinq enfants sont vivants et en bonne santé.

Grand fumeur de cigarettes. Depuis 18 ans, il boit chaque jour un litre d'eau-de-vie de grains. Il ne prend d'autres boissons qu'en quantités modérées.

État actuel : de taille moyenne, grêle. Artère radiale rigide et sinueuse, embompoint modéré, 96 kilogrammes Ton. 90. La matité du cœur n'est pas augmentée. Le deuxième bruit aortique est claquant. A la pointe du cœur dédoublement du deuxième bruit. Rien d'anormal dans les organes abdominaux. Urine normale.

État du système nerveux. — Insuffisance du droit externe gauche. Strabisme convergent. Papilles rétrécies. Faible réaction à l'accomodation. Diplopie.

Rien aux extrémités supérieures. Diminution de la force, marche paréto-ataxique. Sens musculaire troublé. Ataxie évidente. Paresthésies. Romberg positif. Les réflexes patellaires manquent. Le réflexe du tendon d'Achille existe. Le réflexe plantaire est exagéré. Les réflexes abdominaux et crémastériens existent.

Zone d'hyperesthésie en ceinture dans la région lombaire. Hyperesthésie des trois orteils externes de la jambe gauche.

Évolution : 12 décembre au matin. Ton. 100 mm. Après-midi 90. 17 décembre au matin. Ton. 80.

Jusqu'au 19 décembre, pas de crise. Le 19 de bonne heure vomissements, douleurs dans la région stomacale, soif ardente. Ton. 120. 80 pendant l'acte du vomissement. A 9 heures. Ton. 140. Inhalation de nitrite d'amyle 3 gouttes. Ton. 95. La douleur s'arrête. 9 h. 15 Ton. 100. Morphine 0,01 et Eumydrine 0,001 en injection sous-cutanée. Dans la nuit du 20 nouvelle crise qu'on ne put observer .Le matin bien-être. Ton. 85. Le soir au tonomètre 110. La nuit nouvelle crise. A la suite de légères douleurs on donne 0,30 de pyramidon. Ton. 85. Pas de douleurs.

OBSERVATION IX

*Tabès dorsal. — Syphilis. — Crises. — Morphinisme.
— Variations de pression de 80 à 150.*

Q... Joseph, 27 ans, veuf, apprenti menuisier. Séjour dans le service du 1ᵉʳ au 13 décembre 1902 et du 7 janvier au 11 février 1903.

En 1897 syphilis. Début de la maladie actuelle il y a un an par des vomissements au premier déjeuner. Il supprima ce repas et se trouva bien portant pendant trois mois.

En février 1902, violentes douleurs à l'épigastre et vomissements pendant 2 jours. A la suite d'une injection de morphine les douleurs cessèrent pendant un temps très court, puis revinrent pendant trois ou quatre heures, et ensuite pendant six semaines avec une intensité variable. Pendant tout ce temps il prit constamment des gouttes de morphine.

En juin 1902, nouvelle crise violente d'une semaine de durée ; traitement à l'hôpital Elisabeth par des injections de morphine.

En juillet 1902, durant environ trois semaines nouveau traitement à l'hôpital dans les mêmes conditions. A la suite d'une émotion, nouvelle crise. D'où deux séjours à l'hôpital, le 26 août et le 16 septembre.

A ce moment, il a perdu environ 12 kilogrammes. Dans l'intervalle, appétit et selles normales. Il prend, soi-disant à cause de ses crises, chaque jour un litre et demi de bière, et un petit verre d'eau-de-vie.

Dans le service on lui fit faire un repas d'épreuve. On ne trouva ni acide chlorhydrique ni acide lactique libres. La maladie fut considérée comme une névrose. Traitement par la morphine. Pendant son premier séjour dans le service, le même état fut constaté : les pupilles étaient inégalement dilatés. Les réflexes patellaires étaient marqués.

15 juin, nuit sans sommeil : le malade avait d'une manière persistante de violentes douleurs et des vomissements.

9 h. du matin. Ton. 130. Pouls 96. Resp. 24. Le malade se plaint de douleurs abdominales, se dresse sur son lit, et gémit. A 11 h. 30 de l'après-midi, il prend une injection de morphine 0,01. Puis il se repose.

A l'auscultation de l'aorte pendant la crise, on entend un souffle diastolique faible.

A 4 h. 30 de l'après-midi surviennent de nouveau des douleurs. Ton. 140. A 6 h. 30, il y a à ce qu'il dit toujours des douleurs. Ton. 120. Après une injection de morphine et d'eumydrine à 6 h. Ton. 105, il se trouve assez bien.

Le 7 janvier 1903, le malade revint. Il se plaignait de douleurs dans le ventre et de nausées.

Etat actuel : ptose de la paupière droite, pupilles inégales, réagissant mal à la lumière. Réflexes patellaires normaux. Dans les premiers jours le malade vomit d'une façon répétée. Ton. 100 à 130. Le malade demande de la morphine. La nitrite d'amyle le soulage, quoique l'inhalation n'influence pas la pression. Le malade ne donne pas l'impression qu'il a une crise.

Le 16 janvier dans la matinée 90 au tonomètre. Pouls 88. Resp. 22. Pas de douleurs. A 4 heures de l'après midi nouvelles douleurs et vomissements. Ton. 120. Le soir pas de douleurs.

Le souffle aortique diastolique manque quand la pression est basse. Dans la suite on supprime au malade la morphine. Il a des crises répétées pendant lesquelles la pression maxima est de 140 à 150.

Pas de douleurs,80.Le malade est traité par les bains, dans le bain, il se sent mieux. Pendant 9 jours du 2 au 10 février, il prend 1 gramme de Rhodan par jour sans succès ; un essai de substitution du Trional ou du Véronal à la morphine, ne réussit pas. Lorsqu'on eut constaté que ses allégations au sujet des crises de douleurs n'étaient pas toujours fondées, on lui fit pendant les soi-disant périodes douloureuses, dans lesquelles l'élévation de la pression faisait défaut, une injection souscutanée de solution de sel de cuisine, laquelle parut agir d'une manière suffisamment efficace.

OBSERVATION X

Tabès dorsal. — Syphilis. — Crises abdominales. — Morphinisme. — Pression pendant la crise allant jusqu'à 175 mm,

M. Jean, 33 ans, veuf, aide-serrurier. Du 2 au 19 novembre 1904 dans le service.

A l'âge de 18 ans, il eut la syphilis ; on lui fit alors 60 frictions et 15 injections. Il y a 3 ans à l'occasion d'un séjour pour son affection actuelle à l'hôpital de Lemberg, on lui fit encore 30 frictions. Il y a 6 mois, il ressentit de violentes douleurs dans le ventre, avec vomissements, phénomènes qui depuis lors survinrent, à ce qu'il dit, tous les mois pendant 7 à 8 jours. Depuis 2 ans douleurs dans les jambes, surtout dans les deux cuisses. Elles se produisaient d'une façon paroxystique et duraient de 2 à 3 jours

Le malade a parfois une sensation de constriction, parfois une incontinence d'urines.

A l'hôpital de Lamberg on lui fit jusqu'à 14 injections de morphine par jour.

Etat actuel : moyennement vigoureux. Intelligence saine. Pendant les crises, douleurs de tête. Pupilles rétrécies. Accomodation normale.

Etat normal des extrémités supérieures sauf une certaine maladresse, et de la diminution de la force musculaire.

Aux extrémités inférieures, fort amaigrissement. Les réflexes patellaires, du tendon d'Achille et du gros orteil manquent. Les réflexes plantaires sont plus forts à gauche qu'à droite. Réflexes de la paroi abdominale plus accentués à gauche qu'à droite. Ataxie prononcée.

Pas de trouble de la sensibilité en dehors des crises.

L'état des organes internes ne présente rien de spécial. Deuxième bruit aortique pendant les intervalles des crises non accentué. La crise consiste en de violentes douleurs dans le ventre avec étouffements, et plus tard vomissements. En même temps hyperalgésie de la peau

de l'abdomen depuis le rebord des côtes, jusqu'à la sym
physe. Sensibilité à la pression, surtout à l'épigastre sur
la ligne médiane. Ces crises débutent par un froid gla-
cial aux pieds et s'accompagnent d'une augmentation
de pression. En outre le malade accuse de vives douleurs
dans tout le corps, même dans le ventre, sans signes
objectifs. Pas d'hyperalgésie, pas de tendance au vomissement, mange de bon appétit.

Quantité d'urines normales. Poids spécifique 1010-
1013.

2 Novembre. — Le malade a pris deux heures avant
l'entrée 0,03 de morphine en injection sous-cutanée.

> 12 h. 15. Pouls 120. Ton. 130 mm. For-
> tes douleurs.
> 12 h. 47. Pouls 100. Ton. 150 mm. Vio-
> lentes douleurs, surtout dans
> la moitié droite du ventre.
> 1 h. 00. Vomissements. Le malade sou
> pire et gémit.
> 1 h. 30. Pouls 96. Ton. 175 mm. Le ma-
> lade gémit fortement. Thermo-
> cautère.

Pendant le jour douleurs persistantes. Le soir encore
des vomissements.

> Soir 11 h. 30. Pouls 104. Ton. 150 mm.
3 Novembre.
Après-midi 11 h. 15. Pouls 84. Ton. 120 mm.
> 11 h. 15. Ton. 125 mm. Douleurs modé-
> rées.
> 11 h. 35. Pouls 80. Ton. 110 mm. Pas
> de douleurs.

12 h. 30. Pouls 84. Ton. 125 mm. Douleurs modérées à l'épigastre.

8 h. 13. Pouls 90. Ton. 110 mm. Le malade se plaint de douleurs qui passent à travers son corps comme des décharges électriques.

8 h. 16. Ton. 105 mm. Le malade sursaute par instants.

8 h. 17. 3 gouttes de nitrite d'amyle en inhalations.

8 h. 18. Ton. 105 mm. Pas de modifications, douleurs persistantes.

8 h. 21. Ton. 115 mm. Idem.

8 h. 22. Cinq gouttes de nitrite d'amyle en inhalations. Pendans l'inhalation, le malade se dresse souvent sur son séant. Inhalation sans effet.

8 h. 25. Ton. 110 mm.

8 h. 28. Ton. 105 mm. Pouls 90.

4 Novembre.

8 h. 00. Pouls 96. Ton. 130 mm. Resp. 24. Fortes douleurs dans le ventre, hyperalgésie de la peau de l'abdomen.

Les assertions du malade, auquel la morphine a été supprimée, ne paraissent pas dignes de foi.

Le 5 et 6 novembre le nitrite d'amyle agit d'une façon nette. Le 9 novembre on essaie une inhalation de nitrite d'amyle sans résultats. D'abord chute rapide de 110 à 95, puis tout de suite 150. Le 11 et le 15 novembre nouvelles crises, avec élévation de pression. Ton. 150 à 160. Belladone. Le 16 et le 17, il prend du nitrite de soude à 1 p. 150, 3 fois par jour une cuillerée à soupe, après quoi, avec une pression d'environ 110^{mm} il n'a plus de crises abdominales.

Cette observation montre l'effet du nitrite d'amyle dans la crise abdominale, son inefficacité contre les autres douleurs qui étaient sans doute dues au morphinisme. La vraie crise abdominale s'accompagnait d'une élévation de la pression et, d'une zone hyperalgésique de la peau de l'abdomen, qui manquait dans les pseudo-accès.

OBSERVATION XI

Polynévrite. — Tabès dorsal. — Syphilis. — Tachycadie. — Crises abdominales. — Douleurs fulgurantes et diarrhée.

Anna P... âgée de 29 ans, veuve, ouvrière. Du 22 mars au 13 avril 1901 pour la première fois dans le service, La malade eut à 20 ans la syphilis et fut traitée à l'onguent mercuriel à la clinique de Neumann. A 21 ans elle accouche à 7 mois d'un enfant mort. De 24 à 28 ans eczéma à la main gauche. Traitement par l'onguent. A la Noël 1900 la menstruation cessa ; en même temps apparition de malaises, douleurs d'estomac. Au début de février crise de violentes douleurs stomacales et abdominales, et faiblesse soudaine dans les deux jambes. Le bras gauche devenait en même temps tout à fait faible, avec cela fourmillements et inquiétudes dans les extrémités. Quelquefois aussi sensation de constriction, paresse intestinale.

C'est dans ces conditions que la malade entra pour la

première fois dans notre service le 22 mars 1901. A l'examen nous trouvons chez cette malade moyennement robuste, amaigrie une grossesse de quatre mois.

L'examen des organes internes ne montra rien d'important. A citer seulement du côté du système nerveux : une réaction pupillaire rapide, de la diminution de la force musculaire des extrémités, et une forte sensibilité à la pression des troncs nerveux. Forte hyperesthésie de l'avant-bras gauche, légère hyperesthésie des extrémités inférieures. Les réflexes tendineux aux extrémités supérieures, les réflexes patellaires, et les réflexes du tendon d'Achille manquent. Les membres supérieurs et surtout le membre gauche sont le siège d'une ataxie évidente ; rien aux extrémités inférieures. Marche parétique, steppage, Romberg positif. Le diagnostic de polynévrite est posé.

Ultérieurement la malade à le 28 mars une crise de fortes douleurs abdominales.

Le 26 mars survient une crise d'accélération du pouls (120 pulsations) état qui persiste plusieurs jours.

Le 28 mars la fréquence s'élève à 126. Ce jour là, la malade eut des douleurs fulgurantes allant du sacrum aux extrémités inférieures, et une forte diarrhée. Sensibilité à la pression de l'abdomen et des troncs nerveux.

Le 29, la diarrhée cesse. La malade n'a pas de douleurs, mais parfois des crises de tachycardie, son état s'améliore, sa force musculaire augmente, la marche est meilleure, mais il y a encore du steppage.

Le 13 avril 1901, la malade quitte l'hôpital ayant augmenté de 6 kilogrammes.

Peu après sa sortie retour des douleurs stomacales

abdominales et thoraciques. En mai 1901, on est obligé
d'interrompre la grossesse. Deux mois et demi après cet
événement, bien-être. Puis de nouveau apparaissent de
violentes douleurs stomacales et abdominales, et des
douleurs thoraciques et dorsales. Vomissements répétés.

La malade resta en traitement du 18 février au 10
mars 1902. A cette occasion on trouva du rétrécissement pupillaire. La pression pendant les crises fut constamment élevée.

Le tonomètre donna ici :

22 mars 1902, 100 avec un bien-être relatif.

25 mars, la malade eut la nuit pendant 4 heures une
violente crise de vomissements ; à 2 heures du matin,
avec la disparition des douleurs 140.

Ces inhalations étaient opérées concuremment à
des expériences que je voulais faire sur l'action de l'extrait de capsules surrénales dans les crises gastriques.

J'ai pour la première fois chez cette malade constaté
pendant la crise, l'élévation de la pression.

OBSERVATION XII

*Tabès dorsal. — Crises gastriques sans augmentation de
la pression. — Arthropathies.*

E. Rudolf, 33 ans, marié, marqueur.

Syphilis à 23 ans ; dans la suite, d'après ses dires, pas
de phénomènes généraux. Depuis quatre mois, douleurs
gastriques, douleurs fulgurantes dans les jambes, depuis peu, gonflement de l'articulation tibio-tarsienne
droite.

Séjours dans le service du 18 au 23 septembre 1903,
du 28 septembre 1903, au 9 janvier 1904 et du 21 janvier au 13 mai 1904.

A la première entrée l'examen des organes internes
fit constater un catarrhe aigu des sommets du poumon. Pression 75. Pupilles rétrécies, réflexes patellaires
normaux, plus forts à gauche qu'à droite. Le réflexe du
tendon d'Achille ne peut être obtenu. Existence des réflexes cutanés. Pas de troubles de la sensibilité.

21 Décembre 1903.
    Matin   8 h. oo. Pouls 92. Ton. 75 mm. Resp.
        20.
Après-midi 4h. oo. Pouls 108. Ton. 75 mm. Resp. 20.
        Douleurs épigastriques.
      7 h. 15. Pouls 104. Ton. 90 Resp. 20.
        20. Légères douleurs après
        plusieurs vomissements.
        Pouls 104. Ton. 85 mm. Resp.
        20. Fortes douleurs.
      7 h. 15. Pouls 104. Ton. 90. Resp. 20.
        Douleurs épigastriques.
      8 h. oo. Pouls 86. Ton. 95 mm. Resp. 22.
        Chiffres pris après une crise de
        violentes douleurs.
      8 h. 05. Pouls 84. Ton. 85 mm. Resp.
        20. Légères douleurs.
23 Décembre 1903.
    Matin   8 h. oo. Pouls 120. Ton. 95 mm. Resp.
        26. Douleurs stomacales, et
        vomissements. Gouttes de mor-
        phine.
      10 h. oo. 0,01 de morphine en injection
        sous-cutanée.
      10 h. 30. Pouls 126. Ton. 100 mm. Resp.
        34.

Le malade a vomi dans l'après-midi, à 2 heures moins le quart 35 centimètres cubes, à 5 heures 92 centimètres cubes, à 5 heures 1/2, 35 centimètres cubes, à 6 heures, 40 centimètres cubes, à 9 heures, 70 centimètres cubes, à 11 heures 1/2, 60 centimètres cubes, à 9 heures 1/2, il prend de nouveau des gouttes ; à 10 h. 30, 0,02 de morphine en suppositoire. A minuit il a de violentes douleurs, et de la sensibilité à la pression de l'épigastre. Pouls 128. Ton. 60. Resp. 32.

> 24 Décembre 12 h. 03. Pouls 104. Ton. 60 mm. Resp. 40.
>
> 12 h. 05. Pouls 120. Ton. 75 mm. Resp. 32.
>
> 12 h. 20. Ton. 85 mm. Chiffre pris immédiatement avant un vomissement.
>
> 12 h. 30. Injection de morphine et d'atropine.
>
> 8 h. 00. du matin. Pouls 120. Ton. 95 mm. Resp. 32. Thérapeutique. Lavement nutritif.

Les jours suivants, vomissements répétés jusqu'au matin du 26 décembre.

Le 27, à 9 heures 1/2 du soir le malade vomit environ 15 centimètres cubes de sang pur. Pouls 102. Ton. 85. Resp. 24. Dès lors, les troubles du côté de l'estomac s'arrêtent complètement. Au cours du mois de janvier, fracture spontanée de la jambe gauche, où sur ces entrefaites se développe une arthropathie de l'articulation tibio-tarsienne.

Ultérieurement, vomissements avec et sans douleurs, la plupart du temps la nuit ou le matin ,et de courte du-

rée ; après le vomissement pas de douleurs ; aucune
thérapeutique calmante n'est nécessaire.

Cette observation est celle d'une crise gastrique dans
le sens strict du mot, on ne peut y démontrer la participation des vaisseaux. Les douleurs étaient presque ex·
clusivement liées au vomissement. Les observations suivantes sont analogues ; la crise gastrique y prédomine,
accompagnée de légers troubles vaso-moteurs.

OBSERVATION XIII

Tabès dorsal. — Crises gastriques.

D... Anton., 41 ans, marié, évantailliste : en traitement du 17 au 20 juin 1904.

La syphilis est niée. Bien portant jusqu'en décembre
1898. Le malade s'éveilla un matin, il ne sentait plus
ses pieds jusqu'au genou, et ne pouvait pas se mouvoir.
Il pouvait seulement se tenir debout. Dans l'obscurité,
il perdait le sol. Il resta trois mois en traitement à l'hôpital. Son état s'améliora, la sensibilité revint aux pieds,
il put de nouveau marcher, tant qu'il ne faisait pas,
nuit. Trois ou quatre ans après, douleurs fulgurantes
dans les jambes. Depuis deux ans, violentes douleurs
dans la région de l'estomac, et vomissements. Il reste
six mois en traitement à l'hôpital. Amélioration par l'eau
chloroformée et la morphine en injections.

Depuis trois semaines, violentes douleurs ininter-
rompues, gravatives, dans la région de l'estomac. Plusieurs fois par jour, il survient des vomissements de

liquide aqueux et vert. Les douleurs stomacales ne sont pas liées au vomissement et ne sont pas influencées par lui dans **leur intensité**. Depuis trois semaines, nourriture exclusivement liquide .

Etat actuel : pupilles rétrécies, les réflexes patellaires manquent. Hyperesthésie et hyperalgésie dans une zone, allant de la sixième cote à l'épine iliaque antérieure et supérieure.

Pas de troubles vésicaux ni rectaux. Ataxie des extrémités supérieures et inférieures. Romberg positif. Urines sans sucre ni albumine.

18 Juin. Depuis 5 heures du matin violentes douleurs dans la région du foie, vomissement bilieux.

8 h. 00. du matin. Pouls 126. Ton. 145 mm. Resp. 27. Fortes douleurs.

9 h. 30. Pouls 100. Ton. 115 mm. Pas d'augmentation des douleurs.

10 h. 00. Ton. 128 mm. Nouvelles douleurs.

19 Juin. Pouls 108. Ton. 110 mm. Resp. 36. Chiffres pris pendant des douleurs soi-disant fortes, au moment du vomissements ; pas de troubles importants.

20 Juin. Sort sur sa demenade.

OBSERVATION XIV

Tabès dorsal. — Crises gastriques.

Michael, âgée de 39 ans, marié, garçon de café. En traitement du 3 au 18 juin 1904.

Il y a 19 ans, chaude-pisse. Il y a 15 ans chancre. Traitement local, pas de cure mercurielle, pas d'exanthème, d'ailleurs bien portant. Marié depuis 8 ans 1/2, pas d'enfants.

L'affection commença il y a trois ans par une sensation de raideur au niveau des deux creux-poplités. Depuis deux ans, douleurs fulgurantes dans les deux jambes. Troubles de la marche. Plus tard violents vomissements périodiques qui persistaient huit jours et se répétaient tous les deux mois. Pendant cette période, violentes coliques dans la région ombilicale ; rien ailleurs. Pendant la marche, douleurs en ceinture. Dans les derniers temps, aggravation. Incontinence des matières t de l'urine.

Boit un litre à un litre et demi de bière et deux à trois quarts de litre de vin par jour.

Etat actuel : malade affaibli, pupilles ne réagissant pas à la lumière, ataxie dans l'épreuve du genou et du talon. Hyperesthésie plantaire. Pas de réflexe patellaire. Pas de réflexe plantaire à droite : il est conservé à gauche. Urine sans sucre ni albumine.

Le 3 juin rentrée pour des douleurs.
Après-midi 5 h. 20. Pouls 84. Ton. 130. Resp. 26.
        légères douleurs épigastriques

5 minutes auparavant vomissements. Dans la nuit du 3 au 4 juin vomissements de 1100 centimètres cubes.

4 Juin. Ton. 105 mm. à 95. Pas de douleurs.
Pouls 84. Ton. 140 mm. Resp. 40.

9 Juin. Crise de vomissements avec fortes douleurs.
Pouls 84. Ton. 140 mm. Resp. 40.

10 Juin au matin. Pouls 88. Ton. 115. Resp. 24. Vomissements et douleurs.

9 h. 25. Matin. Pouls 104. Ton. 110 mm. Pendant la crise de douleurs.

9 h. 30. Ton. 85 mm. Immédiatement après le vomissement.

9 h. 32. Ton. 110 mm.

9 h. 34. Ton. 118 mm.

9 h. 38. Ton. 110 mm. après un manuluve chaud.

9 h. 41. Ton. 95 mm. Légères douleurs.

9 h. 43. Ton. 120 mm. Légères douleurs.

4 h. 00. Après-midi. Ton. 85 mm. Pas de douleurs.

Les jours suivants pas de douleurs avec une pression de 85 à 100.

OBSERVATION XV

Tabès dorsal. — Crises gastriques. — Polynévrite.

St-Max, employé de chancellerie, âgé de trente ans, veuf. Du 4 janvier au 5 avril 1904, et du 10 avril au 8 juillet 1904, séjours dans la division.

Syphilis il y à 7 ans, soignée par 30 frictions. Depuis lors, pas de traitement jusqu'en octobre 1903, puis 20 frictions, et iodure de K.

Début de l'affection il y à deux ans par des douleurs dans la colonne vertébrale. Douleurs en ceinture, plus tard douleurs fulgurantes dans les mains et les pieds. Gêne dans la miction. Diminution du pouvoir génésique. Depuis le début de la maladie douleurs stomacales, surtout la nuit, à caractère fulgurant. Vomissements périodiques. Flux salivaire.

L'examen des organes internes ne montre rien d'important. L'artère radiale est molle. La pression de 85 à 90.

État du système nerveux : pupilles ne réagissant pas à la lumière. Musculature et force musculaire très réduite. Réflexes patellaires et du tendon d'Achille abolis. La marche est ataxique. Le signe de Romberg positif. A trois travers de doigt au-dessus et au-dessous de l'ombilic, zone d'hyperesthésie à droite et d'hyperalgésie à gauche. Sensibilité tactile diminuée à l'extrémité inférieure de la jambe depuis le tiers inférieur jusqu'en bas.

Chez ce malade les crises surviennent la nuit. Ses attaques sont des crises de douleurs de courte durée en ceinture et au sacrum, suivies de vomissements avec ou sans douleurs. Une fois le vomissement survenu les douleurs cessent. En général on ne trouve pas d'augmentation à la pression des douleurs en ceinture et des douleurs sacrées, ou, s'il y en a, elles ne sont pas dignes d'être citées. Par contre, dans une crise associée à des douleurs stomacales et à des vomissements on trouva 140. Dans les phases sans douleurs, pression 70 à 100.

Le malade présente le 9 avril les signes d'une double paralysie typique du nerf sciatique poplité externe avec œdème caractéristique des deux pieds. (Polynévrite). Le malade sortit amélioré, le 8 juin 1904.

OBSERVATION XVI

Tabès dorsal au début. — Syphilis. — Crises gastriques. — Variations de pression.

Eugénie B..., 32 ans, mariée ; du 15 novembre 1904, au 9 février 1905 dans le service. Père mort de tuberculose. Mère morte d'une affection rénale avec crises d'asthme. Dans l'enfance scarlatine, oreillons, diphtérie influenza.

A l'âge de 27 ans, ovarite, il y a 7 ans syphilis au troisième mois de la première grossesse, 12 frictions. d'Octobre à novembre 1904, cinq injections de sations D'octobre à novembre 1904, cinq injections de salicylate de mercure. L'enfant naquit en bonne santé et est resté sain. De mars 1903 à mars 1904, coliques à midi, après la soupe, plusieurs selles liquides ; jamais après les autres repas. En août 1903, troubles psychiques graves à la suite d'un accident de chemin de fer.

Début des signes actuels de maladie, le 20 mars 1904, sans cause occasionnelle, par des vomissements violents persistants environ 8 jours, avec douleurs dans la région stomacale. En même temps, le premier jour, engourdissement des jambes, des bras, du visage. Le deuxième accès semblable se produisit trois semaines après, puis

d'autres à des intervalles de deux à trois semaines après,
et plus tard plus fréquemment. Dernière crise la semaine
précédente. Les douleurs seraient soi-disant liées aux
phénomènes gastriques. Le vomissement est indépendant
de l'absorption de la nourriture.

Les crises sont surtout fortes avant la menstruation.
Pendant la crise : morphine 0,02 en injection sous-cutanée. Faradisation. Lavage de l'estomac. Le diagnostic
porté fut hystérie.

En octobre, la malade va à la consultation externe de
la clinique de Nothnagel. On lui recommande des injections de salycilate de mercure.

Depuis deux ans, elle a un brouillard devant les yeux,
elle n'a jamais eu de diplopie, ni de douleurs fulgurantes. Menstruation jadis régulière, durant 6 à 7 jours.
Depuis le début de la maladie, hémorrhagies génitales à
chaque crise violente ; à la suite soulagement. Les menstrues sont d'ailleurs peu abondantes, un à trois jours,
elles se montrent souvent deux fois dans le mois.

N'est pas buveuse, n'a jamais fumé.

La malade est de taille moyenne, grêle ; sa musculature est bien développée.

État du système nerveux : intelligence lucide, pupilles
larges, le pupille gauche réagit peu à un fort éclairage,
la pupille droite est tout à fait fixe, la pupille gauche
réagit à l'accomodation. En lisant, brouillard à droite.
Pas de symptômes du côté des nerfs crâniens, persistance des réflexes, seuls les réflexes de la paroi abdominale manquent ; pas d'ataxie, pas de Romberg, pas de

troubles de la sensibilité en dehors des crises. Légère parésie vésicale et incontinence.

Les organes internes sont normaux. Les deux reins palpables.

Les crises observées consistent en douleurs abdominales et épigastriques à la hauteur de l'ombilic. Au même endroit, sensibilité à la pression, hyperalgésie et hyperesthésie depuis l'appendice xyphoïde juqu'à l'ombilic. Au plus fort des crises, vomissements.

Du reste pendant toute la période de crise, même aux heures matinales vomissements avec états douloureux non toujours semblables.

Dans les intervalles des crises, pression d'environ 90 à 95 mm. Le maximum dans les crises atteignait 150, dans les crises légères 125 à 135.

Le 6 janvier, les signes de crise sont permanents. Pression allant à 140. Pendant la nuit vomissements,

7 Janvier. 7 h. 30 matin. Pouls 116. Ton. 135. Douleurs épigastriques. Nausées. 0,02 de morphine en injection sous-cutanée.

7 h. 45. Pouls 92. Ton. 120 mm. Pas de douleurs. Sommeil.

8 Janvier, 5 h. 30 du matin, 0,02 de belladone.

9 h. 28. Pouls 108. Ton. 150 mm. Resp. 18. Douleurs épigastriques. Inhalation de nitrite d'amyle.

9 h. 30. Ton. au-dessous de 40 mm. Disparition des douleurs. Pouls filiforme. La malade se sent comme électrisée : Pieds et mains froids.

8 Janvier. 9 h. 33. Pouls 120. Ton. 65 mm. La malade pleure. Pupilles un peu
plus étroites.

9 h. 36. Pouls 120. Ton. 110 mm. Les
doigts deviennent plus rouges,
pas de douleurs stomacales.
Pas de vomissements.

9 h. 40. Pouls 120. Ton, 140 mm. Nouveaux vomissements. Pas de
douleurs d'estomac. Ténesme.

9 h. 49. Pouls 114. Ton. 140 mm. Resp.
22. Une selle claire dépourvue
de bile : pas de douleurs stomacales.

10 h. 45. Pouls 102. Ton. 120 mm. Resp.
16. Douleurs dans le bras.

Comme la crise se renouvelle, la malade prend à
11 h. 1/2 une injection d'atropine et de morphine. Du
29 novembre au 14 janvier, cette malade prend 20 injections de sublimé à 2 o/o. Du 16 Janvier au 7 Février,
21 injections de nitrite de soude de 0,08 à 0,02 par jour.
On n'en obtint aucun succès. Dans les derniers jours la
malade se trouva bien mieux sans être tout à fait délivrée de ses crises. Elle sortit sur sa demande le 9 février
1904.

OBSERVATIONS XVII

Tabès dorsal. — Douleurs fulgurantes.

L. Bernhardt, âgé de 56 ans, marié ; premier séjour
dans le service du 13 au 23 mars 1903.

En l'année 1888, après un bain, douleurs dans les

jambes violentes au point de l'empêcher de pouvoir se lever du lit. En même temps, douleurs dans les bras et au sacrum. Ces douleurs persistèrent deux jours ; le malade se tint pour guéri. Bientôt cependant, il remarqua qu'il voyait double, sa marche n'était pas sûre, il avait des vertiges, il lui semblait marcher sur du liège. Répulsion pour le commerce sexuel. Plus tard, douleurs fulgurantes dans les jambes survenant à courts intervalles, en augmentent d'intensité. En 1889, pour ce motif il resta pendant neuf semaines à la clinique Kahler. Son état ne se modifia pas. Il avait des douleurs en ceinture, souffrait souvent d'une céphalalgie frontale. La marche devint pénible. Dans les derniers temps, violentes crises douloureuses dans les jambes. Le malade à cause d'elles demande son entrée à l'hôpital. La mémoire a diminué dans les derniers temps. Diplopie persistante. Pas de syphilis. Plusieurs gonorrhées. Le malade est marié, il a trois enfants adultes et bien portants, un de ses enfants est mort à l'âge de 10 mois, d'entérite. Sa femme n'a jamais avorté. Il nie les excès de boisson.

Etat actuel : malade de taille au-dessus de la moyenne, moyennement charpenté, musculature amaigrie. Téguments pâles. Artère radiale rigide et sinueuse. Pouls moyennement élevé. Pression normale. Poumons un peu dilatés : matité cardiaque petite. Deuxième bruit aortique exagéré. L'abdomen n'est nulle part sensible à la pression. L'urine est normale.

Etat du système nerveux : l'intelligence n'est pas troublée, la mémoire est fortement diminuée d'après ses dires. Léger ptosis des deux côtés, mouvements oculaires intacts. Pas d'images doubles. Pupilles étroites, ne réagissant pas à la lumière. Troncs nerveux insensibles à la pression. Aux extrémités supérieures, état normal. Force musculaire diminuée aux extrémités inférieures. Réflexes patellaires absents. Réflexe plantaire diminué. Réflexe crémastérien gauche prononcé, le réflexe droit fait défaut. Testicule gauche insensible à la pression. Réflexe à la paroi abdominale nets. Abolition du réflexe du tendon d'Achille.

Hyperalgésie généralisée des extrémités inférieures, allant en dehors jusqu'à l'articulation de la hanche, en dedans jusqu'à l'articulation du genou, retard de la sensation de la douleur, post-sensations ; Romberg fortement marqué. Marche parétique, titubation. Le sens musculaire n'est pas très troublé. Le malade doit faire fortement effort pour uriner et aller à la selle.

A l'entrée à 1 heure de l'après-midi on trouve au tonomètre 125 mm. ; à 4 heures de l'après-midi, le malade a un violent accès de douleurs fulgurantes. La pression est de 80. Pyramidon : 0,30 sans effet. Une injection de morphine et d'eumydrine soulage les malades. Le jour suivant, pression 90 à 95. Les jours suivants pas de douleurs. Sortie le 23 mars 1903.

Deuxième séjour dans le service du 4 au 13 février 1904. Depuis que le malade a quitté le service, les douleurs fulgurantes n'ont jamais cessé. Toutes les extrémités étaient atteintes. Depuis 6 mois ces douleurs sont surtout la nuit très violentes. Les crises durent de 12 à 16 heures. La malade prend de l'antipyrine et de l'antifébrine ou de l'antipyrine et de la codéine.

Depuis un mois le malade a des coliques survenant par paroxysmes et s'étendant à tout l'intestin, il a ensuite du ténesme, fait de violents efforts, et n'évacue qu'une très petite quantité de liquide ou rien du tout. Avec cela ses hémorrhoïdes saignent. Depuis 1889, écoulement jaunâtre hors du rectum.

Parfois douleurs en ceinture, le matin vomissements, ments.

En ce qui concerne l'état actuel, je ne trouve à citer qu'une zone d'hyperesthésie à droite entre le mamelon et le rebord costal. Les réflexes de la paroi abdominale ne peuvent être obtenus .

Parmi les chiffres citons :

4 Février, 4 h. du matin. Ton. 150 mm. Pouls 64. Resp. 24. Ténesme.

11 h. 00. du soir. Ton. 100 mm. Pouls 80. Douleurs fulgurantes avec contractures de l'avant-bras gauche et de la jambe, les douleurs ne sont pas très intenses.

12 h. 00. Ton. 110 mm. Pouls 76. Resp. 24.

12 h. 15. Ton. 95 mm. Pouls 72. Resp. 28. Idem.

12 h. 15. Ton. 110 mm. Ton. 120 mm.

12 h. 30. Ton. 115 mm. Pouls 72. Resp. 32. Douleurs dans la jambe gauche et contractures.

12 h.°30. Ton. 95 mm. Pendant une crampe.

Entre chaque crise douloureuse, intervalles de quelques minutes, pendant lesquels il n'y a que quelques douleurs dans la jambe gauche.

Minuit 45. Ton. 120 mm. Pouls 72. Resp.
24. Chiffres pris dans un intervalle.

Ton. 105 mm. Pendant une
contracture douloureuse.

5 Février, 4 h. après-midi. Ton. 90 mm. Pouls 95.
Resp. 20. Depuis le matin, pas de douleurs.

10 h. 00. du soir. Ton. 115 mm. Pouls
72. Resp. 32.

Ton. 90 mm. Douleurs fulgurantes dans la jambe gauche et
dans la région claviculaire.
Chiffres pris pendant les contractures.

12 h. 00. Ton. 90 mm. Pouls 60. Resp.
40. Augmentation des douleurs
fulgurantes.

Ton. 110 mm. Dans l'intervalle
d'une crise.

Observation XVIII

Tabès dorsal. — Arthropathie. — Douleurs fulgurantes

R... Sophie, 58 ans, divorcée.

En 1890, du 27 mars au 12 avril, séjour dans le
service à cause d'une hémoptysie; en 1904 du 1ᵉʳ mars
au 16 avril, pour tabès. Syphilis non démontrée. Depuis cinq ans, douleurs dans les genoux, arthropathie
à droite. Il y a deux ans, douleurs fulgurantes dans les
deux jambes. Sensation de fourmillements dans les
doigts des deux mains. Pas de douleurs en ceinture.

Jamais de crises d'estomac. Deux accouchements. Pas d'avortement.

Etat actuel : réaction pupillaire très paresseuse, zone d'hyperesthésie et d'hyperalgésie entre le mamelon et l'ombilic. Arthropathie de l'articulation du genou droit. Les réflexes patellaires, plantaires et du gros orteil manquent. Légère ataxie des extrémités supérieures et inférieures.

Le 2 mars, la malade n'a pas de troubles. Pouls 78. Ton. 100. Resp. 24.

Le 3 mars, début des diarrhées

Le 4 mars au matin 8 heures. Pouls 84. Ton. 85. Resp. 24.

4 h. de l'après-midi. Pouls 81. Ton. 80. Resp. 24.

La malade accuse des douleurs d'un caractère brûlant dans la partie gauche de l'abdomen et dans la région sacrées. Elles augmentent avant les selles ; à 9 h. 1|2 du soir dernières selles, en partie liquides.

Le 5 mars au matin. Pouls 78. Ton. 105. Resp. 24. Le soir. Pouls 76. Ton. 130.

Dans la nuit du 5 mars, douleurs fulgurantes.

11 mars : 8 heures du matin. Pouls 96. Ton. 110. Resp .24.

Dans l'après-midi douleurs au bras gauche et à la jambe gauche.

La malade se plaint de douleurs constantes dans l'articulation du genou droit et au sacrum. Pas de phénomènes abdominaux.

> 6 h. 30. Pouls 108. Ton. 140 mm. Resp. 26. Chiffres pris dans une accalmie.

Pouls 96. Ton. 110 mm. Resp.
24. Pendant les douleurs.
6 h. 45. Pouls 102. Ton. 135 mm. Resp.
24. Chiffres pris dans une accalmie.
Ton. 115 mm. Pendant les douleurs.

Le 15 mars, pendant une crise de douleurs fulgurantes aux extrémités inférieures. Ton. 65.

Dans l'étude de mes observations de crises gastralgiques, je dois surtout faire ressortir une forme que j'ai observée plusieurs fois et presque toujours à des stades tout à fait précoces, et dont j'ai remarqué l'omission dans les descriptions courantes. C'est l'apparition de douleurs fulgurantes au creux épigastrique, avec anorexie absolue. Tous mes cas de cette espèce concernaient de jeunes individus ayant la syphilis dans leurs antécédents. J'ai vu de nombreux cas analogues dans ma clientèl privée ; ils se présentaient comme des malades de l'estomac. Il faut remarquer, à propos de la concomittance de la syphilis et de ces crises, que dans ces conditions, j'ai constaté l'heureuse influence du traitement spécifique.

Parmi les phénomènes gastriques sus-dits, j'ai appris à distinguer du reste diverses formes : d'une part il y a les malades qui vomissent sans ou presque sans douleurs, d'autres part les malades qui vomissent avec douleurs.

La douleur précède l'acte du vomissement et l'accompagne. Dès que le malade a vomi, la douleur s'apaise, ce qui, à mon avis, prouve que le vomissement est douloureux à cause des contractions stomacales qu'il détermine.

Par contre, à côté des formes qu viennent d'être citées la grande crise douloureuse offre dans son complet développement un tableau morbide différent, auquel s'applique la description de Fournier. De cette description il ressort que ce n'est pas le vomissement ni les suffocations qui s'y joignent qui constituent le fait essentiel de cette sorte de crises, mais bien le caractère rebelle des douleurs, qui peuvent exister même sans vomissements, sans sensation de strangulation et parfois persister après le vomissement avec moins d'intensité. Je dois seulement faire expressément remarquer, que l'intensité de la douleur n'est pas un critère suffisant pour qualifier la crise, car la sensibilité à la douleur dépend de conditions tout individuelles.

Mais, tandis que le vomissement est dans les formes que j'ai citées, le symptôme prédominant, il n'en est pas de même dans la grande crise, où il ne survient pas tout de suite, mais le plus souvent longtemps après l'acmé du syndrome, et où il ne se produit pas facilement, mais ordinairement avec difficulté. Le malade est même parfois obligé de le provoquer artificiellement en excitant on pharynx : il pense ainsi aider l'évacuation de son estomac.

Le vomissement peut même complètement faire défaut dans les crises graves ; elles revêtent alors le type que Fournier a désigné sous le nom de « gastralgie ».

Dans de semblables états, la douleur est sans nul doute localisée à l'épigastre, et aussi même, s'il ne s'est pas produit de troubles gastriques visibles, à l'estomac. Ce n'est cependant pas toujours le cas. Chez beaucoup de malades, l'abdomen tout entier est douloureux, chez d'autres, il y a seulement des régions de l'abdomen, correspondantes aux ganglions du sympathique, qui sont sensibles spontanément ou à la pression.

Outre ces phénomènes, il existe toujours dans cette catégorie de crises un arrêt des fonctions intestinales. C'est là une réaction à la fois stomacale et intestinale et non purement et simplement intestinale.

Si, dans ces faits typiques, nous étudions la pression sanguine, nous la trouvons considérablement élevée. C'est le fait fondamental que j'ai découvert.

A lui seul, ce phénomène ne serait en aucune façon significatif dans une crise douloureuse, l'existence d'une élévation de pression pouvant être une conséquence des douleurs. Mais j'ai maintenant établi, comme je le montre dans mes observations, que cette augmentation de pression a avec les phénomènes douloureux, un rapport causal.

Dans toute crise de ce genre complète et nettement constatée, l'augmentation de pression existe et se trouve dans un rapport sinon absolu, du moins toujours frappant, toutes choses égales d'ailleurs, avec l'importance de la crise ; en supposant cependant que la pression ne tombe pas du fait d'une insuffisance cardiaque concomittante. On ne peut du reste s'attendre à un parallélisme absolu, car l'étendue du territoire vaso-moteur intéressé, et l'importance de la constriction des vaisseaux abdominaux ne peuvent être toujours égales ; en outre, l'état du cœur, et celui des autres territoires vaso-moteurs, peut avoir son influence.

L'élévation de la pression sanguine qui dans un cas donné survient d'une façon paroxystique n'a pas une valeur absolue, elle présente des variations individuelles. La plupart du temps, l'augmentation est plus de 50 pour cent, au-dessus de la pression normale de l'individu, prise dans l'intervalle des crises, mais elle s'élève aussi à 150 o/o et même plus. Ainsi, nous voyons dans l'observation I, la pression s'élever par paroxymes de la normale, environ 90 mm., jusqu'à 240 mm., tandis que dans les autres cas le maximum observé est beaucoup plus faible.

L'élévation de pression correspond en général à l'intensité de la douleur, si cependant les territoires nerveux considérés contiennent des nerfs sensitifs. Ceux-ci sont-ils détruits, les crises vasculaires évoluent en occasionnant de faibles douleurs et, peut être aussi, sans douleurs. J'ai observé dans mon observation n° 1 la diminution d'intensité des crises. Elle était évidemment liée à la destruction de fibres nerveuses des racines postérieures.

Les douleurs, ainsi qu'il a été dit, sont en général surtout localisées à l'épigastre, qui est sensible et dont la compression peut déterminer une crise. Cette sensibilité à la pression s'étend à toute la région du plexus solaire. En outre il peut exister en dehors de cette région des points sensibles. Dans l'observation I, il en existait des deux côtés en des endroits correspondants au plexus hypogastrique, de même dans l'observation VI.

Tandis que la douleur au niveau du plexus solaire s'explique par la distension des vaisseaux ou mieux de leurs nerfs ; la sensibilité du plexus hypogastrique ne peut s'expliquer que par son hyperhémie.

Cependant la sensibilité à la pression et les douleurs

pendant la crise ne marchent pas forcément de pair.
Dans l'observation I, j'ai vu que la sensibilité profonde
au niveau de l'estomac pouvait être peu prononcée,
alors que persistait la crise de douleurs abdominales.
Il semble donc que les fibres qui interviennent dans
cette sensibilité à la pression ne sont pas situées dans
la moëlle à la même hauteur que celles qui entrent en
jeu dans les crises douloureuses. Ces dernières dépendent
sans doute du splanchnique, tandis que les premières
appartiennent aux segments dorsaux et inférieurs de
la moëlle.

Le maintien persistant de la pression sanguine au niveau normal, propre à chaque individu, n'a d'importance que comme signe de la cessation de la crise. Si
la pression descend, sans toutefois atteindre cette normale, il ne s'agit que d'une rémission ou d'une crise
latente. Il faut s'attendre à une reprise. Et même la
chute de la pression au-dessous de la normale, qui dans
la colique de plomb est le signe de la fin de la crise, n'a
pas ici cete signification, ce n'est qu'un signe de rémission.

La pression sanguine dans l'appareil circulatoire des
tabétiques est au contraire soumise à l'occasion de simples crises gastriques, à des fluctuations tout à fait considérables, et ces périodes peuvent chez beaucoup de malades persister pendant des mois et des années d'une
façon ininterrompue.

L'examen des vaisseaux dans ces cas est susceptible
de montrer si l'appareil circulatoire éprouve des dom-
mages du fait de pareilles crises. Sans doute la plupart
de ces malades sont des syphilitiques et par là, prédis-

posés aux lésions vasculaires artério-scléreuses. Récemment du reste, Opocensky a émis l'opinion que les tabétiques sont plus souvent atteints d'artério-sclérose qu'on ne le croit généralement. Selon moi, l'artério-sclérose se produit fréquemment dans le tabès par suite des rapports de cette affection avec la syphilis. Mais je ne saurais affirmer ce fait en me basant sur l'état de la pression sanguine. Dans environ 80 observations de tabès, j'ai mesuré la pression pendant les périodes d'accalmie et j'ai trouvé 60 à 130 mm. au tonomètre. Je m'inscris donc nettement ici contre l'opinion que le tabétique a toujours une pression élevée. L'élévation de la pression peut être due à une sclérose ou être seulement de nature transitoire.

Les maximums de pression coïncident toujours dans les crises vasculaires avec l'acmé des phénomènes de crise, à moins qu'il n'existe une augmentation de pression causée par un autre facteur, ou que la morphine n'ait été déjà administrée dans la crise. L'étude approfondie d'observations indubitables me permit d'établir que l'augmentation de pression précède la crise et que celle-ci se déroule consécutivement. On voit par là, que les phénomènes importants n'apparaissent soudainement que lorsque la pression a atteint un certain degré, et d'une manière fulgurante.

Dans mon travail, j'ai déjà attiré l'attention sur ce fait que ces phénomènes se produisent comme dans l'éclampsie et l'urémie, où les symptômes menaçants n'apparaissent que lorsque l'hypertension est considérable. J'ai pu plus tard dans ma plus importante observation (Obs. I) constater la réalité du fait. Du reste la chose peut être prouvée expérimentalement pendant la crise. Si nous faisons inhaler à un de ces malades du nitrite d'amyle, comme dans les observations 6, 16, etc., la douleur cesse aussitôt, ainsi que je le montrai encore plus loin. Si l'action du nitrite d'amyle cesse, sans avoir interrompu la crise, alors la pression augmente de nouveau, et ce n'est que si la pression s'élève considérablement que les douleurs réapparaissent.

Le point capital de ma démonstration réside dans le fait qu'avec la chute de la pression sanguine, disparaissent la douleur, ainsi que les phénomènes de crise; vomissements, nausées, céphalalgie. La voie par l'intermédiaire de laquelle s'opère cette dépression importe peu, seul l'effet produit sur la pression est à considérer.

Le premier essai que j'ai fait dans cette direction, fut l'inhalation de nitrite d'amyle. Son action fut dans tous les cas très nette, à condition qu'on la prolongeât assez longtemps. Elle faisait défaut si elle était de courte durée, (Obs. I, 25 mai 1904) ou si la chute de pression ne se produisait pas. C'est bien rarement le cas. Il arrive cependant que l'inhalation de nitrite d'amyle, est suivie, d'une façon passagère il est vrai, d'une augmentation de pression. J'ai constaté ce phénomène dans les observations III et IV.

L'inhalation de nitrite d'amyle était réclamée au début par le malade avec beaucoup d'enthousiasme, mais bientôt il la refusa catégoriquement. Ce qui provenait de ce que la douleur due aux nouvelles contractions des vaisseaux, et qui allait rapidement en augmentant, était ressentie d'une manière particulièrement violente par le malade.

Nous ne possédons malheureusement dans les cas rebelles aucun agent thérapeutique à la fois inoffensif et capable d'abaisser, d'une façon durable la pression. C'est de la même façon que le nitrite d'amyle, qu'agit, dans certains cas, le nitrite de soude. Dans l'observation II, la malade, qui avait des crises relativement bénignes, en fut délivrée par le nitrite de soude.

Dans les crises graves seules, le moyen restait impuissant. Peut-être les doses étaient-elles trop faibles? Je n'oserai cependant les élever, car, les malades se plaignaient bientôt de martèlement aux tempes et ne voulaient plus employer le remède. Il en fut de même pour le tétranitrate d'Erythrol.

C'est l'hydrate de chloral qui agit le mieux dans la crise, car, à dose convenable, il diminue sûrement la pression sanguine. Mais à cause de ses autres dangers, ce n'est pas un moyen, que l'on peut employer d'une manière durable; parfois en effet le cœur et les vaisseaux de ces malades ne sont pas anatomiquement sains.

Les bains chauds, les enveloppements généraux chauds, les excitations cutanées, la faradisation, peuvent agir aussi sur la pression sanguine.

Mais, ce qui est particulièrement intéressant, c'est que les phénomènes physiologiques et pathologiques eux-mêmes, en influençant la pression sanguine, exercent une action sur les crises.

Ainsi, chez les femmes tabétiques l'apparition d'une abondante *hémorrhagie menstruelle* peut faire cesser la crise abdominale. J'ai fait cette constatation chez plusieurs de mes malades. C'est ainsi que chez la malade de l'observation I, qui pendant un an et demi n'eut pas de règles, la menstruation réapparut après une grave période de crises, et, avec son retour, les troubles s'améliorèrent. Quelques semaines après, les mêmes phénomènes se reproduisaient dans le même ordre. Pendant un séjour à l'hôpital pour des crises graves, les règles se montrèrent, mais peu abondantes, et n'exercèrent aucune influence appréciable sur les crises. Au contraire les phénomènes morbides cessèrent après la fin des règles. En effet, il convient d'ajouter que la menstruation n'influence favorablement la crise en cours, que si elle peut abaisser la pression artérielle ; par contre, dans les cas où elle agit comme excitation, elle peut en déterminer une. Ainsi s'expliquent les rapports que Roux à observés entre la menstruation et la crise gastrique.

Il existe une relation particulièrement remarquable entre cette dernière et les douleurs fulgurantes J'ai constaté tout à fait par hasard, que la pression sanguine, pendant les crises de douleurs fulgurantes (dans les jambes), non seulement n'augmentait pas mais baissait considérablement. Dès 1904, j'ai consacré une communication à la très intéressante observation faite par Stricker, à savoir qu'une excitation des racines postérieures produisait une vaso-dilatation. Une étude plus approfondie de ce phénomène ne me paraît pas nécessaire ici. Les observations I, VII, XVII et XVIII démontrent ces faits. Les deux premiers cas cités, montrent également que l'hypertension fait cesser les crises abdominales. Ce sont là des documents à ne pas négliger en faveur de la nature vaso-motrice des dites crises. On comprend dès lors très facilement, un autre phénomène, *l'alternance des crises gastriques et des douleurs fulgurantes*, fait sur lequel j'ai aussi porté mon attention, et que j'ai trouvé confirmé par divers auteurs ainsi que par mes propres observations de malades.

Pour qu'il n'y ait pas de méprise, j'ajoute cependant que je n'affirme en aucune manière que tous les accès de douleurs fulgurantes diminuent la pression sanguine. J'ai même quelquefois observé le contraire.

Dans un cas (IV), je constatai de la tachycardie avec diminution de la pression sanguine pendant une crise de douleurs épigastriques. La pression tomba de 160 à 55 ; et au même moment les douleurs s'arrêtèrent. Les crises ont encore d'autres conséquences que j'ai trouvées mentionnées dans diverses observations. Il y a un rapport entre certaines diarrhées et les crises : ainsi l'apparition de la diarrhée fait tout de suite cesser la crise vasculaire douloureuse, ou réciproquement, la diarrhée cesse au moment où commence la crise gastrique. Les deux phénomènes alternent, parce qu'ils sont évidemment causés par des états vaso-moteurs de sens contraire.

Je ne possède aucune observation de la première catégorie. Putnam, cite entre autres un cas dans lequel chaque fois, une diarrhée abondante suivait la crise qui s'accompagnait de ballonnement. Quant au second ordre de phénomènes, j'ai eu l'occasion de voir en passant un tabétique qui prétendait pouvoir prédire d'après la violence de la diarrhée prémonitoire l'intensité de la crise gastrique douloureuse qui suivait immédiatement.

Les relations réciproques et alternantes entre les crises stomacales et intestinales plaident en faveur de l'opinion qui attribue la crise diarrhéique, telle que l'a décrite

Putnam au début, à un trouble vaso-moteur. Sous ce rapport est également intéressante l'observation que cet auteur note, dans l'histoire morbide de ses malades, à savoir la coïncidence des douleurs fulgurantes et des diarrhées, ce qui semblerait prouver que la chute de pression dues à l'excitation des racines postérieures peut également causer une dilatation des vaisseaux de l'abdomen. De même que la diarrhée, une abondante sécrétion de liquide stomacal peut aussi interrompre la crise douloureuse, ou faire prévoir cette interruption.

Dès que l'action hypotensive cesse, et avec le rétablissement des conditions circulatoires primitives, la douleur reparaît. De plus, la rapidité avec laquelle ces conditions se rétablissent a une influence sur l'intensité des sensations douloureuses. C'est ce que nous montre parfaitement l'action du nitrite d'amyle, qui est souvent suivie d'une douleur allant promptement en augmentant. Aussi le malade en évite-t-il l'usage, dès qu'il le peut.

Je trouve une autre preuve de l'exactitude de ma conception de ces crises dans la manière dont elles se comportent vis-à-vis de la morphine. Il m'est arrivé dans des crises répétées, comme dans l'observation I, de constater, que la suppression de la douleur par la morphine diminuait souvent l'hypertension, mais ne la faisait pas toujours cesser. Ce qui démontre déjà que la douleur ne peut être la cause essentielle de l'hypertension.

Comme nous l'avons souvent répété, la morphine a une action analgésique tout à fait opposée à celle de l'hydrate de chloral, elle n'influe pas beaucoup sur l'hypertension. Sous son action, la pression sanguine peut rester élevée, et même augmenter, malgré la disparition de la douleur, et les signes de crise peuvent persister sans douleurs ou avec de légères douleurs, voire s'aggraver d'une façon insolite. Voir à ce sujet les graves crises décrites dans l'observation I, et accompagnées d'arrêt de la respiration, de cyanose, et de dilatation du cœur.

Après l'épuisement de l'action anesthésique de la morphine, l'état de crise reprend son cours, si entre temps, la pression sanguine n'a pas baissé. Au cours des nombreuses injections de morphine que j'ai faites ce n'est qu'exceptionnellement que j'ai obtenu un résultat net immédiat, à tel point que je le considère comme une coïncidence accidentelle.

En étudiant les observations, nous trouvons le succès de l'injection de morphine variable (que la morphine soit administrée seule ou associée à l'atropine). Il dépend beaucoup de la phase de la crise dans laquelle l'injection est faite. Les accès isolés sont d'une durée diverse, et constituent ou des exacerbations d'une période de crise continue, ou de courtes crises. Plus la crise est proche de sa terminaison naturelle, plus l'injeciton est efficace, tandis que son action, à l'acmé d'une longue crise, est transitoire, anodine et nullement décisive.

Je pourrais rappeler ici que je pus constater dans plusieurs cas sous l'influence de la morphine une étonnante diminution de la sensibilité épigastrique, même quand l'hypertension persistait. Je crois pouvoir attribuer ce fait, à une action élective de la morphine sur le sympathique.

Les crises vaso-motrices abdominales ont des degrés, elles ne se montrent pas toujours avec une symptomatologie sévère. Chez le même malade nous les trouvons d'une intensité très variable. L'examen de la pression sanguine et la réaction au nitrite d'amyle nous font voir qu'il s'agit, dans les formes relativement bénignes, de crises vasculaires.

Par contre, s'il s'agit d'un cas de crise gastrique pure, comme dans l'observation XII, non seulement l'augmentation de pression fait défaut, si la crise n'est pas accompagnée de douleurs, mais même si elle est douloureuse. Aussi, à la suite de ces constatations, ai-je modifié ma manière de voir primitive, énoncée dans divers travaux, à savoir que la crise gastrique était une crise vasculaire. C'est tout à fait erroné.

Ces phénomènes gastriques chez les tabétiques, sont, comme cela du reste ressort de mes observations, des phénomènes réflexes, qui sont produits par l'excitation des racines postérieures médullaires. Ils peuvent être moteurs, sécrétoires, ou vaso-moteurs, C'est ce que démontre un examen des conditions dans lesquelles se produit la colique néphrétique. L'excitation causée par la migration d'un calcul détermine tantôt des phénomènes gastriques (vomissements) tantôt et généralement des phénomènes abdominaux (douleur, hypertension, constipation, météorisme). Il y a lieu d'admettre que ces phénomènes réflexes peuvent s'associer. Ceci n'est cependant possible que si les phénomènes vaso-moteurs ne prédominent pas, car alors l'ischémie de la paroi stomacale empêche cet organe d'évacuer son contenu, et paralyse sa motilité. Parmi les crises gastriques, il en est dans lesquelles une semblable association pourrait cependant exister. Ce sont celles où les vomissements et les crises douloureuses alternent, et où la pression s'élève d'une façon continue.

J'admets que, dans des cas de ce genre, des réactions vaso-motrices ne se produisent que dans une partie du territoire vasculaire abdominal, et qu'à côté d'elles, entrent en jeu des actions sécrétoires et motrices. J'ai obtenu dans ces circonstances un succès positif du nitrite d'amyle, c'est-à-dire que sous son influence, les sensations douloureuses disparaissent, tandis que l'irritabilité stomacale (les vomissements) persistent. J'ai trouvé une fois, pendant le vomissement, à la percussion, une augmentation de volume du cœur et de la cyanose, et j'en conclus que cette hypertension avait une origine cardiaque.

Pour l'appréciation de l'intensité de la sensation douloureuse dans les observations en question, on est obligé de s'en rapporter, comme cela se comprend de soi-même, aux dires des malades. Il faut par conséquent savoir à quel genre d'individus on a affaire. On en trouve souvent qui par habitude ou par crainte de la crise, exagèrent, afin d'obtenir un moyen de soulagement aussi énergique que possible. Sur cette pente, ils deviennent vite morphinomanes. C'est avec ces clients, et avec les frères hospitaliers qu'il est le plus difficile de s'orienter.

Un malade sujet aux crises qui n'a jamais pris de morphine est une rareté ; presque tous les patients que nous avons vus avaient déjà appris à connaître ce médicament. Le plus souvent des injections avaient été faites avant que l'on eût établi le diagnostic. Les crises se produisent, comme on le sait, dans une période si précoce du tabès, qu'on ne pense que rarement à elles. Ordinairement elles sont prises pour des coliques hépatiques.

Il ne me paraît pas nécessaire d'insister sur les ten-

tatives de simulation des morphinomanes et des infir-
miers. Dans les observations citées les deux catégories
sont représentées. Dans ces conditions, on ne peut porter
un jugement certain que si l'on a observé chez les mêmes
individus des crises vasculaires bien caractérisées.
(Obs. X). Si l'on rencontre des morphinomanes préten-
dant avoir des crises graves avec une pression tout à fait
normale, l'examen approfondi de l'état des malades
montrera qu'il n'y a pas de crise. D'autre part, quand
on trouve des morphinomanes avec une hypertension prononcée, et tous les signes de la crise avant l'injection,
qui sont soulagés de leurs douleurs par l'injection, tout
en conservant une pression très élevée, il s'agit de crises
indubitables.

Dans un cas je pus utiliser l'apparition de zones d'hyperesthésie et d'hyperalgésie associées à de l'hypertension, comme signes de diagnostic, en présence des allégations inexactes du malade.

A cette occasion, je pourrais ajouter que, dans aucun
de mes cas, je ne pus constater une hyperalgésie du type
décrit par Heitz. J'ai également trouvé des zones d'hypéralgésie chez des tabétiques qui n'avaient jamais eu
de crises gastriques ou abdominales.

Les facteurs immédiatement déterminants de ces crises
vasculaires doivent surtout être cherchés dans des lésions anatomiques siégeant au niveau des racines postérieures. Mes tentatives thérapeutiques m'ont précisément donné une preuve de cette dépendance.

Cathelin a prétendu dans ses communications sur la
valeur des injections épidurales, qu'il lui était arrivé à
l'aide de ces injections de couper des crises gastriques.

Conformément à cette opinion, j'ai cru devoir faire cet essai chez un malade dans une période de crises subintrantes. Des expériences faites prudemment n'eurent aucun effet. Des injections de doses un peu plus fortes (5 à 10 cm.) eurent un effet fulgurant, et déterminèrent par l'excitation immédiate qu'elles exercèrent sur les racines postérieures une des crises les plus graves, que j'ai observées. L'aspect spécial de ces crises, que j'ai décrites en détail, confirme complètement leur caractère vaso-moteur avec toutes ses conséquences (crise d'éclampsie, etc.). Quoiqu'il en soit, il faut tirer de là l'enseignement que les opinions émises sur le succès des injections épidurales dans cette sorte de crises ne sont pas fondées, et que ces procédés ne sont pas à recommander. Du reste il est à remarquer que, dans le même cas, les essais d'influence réflexe par l'intermédiaire de la muqueuse nasale, n'ont donné également aucun résultat favorable.

Si j'analyse la série de symptômes compris sous le nom de crise gastrique, j'en arrive au conclusions suivantes :

1. Il y a des *crises gastriques* véritables, c'est-à-dire des crises dans lesquelles les phénomènes prédominent du côté de l'estomac, ce sont des crampes stomacales, avec vomissements plus ou moins douloureux ou seulement rejet de suc gastrique ; dans ce dernier cas le phénomène et indolore. Dans le premier, il s'agit d'un trouble fonctionnel moteur de l'estomac, dans le second d'un trouble sécrétoire, vraisemblablement vaso-moteur et sécrétoire.

2. Il y a des crises de *douleurs fulgurantes abdomi-*

nales, analogues aux crises des jambes et aux douleurs des extrémités. Elles évoluent le plus souvent avec de l'anorexie et, à l'occasion aussi, avec des vomissements. C'est un ensemble symptomatique de très courte durée, qui est précurseur des phénomènes décrits dans le para graphe précédent ou de ceux que nous allons signaler.

3. *Les crises vasculaires abdominales.* Leurs caractéristiques sont l'hypertension pendant la crise, l'arrêt du fonctionnement intestinal, de violentes douleurs abdominales ou épigastriques, avec existence ou absence de la sensibilité profonde, avec ou sans rétraction de l'abdomen, avec ou sans troubles de la sensibilité segmen taire (hyperesthésies ou hyperalgésie), avec des vomissements tardifs et douloureux que parfois peut suivre une période de rémission. La crise complète revêt le tableau tracé par Fournier de la grande crise gastrique.

Parmi les phénomènes faisant partie du cortège symptomatique, je dois particulièrement attirer l'attention sur les accès d'éclampsie survenant à l'acmé des crises, dans les cas I et III au moment de la plus forte pression : la première observation surtout est une preuve que l'accès éclamptique ne dépend pas d'une intoxication, mais surtout des maximums de pression, qui à l'occasion peuvent d'ailleurs être provoqués (injection épidurale du 19 octobre 1903).

A côté des états mis en évidence ici, il était intéressant pour moi de savoir, si dans des crises semblables ne se produisaient pas, comme dans la colique de plomb, l'urémie, etc., des symptômes de foyer cérébraux, transitoires. Dans les anamnestiques d'un cas de Christiansen, j'ai vu qu'une malade à la suite d'une grave crise gastrique était restée pendant 6 heures aveugle.

Outre la forme abdominale de la crise vasculaire, nous rencontrons aussi la forme thoracique sous divers aspects, mais surtout sous celui de l'angine de poitrine.

Depuis Vulpian des cas de ce genre ont été communiqués par Landouzy, Putmann, Leyden, etc.

Les rapports de ces crises avec le tabès ne sont pas aussi simples que cela parut au début. L'explication dépend de la solution de la question des rapports entre le tabès et les phénomènes d'artério-sclérose qui l'accompagnent, par exemple l'insuffisance aortique ou la sclérose des coronaires. Tandis que les uns voient dans ces lésions une manifestation de l'affection tabétique et les considèrent en une certaine manière comme un trouble trophique dépendant du tabès, d'autres soutiennent le point de vue que ce sont seulement des conséquences d'une lésion spécifique de l'aorte ou des vaisseaux, et que les phénomènes qui s'y joignent, comme l'angine de poitrine, ne sont pas des symptômes de tabès mais des symptômes d'endartérite.

Quoiqu'il en soit, les crises thoraciques du type de l'angine de poitrine sont très rares. Parmi le grand nombre des cas de tabès que j'ai rassemblés dans les dernières années, il n'y a aucun cas de ce genre.

Heitz dans une thèse faite sous la direction de Déjerine et de Merklen, parle des crises cardiaques des tabétiques. Le point de départ en est une étude consacrée à la constitution des nerfs cardiaques ; au point de vue anatomique, elle aboutit à un résultat analogue à celui donné par l'examen du splanchnique, à savoir qu'il s'agit d'une diminution du nombre des fines ramifications nerveuses à myéline du sympathique.

Des observations cliniques qui y sont exposées on peut conclure à l'existence de crises thoraciques. Jusqu'à quel point s'accordent-elles avec celles que j'ai rapportées, je ne puis le dire, car dans l'histoire des malades, les renseignements nécessaires manquent. Mais une de ses observations (l'observation II) me paraît digne d'être relevée : elle concerne une femme de 49 ans, qui à 29 ans avait eu la syphilis, et chez laquelle les phénomènes tabétiques débutèrent par de vives douleurs aux jambes et en ceinture ; elle n'avait jamais de crises gastriques. Elle présentait des signes d'ataxie aux extrémités supérieures et inférieures avec abolition des réflexes. La pression dans ce cas est formellement signalée comme faible. Pouls 96. Cette malade eût pendant longtemps des crises violentes aux extrémités. Soudain ces crises changent de caractère.

« Les élancements douloureux passent dans le cœur, s'accompagnant d'une sensation poignante, allant presque jusqu'au sentiment de la mort imminente. A ce moment, les battements cardiaques s'accélèrent jusqu'à 100 et 120 à la minute, et augmentent de force, au point que la main de l'observateur les sent soulever fortement à chaque systole la paroi thoracique (en temps ordinaire les battements du cœur sont tellement faibles qu'il est impossible de trouver la pointe de l'organe) ».

Après quelques minutes, la malade se calme, un vomissement survient, les douleurs fulgurantes disparaissent et tout finit par une émission d'urines abondante et involontaire. La malade mourut. On ne trouva pas d'athérome aortique. Le cœur était petit. L'examen anatomique des nerfs fit voir une dégénérescence du plexus cardiaque et des deux nerfs vagues.

Les autres cas suivis d'autopsie, que cite Heitz, présentaient des lésions artério-scléreuses. C'est dans ces dernières, que l'on peut placer l'origine de la crise thoracique de l'artério-scléreux, ce qui d'après moi ne constiute qu'une différence pathogénique.

Je n'ai pas seulement signalé le cas ci-dessus parce qu'il montre que dans le tabès des crises vasculaires thoraciques peuvent se produire indépendamment d'une affection syphilitique ou de l'artério-sclérose. Mais aussi parce que c'est une preuve qu'il y a des crises vasculaires, de type thoracique, analogues à l'angine de poitrine, dans lesquelles on ne peut accepter une terminaison par lésion des vaisseaux du cœur.

Les crises vasculaires du type thoracique survenant au cours du tabès sont de plusieurs sortes. On peut les diviser en deux groupes, celles qui offrent le tableau morbide complet de l'angine de poitrine, et celles où les symptômes d'angoisse manquent, mais où, par contre, existent des sensations de pesanteur thoracique, et de constriction. C'est ce dernier type qui ordinairement pendant la crise donne lieu à des troubles du côté de l'abdomen, et la crise, thoracique au début, devient gastrique à la fin, c'est-à-dire abdominale. Ces cas sont représentés dans mes observations. Je considère ces crises comme pseudo-thoraciques, ou plutôt comme abdominales. En outre il existe aussi des crises de douleurs fulgurantes thoraciques, qui ne sont pas du ressort de mes recherches. Heitz qui, dans son travail, a rassemblé des documents importants, émet à ce sujet quelques aperçus, que je vais brièvement exposer. Il considère la syphilis comme la cause des lésions vasculaires dans le tabès. La rareté des troubles thoraciques proviendrait des lésions destructives du plexus cardiaque ou des racines postérieures qui y aboutissent. Divers auteurs ont été surpris que certains tabétiques soient étrangement tolérants pour les lésions aortiques. Heitz croit, qu'il s'agit là de cas toujours anciens ; ces malades dont les lésions des racines postérieures n'ont pas atteint les parties supérieures de la moëlle, n'auraient pas beaucoup à souffrir du fait de lésions aortiques.

Parmi les formes de crises thoraciques des tabétiques, il distingue des cas évoluant avec des douleurs en ceinture, ce sont les plus fréquents. On rencontre plus rarement des crises typiques d'angine de poitrine. Ces crises peuvent dépendre de lésions des coronaires : mais, comme beaucoup d'auteurs l'admettent,il y a chez des tabétiques des crises angineuses qui sont comparables aux crises gastriques. La pathogénie de ces phénomènes cardiaques douloureux, est jusqu'ici obscure.

L'observation suivante est une observation concernant une crise de douleurs à type purement thoracique sans douleurs cardiaques.

OBSERVATION XIX

G. Berta, 17 ans, veuve, entrée le 3 décembre 1904. Père, 63 ans, marié en 1877 ,en 1894, chancre sans symptômes secondaires ; traitement exclusivement local.

D'après un examen fait à la clinique Wagner, il souffre
de douleurs rhumatismales dans les extrémités inférieures. Pupille gauche immobile. Réflexe patellaire exagéré, plus fort à gauche qu'à droite, troubles de la sensibilité du visage.

La malade est le sixième enfant, le 7° a 15′ ans, le
8° a 13 ans : après, il y a eu deux avortements. La malade est née à terme ; d'après elle de la quatrième à la
huitième année elle a eu des douleurs de reins. Premières règles à 14 ans. Depuis le mois d'août de cette
année, cessation des règles. Depuis juillet 1903, crises
de douleurs, avec vomissements d'une durée de trois
jours, liés au début à la menstruation, et survenant plus
tard souvent dans le cours du mois.

Les crises chez cette malade consistent d'après notre
observation) en douleurs thoraciques, qui sont localisées
en arrière du sternum, les plus fortes siègent à la partie
supérieur du sternum, dans la région du manubrium.
Au début, elles répondent au premier segment dorsal, légère hyperesthésie en avant et hyperalgésie plus forte à
gauche qu'à droite, ailleurs pas de troubles sensitifs. Les
autres phénomènes de crise sont les nausées, la sensation
de soif, le vomissement qui est très pénible et rare. Pas
de trouble de la digestion. La respiration est ralentie
parce que le malade retient son souffle, elle est ainsi irrégulière et profonde. Le volume des poumons n'est pas
augmenté. A part l'accélération du pouls, pas de phénomènes du côté du cœur. Dernière crise le 2 décembre.
Dans les intervalles pas de douleurs .

Etat actuel : grêle, très amaigrie.

Pupilles immobiles, étroites, de la grosseur d'une
pointe d'aiguille. Légère ataxie des extrémités supérieures, plus forte à droite qu'à gauche.

Autres symptômes de l'appareil nerveux : réflexes conservés, réflexe patellaire exagéré. Pas de sensibilité à
la pression, pas de Romberg, analgésie du nerf cubital
gauche plus forte à gauche qu'à droite. Hyperesthésie
au niveau du premier espace intercostal gauche.

Etat des organes internes normal : Artère radiale molle, non sinueuse. Poids du corps 35 kilogrammes.

Dans l'urine, albumine 1 gr. pour 1000. Dans le sédiment, cellules, pas de cylindres.

La sensibilité à la pression à l'épigastre n'existe ni pendant la crise, ni en dehors de la crise. Nausées habituelles le matin. Le maximum de la pression mesuré pendant les crises atteint 150^{mm}, et dans beaucoup de crises seulement 130 mm. Quant elle est tout à fait indemne de douleurs, la malade a au tonomètre 85 à 105 ; mais jusqu'ici elle n'est pas sortie de la période de crise, à tel point que nous ne connaissons pas d'une manière certaine sa pression normale. L'inhalation de nitrite d'amyle soulage tout de suite la douleur.

19 janvier 1905. — Depuis 6 heures du matin, nausées. Poids du corps : 42 kilogrammes.

Matin   8 h. 00. Pouls 114. Ton. 130 mm. Resp. 24. Douleurs le long du sternum.

11 h. 00. du matin. Pouls 108. Ton. 120 mm. Comme ci-dessus. Hyperesthésie au niveau du premier espace intercostal, respiration irrégulière 12 à 14.

11 h. 03. Pouls 96. Ton. 120 mm. Douleurs passagères un peu plus faibles.

11 h. 04. Inhalation de deux gouttes de nitrite d'amyle. Pouls 120.

11 h. 05. Pouls 126. Ton. 65 mm. Le malade prétend que la douleur est disparue.

11 h. 06. Pouls 108. Ton. 110 mm. Visage et peau du thorax encore rouges. Douleurs de tête.

11 h. 07. Pouls 96. Ton. 130 mm.

11 h. 09. Pouls 96. Ton. 130 mm.

Matin 11 h. 10. Pouls 96. Ton. 120. Légères douleurs sternales.

11 h. 15. Pouls 100. Ton. 120 mm.

11 h. 20. Pouls 108. Ton. 115 mm. Douleurs plus fortes. Nausées. Respiration irrégulière, retenue.

11 h. 25. Pouls 108. Ton. 130 mm.

11 h. 35. Pouls 102. Ton. 120 mm.

11 h. 45. Pouls 108. Ton. 120 mm.

12 h. 00. Pouls 100. Ton. 130 mm. Resp. 10. Violentes douleurs, puis vomissements.

Après-midi 1 h. 40. Pouls 100. Ton. 130 mm. Injections d'atropine et de morphine.

Soir 6 h. 00. Pouls 92. Ton. 120 mm. Douleurs sternales. Sensation de striction au cou. Nausées. 10 centigrammes de nitrite de soude en injection sous-cutanée.

10 h. 00. Pouls 108. Ton. 130 mm. Resp. 14. Douleurs persistantes ; encore 0,01 de morphine.

Du 19 janvier au 17 mars, la malade prend des injections de nitrite de soude de 0,10 à 0,25 ; elle n'est cependant pas délivrée de ses crises. Le 20, 21, 22 et 30 janvier, puis les 7, 9, 22 et 27 février et le 27 mars surviennent de grosses crises avec pression montant à 150 mm. Albuminurie persistante, pas de sédiment.

Pendant cette première série d'injections, la malade parut se sentir beaucoup mieux. Le poids du corps s'éleva à 45 kg. 5.

Du 3 avril au 10 mai, on fit une deuxième série de trente-six injections avec du nitrite de soude, de 0,01 à

0,30. Dans ce même temps des crises de violentes douleurs survinrent, qui durent être traitées par la morphine. L'albuminurie a diminué, elle n'était pas appréciable à la fin au tube d'Esbach. Le poids du corps qui, au début de cette série, atteignit 47 kg. 5 tomba à 45 kg. 5. La malade sortit sur sa demande le 11 mai.

On ne peut établir exactement dans quel territoire de la circulation se déroulait la crise vasculaire. Les troubles circulatoires n'étaient pas significatifs, bien que l'effet du nitrite d'amyle fut prompt. Mais quoiqu'il en soit, le siège élevé de l'hyperesthésie dénotait un lieu d'excitation également haut situé. La pression normale de la malade ne put être déterminée. Elle devait être un peu élevée, car les reins n'étaient pas sains. (Albuminurie sans sédiment rénal).

Ce que j'ai à dire de la *thérapeutique des crises vasculaires tabétiques*, découle de ce que nous avons déjà exposé au sujet des crises abdominales. J'aurais seulement à ajouter quelques mots.

Au congrès français de Neurologie de Pau, en août 1904, Oberthür et Bousquet ont fait une courte communication sur les bons résultats qu'ils retirèrent des injections sous-cutanées de *nitrite de soude* indiquées par Pétrone, et signalées surtout dans mes communications sur les crises vasculaires.

L'emploi sous-cutané du nitrite de soude, fut d'après Darkschevitsch, recommandé dans le traitement de la syphilis par Pétrone. Darkschevistch l'a préconisé dans l'atrophie tabétique du nerf optique. Il fait une série de 80 à 100 injections (1 gr. chaque jour), il commence par une solution à 3 o/o, et augmente jusqu'à 10 et 12 o/o, maximum qu'il atteint en trois à quatre semaines. Par cette thérapeutique combinée au traitement mercuriel, Darkschevitsch croit avoir obtenu des améliorations.

Mon mode d'emploi des nitrites n'a rien à voir avec celui de Pétrone ou celui de Darkschevitsch. Incité par la communication d'Oberthür et Bousquet, dont du reste une relation détaillée ne m'était pas encore parvenue, j'ai employé, au lieu de l'administration interne, l'injection sous-cutanée de nitrite de soude, et j'ai appliqué ce traitement dans 18 cas de tabès, dont neuf avec crises abdominales, et neuf avec douleurs lancinantes. La plus forte dose, injectée en une fois, fut 0,40 cg., la plus forte dose journalière de 0,60 cg. Ces doses furent supportées sans malaises.

Les essais que je fis encore depuis lors, sont insuffisants pour permettre un jugement sur la valeur du traitement. J'ai seulement établi jusqu'ici que les injections sous-cutanées de nitrite de soude dans la crise abdominale ne diminuent pas la pression sanguine, et que par suite la crise n'est pas jugulée. Après un long usage, quatre des neuf malades traités pour des crises abdominales prétendirent qu'ils se sentaient mieux, que les crises devenaient plus courtes et plus rares qu'elles n'étaient auparavant. Ces malades augmentaient également de poids. Pourtant les crises se reproduisirent, et ultérieurement augmentèrent d'intensité. Le nitrite de soude en injection sous-cutanée, lorsqu'il agit, paraît avoir pendant un certain temps un effet calmant. Dans tous les cas, dans lesquels on dut faire une nouvelle série d'injections à cause de l'aggravation des accès, ce médicament se montra impuissant.

Les injections paraissent agir sur les douleurs fulgurantes d'une façon variable ; cependant sous ce rapport je ne puis encore m'appuyer sur des résultats précis. Parmi les observations rapportées, les cas I, V, VI, XVI et XIX ont été traités au moyen de ces injections.

Le tabès dorsal est ainsi la troisième affection où des crises vasculaires abdominales et thoraciques se déroulent à la fois. Dans cette coexistence nous trouvons déjà une garantie indiscutable de l'exacte appréciation des phénomènes fondamentaux, mais parce que le fait de concevoir certains phénomènes tabétiques comme les crises vasculaires est une nouveauté en pathologie, je considère comme nécessaire, de démontrer que la symptomatologie clinique du tabès est riche en autres phénomènes vaso-moteurs de même valeur, et dont l'existence ne peut que fortifier et compléter les données que j'ai établies. Je fais abstractions des migraines des tabétiques, des crises d'épilepsie, de l'asthme, je retiens seulement l'existence des phénomènes vaso-moteurs des extrémités, qui représentent des crises vasculaires visibles. J'ai observé un cas de ce genre. J'en parlerai dans un chapitre spécial.

IV. — CRISES VASCULAIRES DANS LA NÉPHRO-LITHIASE ET LA CHOLÉLITHIASE

Il résulte de mes recherches que la douleur peut être une cause d'augmentations de pression, mais également qu'elle peut être produite par des processus vaso-moteurs déterminant de l'hypertension. Surtout, il est apparu que certaines douleurs abdominales dépendent de la vaso-constriction des vaisseaux des viscères abdominaux, ou même sont produites par elle. Il en est ainsi dans la colique de plomb, et dans les crises abdominales des tabétiques ou des artério-scléreux. Il était très important, à mon point de vue, d'étudier les crises douloureuses qui ont pour cause des processus mieux connus. Dans cette catégorie entre la néphrolithiase et la cholélithiase.

Dans les travaux cliniques de Traube se trouve un essai sur « la colique néphrétique et sur l'influence des violentes douleurs sur la pression sanguine dans le système aortique ». Sous ce titre, Traube étudie un malade chez lequel il a observé d'une façon répétée des crises de coliques néphrétiques, et pendant lesquelles il trouva chaque fois les artères hypertendues d'une façon anormale. (1867). En 1873, il ajoutait : « peut-être la douleur agit-elle toujours dans les affections névralgiques, en diminuant la fréquence du pouls, et en élevant la pression dans le système aortique. »

J'ai, dans de nombreux cas de coliques néphrétiques, trouvé confirmé le rapport établi par Traube, et plusieurs fois, j'ai utilisé avec succès le symptôme de l'hypertension pour le diagnostic différentiel dans les cas douteux, particulièrement dans ceux où l'on pouvait croire à de l'occlusion intestinale.

En 1901, Sternberg a fait une analyse des phénomènes gastro-intestinaux de la colique néphrétique et mis en évidence quelques uns de ses symptômes. Dans les conclusions de ses recherches je remarque qu'il cite les troubles stomacaux et intestinaux comme des symptômes normaux de la colique néphrétique ordinaire. Les troubles intestinaux consistent en une rétention douloureuse des matières avec flatuosités ; ils cessent avec la disparition de la crise douloureuse. A ces troubles intestinaux caractérisés s'associe une élévation de pression dans le système artériel. Il y a des cas dans lesquels les troubles gastro-intestinaux dominent le tableau morbide.

Dans la discussion de ce travail, j'ai déjà dit que dans cette symptomatologie gastro-intestinale, il fallait attribuer à l'appareil circulatoire un rôle essentiel. L'état de l'intestin au moment de ces crises est dû à la constriction des vaisseaux des parois intestinales (processus qui met l'intestin dans un état d'atonie, ainsi que je l'ai expérimentalement démontré en son temps). Dans son travail, Sternberg déclarait que l'élévation de la pression sanguine et l'arrêt du fonctionnement intestinal devaient être considérés comme des symptômes connexes.

Contrairement à mes conceptions, Sternberg considérait l'intestin comme étant dans un état de spasme. C'est ce qu'avait déjà admis Friedrich Hoffmann. Du reste il y avait deux arguments contre ma façon de voir : les violentes douleurs que beaucoup de malades ressentent et sur lesquelles déjà Peter Franck avait attiré l'attention, car elles ne peuvent être expliquées par une parésie, et l'efficacité de l'action de l'opium, comme dans la colique de plomb.

Dans l'intervalle, il fut démontré que le spasme intestina ne détermine par lui-même aucune douleur et, que la douleur, localisée par les malades à l'intestin et attribuée au spasme intestinal, se produit en dehors de l'intestin dans le sympathique (mésentère, plexus solaire, etc.). J'ai du reste noté, que les phénomènes considérés par les malades comme des crampes douloureuses peuvent provenir de spasmes vasculaires.

Enfin en ce qui concerne l'action de l'opium, je n'insisterai pas ici. Je remarque seulement, que, outre l'action tonique de l'opium que j'ai constatée dans 100 expériences sur les animaux, et même dans mes observations sur l'homme, ce médicament exerce encore une action sédative élective sur les plexus sympathiques abdominaux en état d'excitation.

Afin d'illustrer ces conceptions, je cite ici deux observations différentes, l'une concernant une lithiase urinaire douloureuse, l'autre une lithiase de même nature mais indolore, et dans la phase intermédiaire de son évolution.

OBSERVATION I

Colique néphrétique. — Essai du nitrite d'amyle.

M. D. 65 ans, cuisinière. Un frère mort d'une affection calculeuse. A 48 ans, opéré pour un kyste par le professeur Salzar. Il y a 10 ans, ménopause. Depuis le 7 décembre 1903, crise de douleurs dans le côté gauche du ventre. Depuis ce moment pas de selles. Entrée le 11 décembre 1903.

État actuel : taille moyenne, bon état de nutrition.

Etat des organes internes : organes thoraciques normaux. Abdomen riche en graisse, saillant, surtout dans sa partie inférieure. La région rénale gauche est très sensible à la pression. Les douleurs rayonnent de là vers la vessie, urines sans albumine.

12 Décembre 1903. Temp. 36,5.

   Matin 8 h. 30. Pouls 78. Ton. 90 mm. Resp. 21. Pas de douleurs.

Après-midi 2 h. 00. Violentes douleurs dans l'hypochondre gauche, à ce même endroit sensibilité à la pression. Pouls petit, dur, abdomen tendue.

   2 h. 15. Pouls 64. Ton. 125 mm. Resp. 20.

   2 h. 27. Pouls 60. Ton. 135 mm. Resp. 22.

   2 h. 45. Pouls 60. Ton. 135 mm. Resp. 20.

   3 h. 05. Pouls 64. Ton. 135 mm. Resp. 20. Inhalation de 5 gouttes de nitrite d'amyle.

3 h. 10. Pouls 64. Ton. 80. Resp. 32. Le malade prétend avoir moins de douleurs. Pouls plein. Artères molles.

3 h. 15. Pouls 64. Ton. 110 mm. Resp. 28. Augmentation des douleurs.

3 h. 25. Pouls 60. Ton. 85 mm. Resp. 28. Disparition des douleurs.

3 h. 40. Pouls 56. Ton. 120 mm. Resp. 30. Douleurs comme à 2 h. 15. De nouveau nitrite d'amyle.

3 h. 45. Pouls 68. Ton. 60 mm. Resp. 40. Douleurs beaucoup plus faibles.

4 h. 00. Pouls 72. Ton. 115 mm. Resp. 24. Légère cyanose. Pulsation plus haute que pendant la crise douloureuse. L'abdomen n'est pas tendu.

4 h. 15. Pouls 78. Ton. 120 mm. Resp. 32. Augmentation des douleurs.

4 h. 30. Pouls 78. Ton. 78 mm. Resp. 27. Abdomen plus tendu.

6 h. 30. Pouls 72. Ton. 110 mm. Resp. 18. Disparition des troubles.

13 Décembre 1903. 8 h. 00. Douleurs dans la région des reins en avant et en bas, et s'irradiant dans le dos. Urines du matin sans albumine.

Matin   8 h. 30. Pouls 62. Ton. 122 mm. Resp. 30.

8 h. 45. Pouls 66. Ton. 115 mm. Resp. 40. Douleurs s'irradiant vers la symphyse.

10 h. 00. Pouls 64. Ton. 145 mm. Resp. 40. Après inhalation de trois

gouttes de nitrite d'amyle diminution des douleurs.

10 h. 10. Pouls 78. Ton. 90 mm. Resp.
40.

10 h. 20. Pouls 72. Ton. 110 mm. Resp.
36.

11 h. 00. Pouls 76. Ton. 120 mm. Resp.
40. Douleurs modérées dans la
région du flanc gauche.

Après-midi 2 h. 00. Selle après lavement.

4 h. 45. Pouls 70. Ton. 145 mm. Resp.
48. Depuis 4 h. 30. Nouvelles
douleurs s'irradiant vers la
la symphyse.

4 h. 50. Injection de morphine (0,02) et
d'atropine 0,001.

4 h. 55. Pouls 64. Ton. 125 mm. Resp.
40. Douleurs un peu plus faibles.

Après-midi 5 h. 15. Pouls 96. Ton. 130 mm. Resp.
32. Même degré de douleurs
qu'à 4 heures moins le quart.

5 h. 25. Pouls 104. Ton. 140 mm. Resp.
20. Idem.

5 h. 40. Pouls 84. Ton. 145 mm.

6 h. 00. Pouls 80. Ton. 125 mm. Douleurs plus faibles.

6 h. 05. Pouls 80. Ton. 155 mm. Fortes
douleurs.

6 h. 10. Pouls 84. Ton. 135 mm.

6 h. 15. Pouls 72. Ton. 135 mm.

6 h. 20. Pouls 76. Ton. 140 mm.

6 h. 40. Pouls 56. Ton. 135 mm. Resp.
32.

6 h. 45. Pouls 60. Ton. 140 mm. Resp.
32.

7 h. 00. Pouls 60. Ton. 130 mm. Resp.
32.

> 7 h. 10. Thé chaud et enveloppements chauds.
> 7 h. 13. Pouls 80. Ton. 120 mm. Resp. 32. Légères douleurs.
> 8 h. 45. Pouls 72. Ton. 85 mm. Resp. 26.. Pas de douleurs. Sueurs. Dans l'urine traces de sérum-albumine.

Le 15 et le 16 décembre, à part des malaises passagers, pas de douleurs. A cette époque : Ton. 80 à 95. Abdomen flasque. Dans l'urine ces jours là, traces de sérumalbumine, dans le sédiment globules blancs et rouges, rares cellules épithéliales. Aux rayons Rontgen on ne trouve rien au rein gauche.

Thérapeutique : eau de Vitel. Bains chauds. Le 4 janvier 1904, à la suite d'une émotion : Ton. 140. Pouls 120. Resp. 26. Sort sur sa demande. Du 21 janvier, au 9 février, la malade se présenta de nouveau à notre observation, et n'eut aucune crise. La pression atteignit 75 à 100 au tonomètre.

Nous voyons donc ici établi par les chiffres, le parallélisme depuis longtemps connu de la douleur et de la pression sanguine.

Bien qu'il soit indiqué de considérer l'élévation de la pression comme une conséquence de la sensation douloureuse, je ne puis regarder ce fait comme absolument établi. Quoiqu'il en soit, il est certain que, à la suite de la vaso-dilatation obtenue par le nitrite d'amyle, survenait une diminution des phénomènes et surtout des douleurs. On ne constatait pas leur disparition, mais du moins celles des sensations locales caractéristiques. Il est à remarquer que sous l'action du nitrite d'amyle la tension du ventre diminuait en même temps que celle de la pression sanguine.

L'observation suivante montre les relations qui existent entre l'élévation de la pression sanguine et des phénomènes intestinaux.

OBSERVATION II

Néphro-lithiase. — Pyonéphrose. — Migration indolore d'un gros calcul du bassin, d'abord à droite puis à gauche, avec vomissements persistants, sans douleurs, sans élévation de pression, avec un abdomen flasque.

H. Emilie, 47 ans, veuve, tailleuse. Entrée le 5 juin 1903.

La malade n'a pas de passé héréditaire chargé. Il y a environ deux ans, apparurent des nausées, des vomissements bilieux avec fièvre sans douleurs. Ces phénomènes persistèrent pendant deux semaines. Puis elle fut bien portante de nouveau. Il y a 14 jours, le soir, elle soupa de bon appétit ; dans la nuit, elle se réveilla tout à coup avec des nausées et des vomissements. Depuis lors le vomissement persiste et se produit parfois tous les jours. La matière vomie contenait de la bile ; dans les derniers temps elle vomissait un liquide brunâtre. L'estomac ne conserve absolument rien.

La malade n'a aucune autre douleur ; dans les trois derniers jours seulement, elle prétend avoir eu une douleur à la pression partant de la région lombaire droite et s'irradiant en avant et en bas. Pas de douleur spontanée ; pas même de douleurs de tête.

Depuis sa quinzième année elle souffre de constipation. Lavement quotidien. Dans les quatorze derniers jours, les selles étaient brun foncé ;presque noires. Réglée à 12 ans. Dernières règles, il y a huit jours. Pas d'accouchements, pas d'affection vénérienne antérieure.

Etat actuel : femme très robuste et très grasse. Ictère. Pas d'œdème.

Réaction pupillaire et réflexes normaux. Pouls 84 élevé. Artères un peu rigides. Ton. 80.

Langue sèche, chargée, brunâtre. Rien de pathologique dans les organes thoraciques autant du moins que la corpulence du malade permet d'en juger. L'abdomen chargé de tissu adipeux est mat à droite ailleurs mou, insensible à la pression. Le malade vomit un liquide bilieux, séro-muqueux. Dans les matières vomies ni acide chlorhydrique, ni acide lactique. Au microscope nombreuses cellules épithéliales gonflées, et imbibées de matières colorante biliaire ; pas de sarcines.

Dans l'urine sérumalbumine et nucléoalbumine ; 0,70 de sucre pour cent. Sédiment composé de leucocytes et de bactéries.

Le 6 juin au matin, le malade a un frisson. Temp 39,1 : il se répète dans l'après-midi. Temp. 37,1. L'abdomen n'est pas sensible. Etat du sang : leucocytose polynucléaire. Les jours suivants la malade n'a pas de fièvre Le vomissement persiste. Amélioration par des suppositoires belladonés.

Le 15 juin l'urine n'a ni sucre ni albumine.

Le 18, elle contient de nouveau du sucre, les jours suivants, elle n'en contient pas. Le 22 juin, le côté droit du ventre paraît extraordinairement mat.

Le 23 juin, à 8 heures du matin nouveau frisson avec une température de 38. Pouls 90. Resp. 20. Puis pendant quatre jours état subfébrile.

État du sang : érythrocites 3,9 millions ; leucocytes 27.000 .L'urine ne contient pas de sucre.

La quantité d'urines en 24 heures était pendant tout le temps diminuée : 250 à 900. Poids spécifique 1012 à 1027.

L'examen du sédiment montra des leucocytes, des globules rouges isolés, de nombreuses cellules épithéliales, jamais de cellules rénales.

Le 28 juin, Temp. 36,5. Pouls 88. Resp. 24. A cause des vomissements incessants, le malade est nourri avec des lavements alimentaires. La matité des flancs est plus étendue. Sensation obscure de résistance dans la profondeur, sous le foie. Le foie est plus élevé, l'épigastre sensible à la pression. Une palpation forte provoque la vomissement, à droite en arrière correspondant à la région rénale, traces d'œdème.

La pression sanguine pendant tout ce temps varie entre 70 et 90, et ne s'élève jamais.

Comme les vomissements augmentent, et que, la malade, bien qu'elle n'éprouve absolument aucune douleur, se trouve plus mal, elle est transportée dans un service de chirurgie le 2 juin, pour une laparotomie éventuelle. Mais, comme son état s'améliore aussitôt, l'intervention n'a pas lieu. Le 9 juillet la malade revient dans notre division : les vomissements ont cessé et la malade conserv la nourriture qu'elle prend. L'urine contient de l'albumine, mais pas de sucre. Le sédiment n'est pas modifié.

Le 10 juillet on trouve dans l'urine une quantité considérable de pus crémeux, dont la quantité augmente beaucoup les jours suivants. Au microscope on ne voit que des globules du pus. Thérapeutique : Urotropine.

L'état de la malade s'améliore vite maintenant. Le 19 juillet avec de violentes douleurs uréthrales, s'élimine un calcul de la grosseur d'une noisette, allongé en forme de cône ; il est formé d'acide urique, d'urate d'ammoniaque et de quelques phosphates. Ultérieurement l'urine devint plus claire. La malade quitte l'hôpital le 8 août.

II. — Deuxième séjour dans le service du 20 juin au 20 juillet 1904.

Le 20 juin 1904, la malade reparaît chez nous. Elle raconte que depuis son dernier séjour, par trois fois, elle a éliminé des calculs de la grosseur d'un haricot, avec accompagnement de douleurs lancinantes dans l'urèthre.

Depuis 14 jours, elle a des vomissements avec douleurs dans le côté gauche, sous le rebord des côtes, pas de douleurs en dehors du vomissement. Depuis le début de cette affection, la quantité d'urines a étonnamment diminué. Depuis sa sortie, la malade a un peu maigri. Pas de troubles subjectifs pendant l'examen, parfois du hoquet. L'état du thorax ne s'est pas modifié. A gauche sous le rebord costal, entre la ligne parasternale et la ligne axillaire, on sent à travers l'épaisse paroi abdominale une tumeur qu'on ne peut exactement limiter, et qui s'étend en bas jusqu'au niveau du nombril. Ce dernier n'est pas sensible. Pas de douleurs s'irradiant vers le bas. Aucune sorte d'œdème, pas même dans la région rénale. Dans l'urine traces d'albumine, pas de sucre, pas d'éléments rénaux dans le sédiment.

Pendant le séjour à l'hôpital, vomissements répétés de liquide en grande partie bilieux. Les quantités d'urines, faibles au début, sont de nouveau plus abondantes. 1 gr. à 1 gr. 1/2 d'albumine. Poids spécifique : 1004 à 1013. Dans le sédiment globules du pus.

La tumeur s'accroît au début vers le bas, la malade devient somnolente, la fréquence du pouls est augmentée, 80 à 100. Pas de fièvre.

Le 6 juillet l'urine est légèrement teintée de sang.

Le 14 juillet se produit une amélioration. La pression qui variait entre 65 et 85 mm., s'élève à 100 mm. L'appétit augmente.

Le 18 juillet expulsion d'un calcul de 1 cm. 1/2 de long sur 1 cm. 1|2 de large d'urate d'ammoniaque, douleurs lancinantes dans l'urèthre.

La sensation de résistance qu'on observait sous le rebord costal gauche a disparu. Dans l'urine qui fut examinée tous les jours, pas de pus. On n'observe pas de polyurie. Traces d'albumine.

Le 20 juillet la malade demande à sortir.

Ainsi nous avions affaire ici à une lithiase rénale qui dans la période d'expulsion du calcul ne présentait qu'un seul symptôme : un vomissement réflexe abondant. Pas de douleurs ni pendant le vomissement, ni du côté des reins ou de l'uretère. Non seulement l'abdomen pendant toute la phase de migration du calcul n'était pas tendu, mais il était flasque. Il n'existait aucun arrêt des fonctions intestinales. Chez la malade, qui depuis sa jeu-

nesse, était constipée, on pouvait facilement obtenir une
selle par le lavement.

J'ai vu également dans d'autres cas des crises de vomissements, sans douleurs, comme symptômes de lithiase rénale. Dans l'un d'eux, (il s'agissait d'un professeur de 45 ans) pendant toute une année on ne put
s'expliquer ce phénomène, jusqu'à ce qu'apparut une
crise typique de coliques néphrétiques, avec douleurs violentes
lentes et ballonnement du ventre, que le malade regarda
comme une occlusion intestinale. Le pouls était hypertendu.

Notre observation montre d'une façon évidente que
la colique qui se montre ordinairement à la phase du che-
minement du calcul dans l'uretère, n'est pas une douleur
organique, mais est causée soit par des tiraillements des
nerfs sensitifs voisins, soit par des processus vasculaires mis en jeu d'une manière réflexe. La distension
de l'uretère ni celle du bassinet ne provoquent de douleur, comme nous l'apprend le cathétérisme des ure-
tères. C'est ainsi que notre sujet éprouvait certaines
sensations, que des malades atteints de coliques néphrétiques ont coutume de ressentir, mais pas de douleurs
véritables. J'en arrive donc à conclure qu'une partie des
phénomènes qui accompagnent la colique néphrétique
est de nature vaso-motrice ; il s'agit d'une crise vasculaire. Ainsi s'expliquent les phénomènes douloureux localisés à l'épigastre (cardialgies), le météorisme, l'hypertension, et éventuellemnt, les phénomènes cérébraux
qui, ici, comme dans les crises vasculaires abdominales
ne sont pas des phénomènes urémiques. Si en général,
c'est le météorisme et non la rétraction de la paroi abdo-

minale qui se produit, cela est dû à des états réflexes,
que jusqu'ici je n'ai pas eu l'occasion d'étudier d'une
façon détaillée.

Les facteurs décrits donnent lieu à une symptomatologie abdominale, qui peut tromper sur la véritable
cause des phénomènes.

Les deux formes symptomatiques de colique néphrétique sont intéressantes, si on les rapproche des phénomènes abdominaux déjà décrits dans le tabès. Ils nous
montrent que le même processus peut déterminer, d'une
manière réflexe, dans le territoire des organes abdominaux deux genres différents de phénomènes, des phénomènes, moteurs et sécrétoires du côté de l'estomac,
sans douleurs, et des phénomènes vaso-moteurs, surtout
intestinaux, s'accompagnant de douleurs.

Il en est de même, quoique l'analogie ne soit pas tout
à fait complète, dans les coliques hépatiques. Bien qu'on
se serve en général de l'expression, colique hépatique, la
douleur n'est cependant pas toujours causée par la migration du calcul et la distension de la vésicule biliaire,
mais souvent par le tiraillement d'adhérences.

Il serait ainsi possible que chaque forme soit causée
par des processus différents.

Les troubles circulatoires pendant la colique hépatique
ont déjà attiré souvent l'attention. Mais les observations
faites à ce sujet concernent surtout l'influence de la crise
sur le cœur : arythmie, palpitations, dyspnée (Frerichs,
Potain, Bamberger, Neussu, Hermann).

Abstraction faite des retentissements cardiaques de la
crise de colique, cette dernière détermine fréquemment des effets vaso-moteurs très prononcés, qui cepen-

dant sont qualitativement et quantitativement différents dans chaque crise.

Silvagni, d'après une étude de Conti, qui s'est occupé des rapports entre la cholélithiase et la circulation, a mesuré la pression dans la crise de coliques et trouvé de l'hypertension (180 mm.). Conti cite deux cas : dans le premier (homme de 49 ans, on trouve 128 mm. pendant la crise, 105 mm. dans l'intervalle. Dans le deuxième cas (homme de 63 ans) qui eut une issue fatale (Temp. 39° à 40°, frisson avec une pression de plus de 260^{mm}), dans la crise 130 à 135, après la crise 80 mm.

J'ai dans de nombreux cas de coliques hépatiques effectué des mensurations pendant la crise. Les résultats trouvés étaient très inégaux. Dans quelques uns existait une pression élevée, dans la plupart, l'augmentation n'était pas importante et se montrait presque toujours dans les cas où il y avait déjà eu de nombreuses crises. Chez beaucoup, surtout chez des fébricitants, on constata même une chute de pression caractérisée, qui dépendait vraisemblablement de l'état du cœur. Dans la colique hépatique les actions réflexes sont donc très inégales, et ne peuvent pas toujours être comparées à celles qui se manifestent dans la colique néphrétique.

Il y a des crises de coliques hépatiques, qui, comme les coliques néphrétiques ne donnent lieu qu'à des phénomènes gastriques, particulièrement à des vomissements, ou à des douleurs localisées dans la région stomacale, par exemple à des gastralgies. Ce n'est que plus tard qu'apparaissent dans la région de la vésicule biliaire, des sensations que l'on peut rapporter à des lésions locales (adhérences inflammatoires).

Dans les deux cas, il y a des réflexes vaso-moteurs plus ou moins évidents ; il en est aussi qui sont accompagnés des mêmes phénomènes que la lithiase urinaire, et qui peuvent à cause du météorisme affecter l'aspect du pseudo-iléus. Le véritable iléus d'origine biliaire, évolue habituellement sans météorisme, car il siège en général sur l'intestin grêle. Les phénomènes vaso-moteurs qui accompagnent la crise biliaire peuvent être assez importants pour déterminer une crise vasculaire généralisée, et constituer, dans ces circonstances, un danger réel pour l'individu.

J'ai vu mourir une femme de 68 ans, artério-scléreuse, dans une crise de cholélithiase manifeste, avec ictère et vésicule sensible à la pression, et au milieu de signes d'hypertension intense dans l'appareil circulatoire. (Pas d'autopsie). Il ne s'agissait pas ici d'une sténocardie larvée, ou d'une angine abdominale, comme Neusser en a décrit un cas, où on porta le diagnostic d'association d'insuffisance aortique et de cholélithiase, et où à l'autopsie on ne trouva que la première.

On sait également que les coliques hépatiques peuvent être accompagnées de crises typiques d'angine de poitrine, et même en déterminer. Je n'ai observé aucun cas de ce genre, mais on ne peut douter de la possibilité de ce retentissement.

De la série de mes observations, j'extrais les suivantes :

OBSERVATION I

Cholélithiase. — Crise avec ictère. — Gonflement du foie sans fièvre. — Augmentation de la pression. — Pas d'action du nitrite d'amyle. — Amélioration.

V. Ignace, 38 ans, caissier. Du 13 décembre 1903, au 4 janvier 1904, dans la division.

Scarlatine à 8 ans, puis otite moyenne suppurée, traitée par l'opération, depuis lors, il entend mal de l'oreille gauche. Après la scarlatine diarrhée. A 17 ans, gonorrhée et chancres mous.

Crampes d'estomac répétées, d'une durée de une à douze heures, souvent avec vomissements bilieux, frissons, angoisses et sueurs. Depuis de nombreuses années, coloration jaunâtre du teint. Depuis trois semaines, de nouveau violentes douleurs dans la région de l'estomac. Crampes d'estomac et vomissements. Selles souvent argileuses.

Etat actuel : grand, vigoureux, bien nourri. Peau légèrement subictérique. Poumon gauche, en arrière et en haut légèrement mat, expiration soufflante ; poumon droit en arrière et en bas matité, à tonalité plus élevée qu'à gauche. Bronchite diffuse.

Etat du cœur normal. Abdomen sur le même plan que le thorax. Matité du foie, commençant à la sixième cote, et dépassant le rebord costal de 2 centim., sur la ligne mamelonnaire. Le foie est très sensible à la pression. La paroi droite du ventre est très tendue au toucher. Matité de la rate élargie. Dans l'urine, légère quantité d'albumine (nucléo et sérumalbumine), pas de sédiment rénal.

15 Décembre 8 h. du matin. Pouls 72. Ton. 130 mm. Resp. 20.

Après-midi 4. h. 00 Ton. 95 mm. pas de douleurs.

10 h. 15. du soir. Pouls 56. Ton. 135 mm. Resp. 24. Douleurs épigastriques et dans le dos. A droite à côté de la colonne vertébrale et dans la région située au-dessous du rebord costal droit forte sensibilité à la pression.

11 h. 00. Pouls 44. Ton. 125 mm. Resp. 24. Thermocautère.

11 h. 30. Pouls 64. Ton. 150 mm.

12 h. 00. Pouls 44. Ton. 135 mm. Resp. 16. Vomissements, puis sommeil.

L'urine de la période de crise est riche en matières colorantes biliaires et en albumine. Quantité : 375 centimètres cubes. Poids spécifique : 1023. Sédiment abondant, ne contient pas d'éléments rénaux.

16 Décembre, matin. Pouls 68. Ton. 80. Resp. 22. Pas de crise.

17 décembre 8 h. matin. Pouls 58. Ton. 75. Resp. 24. Foie dépassant de 0,025 le rebord costal.

Après-midi 4 h. 45. Pouls 42. Ton. 145 mm. Resp. 16. Depuis 3 h. 30 légères douleurs épigastriques, s'irradiant en arrière, nausées, sensation de chaleur, sueurs. Temp. 36,5.

5 h. oo. Pouls 44. Ton. 150 mm. Resp. 10. Les douleurs augmentent. Lobe du foie à droite dépassant de 0,05 le rebord costal (sur la ligne mamelonnaire) très sensible à la pression.

5 h. 15. Pouls 48. Ton. 155 mm. Resp. 14.

5 h. 30. Pouls 48. Ton. 90 mm. Resp. 24. Après inhalation de nitrite d'amyle, malaises, douleurs à peine plus légères.

5 h. 35. Pouls 52. Ton. 90 mm. Resp. 24. Douleurs.

5 h. 45. Pouls 52. Ton. 140 mm. Resp. 14.

5 h. 55. Pouls 52. Ton. 120 mm. Douleurs un peu plus légères.

6 h. 05. Pouls 60. Ton. 130 mm. Douleurs un peu plus faibles.

7 h .30. Pouls 60. Ton. 155 mm. Resp. 20. Volume du foie augmenté.

8 h. 30. Pouls 48. Ton. 120 mm. Resp. 12. Violentes douleurs.

8 h. 35. Pouls 56. Ton. 140 mm. Resp. 20. Injection d'atropine et de morphine (0,01).

8 h. 50. Pouls 96. Ton. 85 mm. Resp. 24. Pas de douleur. Région du foie moins sensible.

9e h. 30. Pouls 104. Ton. 90 mm. Resp. 18. Pas de douleurs. Excitation.

10 h. 15. Pouls 68. Ton. 70 mm. Resp. 16. Pas de douleurs.

11 h. oo. Pouls 68. Ton. 85 mm. Resp.
16. Pas de douleurs. Som-
meil.

18 Décembre. — Minuit 30. Pouls 60. Ton. 75. Resp.
16. Sommeil. Abdomen flasque, sensibilité à la pression nulle, vésicule à droite, près du bord du droit, nettement perceptible, foie gros sans changement.

L'urine, après la crise contient plus de nucléo et de
sérum albumine que celle d'avant la crise. Le contenu en
Bilirubine est le même (traces). Avant la crise 370 centimètres cubes. Poids spécifique 1,024, jaune-clair. Après
la crise 270 centimètres cubes. Poids spécifique 1.030.
acide, de couleur jaune-brun.

19 Décembre, au matin, à la visite. Ictère. T. 36,6.
Pouls 52. Ton. 90 mm. Resp.
20.
Après-midi 4 h. oo. T. 36,7. Pouls 60. Ton. 85
Resp. 20.
Soir   7 h. 30. Pouls 60. Ton. 60 mm. Resp.
24.

Pendant le jour, absolument aucune douleur. Bord
inférieur du foie environ un demi centimètre plus élevé.
Dans l'urine, matière colorante biliaire abondante. A la
suite, pas de crise. Pression variant de 55 à 100. L'ictère disparaît. Quantité d'urines 1200 à 1800. Poids
spécifique 1004 à 1014.

Quoique l'inhalation de nitrite d'amyle ait fait baisser la pression sanguine, on ne constate aucune diminution de la douleur. Par contre, l'injection de morphine
et d'atropine, que je considère comme très à recommander, amena l'arrêt total des douleurs, et en même temps
la chute immédiate de la pression.

OBSERVATION II

Cholélithiase. — Crise grave sans augmentation de pression. — Frisson et fièvre après la crise. — Opération. Guérison.

T. Magdelena, 47 ans, veuve, femme de ménage. Du 27 au 29 avril 1904, dans la division.

Depuis deux ans, crampes d'estomac. En avril 1903, crise de violentes douleurs dans la région du foie, s'irradiant dans le dos. Vomissements. Sensation de pesan- du foie.

Etat actuel : le 28 avril au matin : malade frêle, amaigrie, fortement ictérique. Herpès à l'aile droite du nez. Artère radiale molle non sinueuse. Organes thoraciques normaux. Pouls 112. Temp. 39. Resp. 28.

Le foie dépasse le rebord costal, il atteint à gauche la ligne parasternale. Très sensible.

Urines noir-brun, contenant de la nucléoalbumine en abondance, traces de sérumalbumine, et de matière colorantes biliaires.

Le 27 Avril, 7 h. 30 du soir. Pouls 112. Ton. 110. Pas de douleurs ni de fièvre. A minuit apparaissent avec une sensation de froid, des douleurs à l'épigastre et dans la région du foie s'irradiant vers l'épaule droite. Eructations. Les troubles augmentent vers le matin.

Le 28 Avril 7 h. 00, matin. Pouls 112. Ton. 95 mm.

Resp. 28. Douleurs dans la région du foie et dans le dos. Tendance au collapsus. Pouls petit.

8 h. oo. Pouls 132. Ton. 95 mm. Resp. 28. Fortes douleurs. Temp. 39.

8 h. 45. Vomissements de bile.

9 h. 15. Ton. 95 mm. Ictère augmentant dans la dernière demie heure. Légères douleurs.

Après-midi 4 h. oo. Pouls 132. Ton. 110. Resp. 32. Pas de douleurs. Foie petit, pas sensible. Temp. 36.8.

29 Avril, 8 h. oo, matin. Temp. 36,7. Pouls 128. Ton. 110 mm. Resp. 32. Pas de douleurs.

A 10 heures frisson Temp. 39,6.

On propose l'opération à la malade ; cette opération est pratiquée par le docteur Budinger, elle montra une vésicule atrophiée, et des calculs dans le canal cystique. Guérison.

OBSERVATION III

Cholélithiase. — Crise avec phénomènes de tétanie et diminution de la pression sanguine. — Amélioration.

F. Laura, 26 ans, servante, du 5 au 26 mai dans le service.

Au début de décembre 1903, première crise avec douleurs dans le dos, frissons et vomissements.

31 décembre 1903. Deuxième crise la malade se fit admettre à l'hôpital François-Joseph où elle fut traitée avec du chologène n° II.

Le 4 mai à 6 heures du soir, troisième crise avec douleurs, frissons malaise. Amélioration après injection de morphine.

Le 5 mai au matin, violente crise, sensation de raideur au visage et aux mains. Ictère.

Depuis la quatorzième année les menstrues sont régulières, sans douleurs. Pas d'acouchements ni d'avortements. Pas de syphilis, ni d'abus de boisson.

La malade est petite, vigoureuse, bien nourrie, ictérique. Le pouls est régulier. Les ratères sont souples. Stomatite mercurielle après l'emploi du calomel.

Etat normal des organes thoraciques.

Matité hépatique commençant à la sixième cote, ne dépassant pas le rebord costal, atteignant à gauche, le milieu de l'espace situé entre la ligne parasternale et la ligne mamelonnaire. Région vésiculaire très sensible ; à ce point on sent une résistance élastique. Matité de la rate un peu plus large, mais pas allongée. La rate n'est pas palpable.

L'urine jaune-brunâtre, contient en abondance de la nucléo-albumine ; traces de sérum-albumine, et de matière colorante biliaire.

Immédiatement après l'entrée, le 5 mai, crise de colique hépatique. Signe du facial, avec sensation de raideur du visage ; position typique des mains. Réflexe patellaire exagéré. Signe de Babinski normal. La crise en elle-même suivit l'évolution suivante.

Après-midi 12 h. 30. Pouls 76. Ton. 125 mm. Resp.
32. Légères douleurs (vomis-
sements auparavant).
3 h. 45. Pouls 72. Ton. 85 mm. Resp.
30. Violentes douleurs dans la
région du foie. Tétanie.
4 h. 00. Pouls 76. Ton. 90 mm. Resp.
30. Même état.
4 h. 45. Pouls 72. Ton. 125 mm. Resp.
36. Légères douleurs seulement au niveau du foie et
dans le dos. Phénomènes persistants de tétanie.
8 h. 00. Pouls 84. Ton. 125 mm. Resp.
28. Douleurs modérées dans
la région du foie. Diminution
des phénomènes de tétanie.
9 h. 30. Pouls 68. Ton. 120 mm. Resp.
28. Pas de douleurs. Signe du
facial positif.

Ultérieurement diminution de l'ictère, ainsi que des phénomènes de tétanie.

Pression dans les intervalles des douleurs 95 à 125. J'ai encore observé dans deux autres cas la tétanie avec des phénomènes de lithiase biliaire.

Observation IV

Colique hépatique avec hypertension

S. Cécile, 41 ans, mariée, femme de ménage ; du 3 au 5 septembre dans le service.

Il y a 5 ans, première crise de coliques ; en même temps, elle doit avoir eu une inflammation des poumons. Elle était fortement hystérique.

En juillet, à la suite de l'étranglement d'une hernie inguinale, elle entre à la clinique d'Eiselsberg (entéro-anastomose avec le bouton de Murphy, qui n'a pas encore été éliminé). En août, elle entre de nouveau à cette clinique pour une crise de coliques hépatiques.

Il y a deux jours nouvelle crise.

Pas de renseignements en ce qui concerne la boisson et la syphilis. Dans l'urine traces de nucléo-albumine.

Femme vigoureuse et en bon état de nutrition, n'offrant aucun signe que de la sensibilité à la pression et une légère augmentation de volume du foie.

Le 4 septembre 1904, elle eut à 9 h. 3 h. 1|4 de l'après-midi une crise de coliques hépatiques typiques avec T. 38,1 Pouls 96. Resp. 24. Ton. 150 à 150 mm. Par la morphine amélioration.

Le 5 septembre au matin elle n'a plus de douleurs. Pouls 92. Ton. 85 mm. Resp. 24. Sur sa demande elle sort de l'hôpital ce jour-là.

Dans cette catégorie de faits rentreraient également les crises vasculaires menstruelles, je n'ai cependant jusqu'ici pu observer aucun cas désisif.

V. — CRISES VASCULAIRES DES NÉPHRITES

C'est à l'étude de la pathogénie de l'urémie que je vais consacrer ce chapitre. Je n'insisterai cependant sur cette question, qu'autant que ce sera nécessaire, pour établir l'existence des crises vasculaires dans l'urémie, et leur signification.

L'urémie n'est pas un état morbide à symptomatologie fixe, mais un syndrome polymorphe, auquel on a voulu donner une explication unique. Cette exigence n'est pas fondée, car l'urémie dans ses grandes lignes affecte deux formes, qui depuis longtemps ont été cliniquement déterminées, bien que l'on reconnut la difficulté d'établir entre elles une séparation absolue.

Ces deux formes sont la forme *aiguë* et la forme *chronique*. La première se manifeste par l'apparition d'accidents cérébraux aigüs, dont les plus graves sont les crises convulsives générales. L'autre est caractérisée par de la somnolence, de l'apathie, des troubles gastro-intestinaux, et par diverses autres complications, surtout inflammatoires. Mais, tandis que la forme aiguë s'accompagne dans sa phase de développement et jusque à son acmé, d'hypertension artérielle, on ne constate, dans la forme chronique, qu'au début, de l'hypertension. Ultérieurement, elle diparaît souvent pour aboutir en fin de compte au collapsus cardiaque, ou à la paralysie vasculaire.

Mais il y a une différence essentielle entre les hypertensions de l'un et de l'autre cas. L'hypertension de l'urémie aiguë est paroxystique, celle de l'urémie chronique quand elle existe est permanente. Il est en outre à remarquer qu'elles ne se laissent pas toujours différencier parce qu'elles ne s'excluent pas : ainsi, parfois la forme paroxystique peut également se montrer dans l'urémie chronique. Bien qu'elles ne soient pas symptomatiques des mêmes états, il est cependant vraisemblable que l'élévation paroxystique de pression ne diffère de l'élévation habituelle que quantitativement.

Si l'on étudie les affections rénales sous le rapport de la pression sanguine (je m'appuie ici sur une série d'observations prises pendant des années), on trouve parmi elles des cas, dans lesquels la pression est très forte, à côté d'autres, où malgré tous les signes de néphrite, (œdème, albuminurie avec sédiment rénal, rétinite, etc.) la pression sanguine varie dans les limites normales, sans qu'apparaissent les symptômes d'une insuffisance du cœur.

Dans le premier groupe, nous trouvons en général, du moins tant que la faiblesse cardiaque ne prédomine pas, les processus de dégénérescence chronique, interstitiels ou en foyers, des reins (reins artério-scléreux et contractés) et en outre aussi, certaines formes parenchymateuses (néphrite scarlatineuse).

Dans le deuxième groupe, on ne rencontre que des processus inflammatoires parenchymateux. Du reste les inflammations secondaires du rein (pyélonéphrite) et les dégénérescences parenchymateuses (amyloïde, etc.), s'accompagnent d'une pression normale.

Dans les deux groupes, l'hypertension paroxystique peut survenir, et le tableau de l'urémie aiguë se développer. Quand l'hypertension paroxystique se montre dans un cas, où jusqu'alors la pression était moyenne, l'élévation de pression qui détermine les phénomènes de crise, est très appréciable et très évidente. Elle est surtout facile à observer, si elle se fait très vite, car elle augmente souvent de 100 o/o la pression normale. Par contre, lorsque le paroxysme d'hypertension se produit au cours d'une pression déjà élevée, il ne se manifeste que par une élévation relativement peu importante, et il est indispensable, pour vérifier, d'avoir recours au tonomètre.

On sait que l'augmentation de la pression fait partie de la crise d'urémie aiguë. C'est la base de la théorie de l'urémie de Traube, et de ses disciples (Rosenstein, Fleischer, Osthoff). Ziemsen le premier l'a mesurée au tonomètre (1895) et constaté qu'elle était très élevée.

Traube pensait que l'œdème cérébral provenait de l'augmentation de la pression, et que consécutivement se produisait l'anémie cérébrale, cause des accès convulsifs. Mais l'opinion émise par Traube a été abandonnée, parce que la base en était fragile ; à l'autopsie de cas de ce genre on avait fréquemment constaté l'absence d'œdème cérébral. Entre temps, la théorie chimique de l'urémie passa au premier plan. Contre cette théorie, et en faveur de l'influence de la pression sanguine Osthoff a pris position. A la suite de ses études sur la gènèse de la crise d'éclampsie, il a établi l'importance de l'hypertension, et expliqué son apparition, dans l'inflammation des vaisseaux du rein, par une excitation du centre vaso-moteur empruntant la voie des splanchniques. Mais la thèse d'Osthoff ne peut se soutenir, car précisément les formes inflammatoires les plus graves de néphrite peuvent évoluer sans aucune élévation de la pression et sans urémie aiguë.

Dans la suite, la théorie chimique demeura au premier plan. Elle a conduit à une théorie de la rétention, qui cherche à placer la cause de l'urémie dans une rétention de produits organiques ou anorganiques définis, et de poisons intermédiaires, mais qui en fin de compte, n'est pas démontrée ni ne pouvait l'être. Si l'on s'en tient aux matériaux cliniques existants, on ne peut caractériser la situation autrement, qu'en disant que l'opinion qui veut que l'origine de l'urémie aiguë soit dans la rétention des déchets de l'organisme, est absolument insoutenable : elle ne peut être expérimentalement appuyée ; et cliniquement, elle est en contradiction avec ce fait que les phénomènes urémiques caractéristiques se produisent même dans des conditions favorables de sécrétion urinaire, et peuvent par contre manquer au cours d'une période d'anurie complète et persistante.

Dans un très intéressant et très instructif travail bibliographique Ascoli a passé en revue les ouvrages parus à ce sujet. Il en conclut qu'il y a des différences à établir entre l'empoisonnement urinaire (urotoxémie) et l'urémie rénale (Blum).

1) Dans la première catégorie se rangent les phénomènes essentiels et typiques de l'urémie chronique, c'est-

à-dire les troubles cérébraux, la somnolence, le coma,
les phénomènes cardiaques et respiratoires.

2) A l'urémie rénale appartiennent l'élévation de
pression, les crises d'éclampsie, et les états comateux
qui s'y joignent.

Cette série de symptômes a été attribuée par Ascoli,
Forlanini, Riva-Rocci à l'action des néphrolysines qui,
dans les affections inflammatoires des reins, doivent
circuler dans le sang, et qui, comme les expériences le
font prévoir (Riva-Rocci), peuvent déterminer de l'hypertension, ainsi que des crises d'éclampsie.

Au sujet de l'historique de cette hypothèse d'Ascoli,
il y a lieu de faire les remarques suivantes :

Brown Seqward fut le premier qui attribua aux reins
une sécrétion interne et chercha dans cette direction un
facteur essentiel de production de l'urémie. Tigerstedt montra ensuite que des extraits des reins normaux
contiennent un corps élevant la pression sanguine. Riva-
Rocci obtint avec les extraits de reins de brightiques
des élévations de pression qui n'étaient pas semblables
à celles produites par les extraits de reins normaux. La
sécrétion interne des reins fut de la sorte mise au premier rang pour l'explication du syndrome urémique.

Pendant que l'école italienne prenait parti pour la
néphrolysine, et pour motiver l'augmentation de pression, admettait une affinité particulière de cette néphrolysine avec les cellules du centre vaso-moteur et avec
certains points d'élection locaux dans le cerveau : ceci
afin d'expliquer les crises convulsives, et les signes de
foyer, (paralysies, amaurose, etc.) Vaquez, dans le dernier congrès de médecine interne, a soutenu la possibi-

lité d'une autre hypothèse, qui est également basée sur
l'étude des sécrétions internes, et surtout sur celle des
capsules surrénales.

D'après cet auteur, l'hypertension caractéristique
serait le résultat de la suractivité fonctionnelle des capsules surrénales. Aubertin et Ambard purent dans huit
cas de néphrite où pendant la vie, existait de l'hypertension, constater une hyperépinéphrie. Dans un cas de
néphrite sans hypertension, Vaquez et Aubertin ne trouvèrent pas ce genre de lésions des capsules surrénales.
On ignore, comme je l'ai déjà dit, si l'hyperépinéphrie
est en rapport avec la fonction hypertensive des capsules
surrénales. Il s'agit bien entendu ici seulement de l'hypertension continue, et non de la crise paroxystique.

Ascoli a soutenu l'hypothèse qu'il n'y avait qu'une
différence de degré entre l'hypertension des brightiques
et celle des urémiques, et que par conséquent, il fallait
voir dans l'hypertension artérielle continue des premiers
le plus précoce et le plus bénin des signes d'urémie.
Cette opinion est vraisemblable, mais ce n'est qu'une
hypothèse.

D'après Forlanini, dont l'ouvrage d'Ascoli m'a fait
connaître les travaux, c'est un *spasme vasculaire* qui est
la cause de toute une série de phénomènes considérés
comme de nature urémique : dans sa forme la plus légère il ne donne lieu qu'à de l'hypertension, mais il peut
se manifester dans la forme grave, par des sensations
de froid, des cryesthésies, par le signe du doigt mort,
par des paresthésies diverses, enfin par la vaso-constriction des vaisseaux cérébraux et par des paralysies
ou des convulsions locales ou généralisées.

Il y a deux faits qui montrent que ces symptomes sont plutôt d'origine vaso-motrice que de nature urémique : d'abord l'énorme élévation de la pression sanguine au cours des crises graves, et ensuite l'absence non seulement de diminution des urines, mais aussi de toute espèce de lésion rénale, ainsi que le. prouvent les autopsies.

Cette conception doit prévaloir d'après Ascoli, si l'on considère que les signes cliniques de l'urémie n'ont pas un caractère spécial, que leur ensemble peut se rencontrer dans d'autres affections, et pour d'autres raisons, et si l'on ajoute enfin que dans un grand nombre de cas, anatomiquement et cliniquement obscurs, on voit le système vaso-moteur intervenir avec le même cortège trompeu de signe extérieurs, faisant ainsi présumer l'existense d'un lien causal unissant tous ces états divers. Il s'agit en somme toujours d'états dans lesquels l'hypertension artérielle joue un rôle prédominant, et où le système vaso-moteur d'une irritabilité anormale réagit aux moindres élévations de pression.

Cette manière de voir que je défends, n'est pas nouvelle dans ses grandes lignes. La signification de l'hypertension dans divers processus a été le but de recherches de nombreux auteurs. (Conheim, Osthoff).

Moi-même, en me basant sur mes observations, j'ai expliqué les phénomènes cérébraux transitoires de foyer par l'élévation paroxystique de la pression, l'amaurose passagère de la colique de plomb pouvant servir à ce point de vue d'indication. Mais tandis qu'Ascoli rapportait ces symptômes à l'action d'une néphrolysine sur les vaisseaux cérébraux, j'ai prouvé qu'il s'agissait sur-

tout ici d'un effet particulier de l'hypertension. C'est
également l'opinion de Vaquez.

Dans la colique de plomb comme dans la néphrite se
produisent des élévations brusques de pression. Mais
dans le premier cas, le début du phénomène est marqué
par une sensation de douleur due à une vaso-constriction
dans un territoire déterminé. Dans l'urémie au contraire, la phase prodromique des grands signes passe
complètement inaperçue, si on n'a pas constamment les
yeux fixés sur la pression sanguine. L'élévation de la
pression y est souvent rapide. Elle n'échappe pas à une
observation attentive, et on n'est pas alors surpris par le
danger.

Dans l'urémie, nous trouvons précisément les mêmes
phénomènes que dans une colique de plomb sévère : cé-
phalagie, vertiges, puis symptômes de foyer (aphasie
urémique, amaurose, surdité, paralysies) ou immédiatement convulsions et coma, quelquefois des états maniaques.

Le fait de rencontrer, à l'occasion, à la période aiguë
de la crise, de l'insuffisance du cœur, et le fait, que cet
état ou une paralysie des vaso-moteurs, d'origine centrale ou périphérique, fait disparaître l'hypertension, ne
saurait empêcher d'attribuer à l'hypertension tout le
syndrome. L'influence de ces processus secondaires est
variable ; ils peuvent amener la fin de la crise, mais
également causer par la paralysie du cœur, l'œdème
cérébral et ainsi la mort.

J'en arrive donc à la conclusion que les phénomènes
de foyer passagers, et le syndrome éclamptique de l'urémie ne sont en aucune manière une conséquence immé-

diate de la néphrite qui en est le subtratum ; mais il s'agit là, d'une réaction secondaire des vaisseaux cérébraux, provoquée par l'hypertension dans certaines conditions spéciales, (peut-être l'intoxication). L'analogie déjà signalée entre le saturnisme, le tabès et l'éclampsie des femmes en couche, confirment ces vues ; de même plaident dans ce sens ces cas où le syndrome urémique tout entier se développe sans que l'on trouve de néphrite.. Je citerai un cas de ce genre.

Cette conception trouve enfin dans la thérapeutique un appui irréfutable. Toute intervention abaissant la pression, a dans la crise d'urémie aiguë une influence favorable ; c'est le moyen de faire cesser la crise. Ainsi s'explique l'action rapide de *la saignée*. Son effet, comme l'a dit Laache est d'abaisser la pression dans l'appareil circulatoire. L'injection saline recommandée par Jaksch ne me paraît pas devoir être employée sans réserves. La soustraction de sang réalisée à cette occasion suffit en général complètement à arrêter les symptômes de crise. Mais si la pression ne s'abaisse pas, elle est inefficace.

On n'est pas autorisé, selon moi, à attribuer à cette intervention un effet de désintoxication. Je puis du reste ajouter que j'ai obtenu sans injection sous-cutanée le succès désiré, c'est-à-dire la disparition des phénomènes cérébraux en même temps que la chute de la pression.

A l'occasion, la nature s'aide elle-même par la rupture d'un vaisseau (épitaxis, métrorrhagies, etc.). Agissent de même, dans ces circonstances, la pilocarpine, l'hydrate de chloral, les bains d'étuve, les bains avec enveloppements, à condition qu'il abaissent la pression.

Récemment, on a prétendu à plusieurs reprises que la ponction lombaire pouvait arrêter la crise d'urémie aiguë. Je ne possède qu'un cas de ce genre, concernant une crise d'urémie chronique, où à l'occasion d'une crise aiguë, on fit deux fois la ponction spinale : l'effet sur la pression fut nul.

L'importance de la pression sanguine dans la crise d'urémie au point de vue du diagnostic et du pronostic, nous fait une obligation d'avoir constamment l'œil sur elle dans tout cas de néphrite. Au cours de cette affection, on observe souvent des hypertensions passagères, qui lorsqu'elles sont combattues à temps, n'aboutissent pas à une crise complète.

Dans cet ordre d'idées, nous voyons fréquemment, au cours du développement de processus inflammatoires (pneumonie ou péricardites) de même que dans les crises vasculaires d'une autre origine, les crises disparaître lorsque la pression a baissé.

Afin d'illustrer les considérations qui viennent d'être énoncées, je vais citer quelques observations. Parmi elles il y a trois cas d'amaurose transitoire qui confirment ma thèse.

OBSERVATION I

Néphrite parenchymateuse aiguë. — Insuffisance aortique. — Amaurose passagère. — Amélioration.

L. C..., né en 1873, valet.

Premier séjour à l'hôpital du 26 mars au 11 avril 1900. A 12 ans, première atteinte de rhumatisme articulaire, depuis lors huit récidives. La dernière a eu lieu il y a trois ans. Depuis la troisième crise, palpitations ; après la quatrième, pleurésie à droite. Grand buveur (4 litres de bières, rhum, et eau-de-vie chaque jour). Pas de syphilis. Lésions : insuffisance aortique, chancre mou récent. Pas d'albumine dans l'urine.

Deuxième entrée à l'hôpital, le 25 octobre 1902, Entre temps en octobre 1901, Herniotomie à la clinique de Gussenbauer. Depuis deux ans, il passait les nuits au grand air, couvert de loques humides. Dès long-temps, il s'éveillait avec les paupières gonflées, plus tard il remarqua un léger gonflement des jambes.

Etat au 27 octobre. Grand, très vigoureux. Léger œdème des paupières et des pieds. Les pupilles réagis-sent vivement. La température est normale. Le pouls fortement tendu, rapide, 74-78. Respiration 22. Pha-rynx humide. Catarrhe pulmonaire. Cœur augmenté de volume. Insuffisance des valvules aortiques. Abdomen dépassant le niveau du thorax. Le foie déborde les côtes de deux travers de doigts. La rate n'est pas augmentée de volume. Crachats muqueux, teintés de sang.

Dans l'urine, albumine en quantité modérée. Dépôt formé de : globules rouges, de cylindres granuleux et hyalins abondants, de cylindres épithéliaux et de cel-lules épithéliales.

Quantités d'urines dans les 24 heures : 400 centi-mètres cubes. Poids spécifique 1020.

29 octobre matin, Temp. 36,6. Pouls 90. Ton. 240. Resp. 24. Quantité d'urines 500 centimètres cubes, poids spécifique 1.019. La nuit à cause de l'agitation : 0,01 de morphine.

30 octobre au matin : orthopnée, beaucoup d'inquié-
poids spécifique 1019. La nuit à cause de l'agitation :
tude, visage livide, se plaint de l'œil droit. A midi,
tout à coup, en mangeant, le malade s'écrie qu'il ne voit
rien. A l'examen, les pupilles réagissent, le fond d'œil
est normal. Quelques sueurs avec 0,01 de pilocarpine.
Dans l'après-midi il est irrité, revêche; il refuse la saignée.

La nuit crise de convulsions urémiques. Morphine
0,02. Sommeil.

Dans l'urine 1 gramme, 1 o/o d'albumine. Dépôt
abondant comme ci-dessus.

31 octobre matin : vue un peu améliorée, perçoit les
contours des personnes sans les reconnaître. Accepte
enfin la saignée. Au tonomètre avant la saignée :
210 mm. Après la saignée : 170 mm. On a enlevé environ 300 centimètres cubes de sang.

1er novembre : l'acuité visuelle se rétablit. Dans la
nuit, encore de la gêne respiratoire. Ton. 180 mm.

Le 5 novembre : Ton. 140 mm. Quantité d'urines
1300 centimètres cubes. Poids spécifiques 1017; depuis ce jour la quantité d'urines s'accroît jusqu'au 19,
où elle atteint 3.300 centimètres cubes. Poids spécifiques 1011. L'augmentation de la sécrétion urinaire dure
jusqu'à la sortie. Le malade se sentait apte au travail.
Ton. 130. L'albuminurie persiste. Le 20 décembre il
sortit sur sa demande.

Troisième séjour. Ne trouvant aucun travail facile,
il revint le 27 décembre et resta jusqu'au 9 février
1903. Pendant cette période, il présenta au ton., 120 à
130 mm. La quantité d'urine atteignit en 24 heures

jusqu'à 2.400 centimètres cubes : poids spécifique 1010 à 1014. Urine 1/2 o|oo Esbach.

OBSERVATION II

Néphrite chronique parenchymateuse et interstitielle. Syphilis. — Artério-sclérose. — Urémie avec amaurose transitoire et contractures partielles.— Arrêt des phénomènes aigüs d'urémie par chute de la pression, à la suite d'une anémie aiguë considérable et d'une pneumonie lobulaire. — Autopsie.

G. Karl, 38 ans, marié, aide-bijoutier. Du 8 au 10 mars 1904 dans le service.

Antécédents héréditaires sans importance Le 10 juin 1903, il reste pendant trois semaines dans une maison de santé à la suite de troubles méningés. Il reprit ensuite pendant 14 jours sa profession. Il remarqua alors qu'il voyait plus mal de l'œil droit. Il consulta un occuliste, qui lui prescrivit de l'iodure de potassium, ce qui améliora l'acuité visuelle de l'œil. Il y avait cependant des jours où de nouveau il voyait moins de cet œil.

Depuis 14 jours, nausées et vomissements violents aussitôt après le repas. Excitation. Dans la nuit du 7 au 8 mars, il vomit pour la première fois. Depuis trois semaines, tenesme fréquent, et constipation, traitée par des lavements. Depuis son service militaire il entend mal de l'oreille droite.

Dès le début de sa maladie il avait des douleurs de tête particulièrement à l'occiput.

Le 25 février 1903, il eut la nuit de violents saignements de nez, à tel point qu'il fallut faire un tamponnement.

Le 3 mars 1904, il eut de nouveau après s'être mouché une violente épistaxis et il dut subir un nouveau tamponnement. L'hémorrhagie s'arrêta de suite.

Le 6 mars, au soir légère hémorrhagie.

L'urine est restée constamment claire; dans la nuit du 2 au 3 mars, l'urine fut fortement sanglante, dans les trois dernières semaines elle avait été parfois hémorrhagique. La dernière nuit il y eut de la rétention d'urine.

Il y a 10 ans, chancre induré, 40 frictions. Marié depuis huit ans : deux enfants vivants. Pas d'avortement. Buveur (1 litre et demi à 2 litres de bière, 1 litre à 1 litre et demi de vin, en outre rhum avec le café, une ou deux fois par jour). Fumeur : 10 cigarettes, et en outre la pipe.

A l'entrée le malade prétend ne rien voir des deux yeux.

Etat actuel, le 9 mars 1904.

Homme pâle, de taille moyenne, de constitution assez vigoureuse, musculature atrophiée, pannicule adipeux peu abondant. Le regard est dirigé au loin, fixe ; *amaurose complète.*

Pupilles moyennement larges, réagissant rapidement. Les joues sont creuses, la langue sèche, le pharynx pâle.

L'artère radiale est rigide, les pulsations moyennement fortes. La pression dépasse 280 au tonomètre.

Thorax long, étroit. Poumons dilatés. Matité du cœur diminuée. Pointe du cœur très apparente, peu élargie, battant dans la ligne mamelonnaire.

Auscultation des poumons : expiration prolongée. Auscultation du cœur : souffle systolique à la pointe du cœur et à la tricuspide. Deuxième bruit aortique claquant. L'abdomen se trouve sur le même plan que le thorax. Organes internes normaux. Léger œdème des extrémités inférieures.

Urine très trouble, alcaline, contenant en abondance de la nucléo et de la sérumalbumine. Dans le sédiment il n'y a que des leucocytes.

8 Mars. Après-midi 4 h. Temp. 37,1. Pouls 108. Ton. 260 mm. Resp. 24. Amaurose.

Soir   10 h. 30. Pouls 104. Ton. 280 mm. Resp. 22. Amaurose.

11 h. oo. Pouls 104. Ton. 260 mm. Resp. 22. Amaurose.

9 Mars. 9 h. matin. Temp. 36,6. Pouls 100. Ton. 225 mm. Resp. 24. Esbach 1,50 p. o|oo.

12 h. oo. **Pouls 96. Ton.** 220 mm. **Resp.** 20. Le malade voit de nouveau à une faible distance.

Après-midi. 4 h. oo Temp. 36,7. Pouls 100. Ton. 230 mm. Resp. 24.

4 h. 30. Légères épistaxis.

10 Mars. 5 heures matin. Nouvelles épistaxis.

8 h. oo. Temp. 36,9. Pouls 100. Ton. 235 mm. Resp. 26. Quantité d'urines 1.000. Poids spécifique 1012. 1 gr. 4 à l'Esbach. Dans le sédiment globules du pus.

Après-midi. 4. h. oo. Temp. 36,8. Pouls 100. Ton. 235 mm. Resp. 24.

11 Mars. 8 h. matin. Temp. 36,8. Pouls 94. Ton. 220 mm. Resp. 26. Quantité d'urines 1.300. Poids spécifique 1.004. Rhodanate de soude 1/150.

Après-midi. 3 h. oo. Pouls 104. Ton. 230 mm. Resp. 24. Hémorrhagies nasales : 300 cm.

4 h. oo. Temp. 36,4. Pouls 108. Ton. 225 mm. Resp. 24. A 4 h. nouvelle hémorrhagie. Tamponnement.

5 h. oo. Pouls 108. Ton. 180 mm. Resp. 24. Le malade voit nettement mieux.

12 Mars. 8 h. du matin. Temp. 36,8. Pouls 106. Ton. 205 mm. Resp. 22. Quantité d'urines : 1.300 cm. Poids spécifique 1.004.

12 h. 30. Nouvelle et violente hémorrhagie nasale. Tamponnement répété.

4 h. oo. Temp. 36,6. Pouls 100. Ton. 225. Resp. 24. Rhodanate de soude 1 gr. p. 150. Hoquet.

13 Mars. 5 h. 30 du matin. Crise de quelques minutes de durée, perte de connaissance, contractions du visage, strabisme, écume devant la bouche.

5 h. 45. Pouls 96. Ton. 180 mm. Resp. 28. Somnolence, peut compter les doigts.

6 h. oo. Pouls 96. Ton. 180 mm. Resp. 28.

6 h. 15. Pouls 96. Ton. 155 mm. Resp. 28.

8 h. 00. Temp. 36,6 . Pouls 92. Ton. 100 mm. Resp. 24.

9 h. 15. Temp. 36,6. Pouls 96. Ton. 180 mm. Resp. 24.

Après-midi. 4 heures. Temp. 36,6.

14 Mars. A 1 h. 1/2 matin, crise comme le jour précédent. Anémie intense. Augmentation de la somnolence.

Matin 11 h. 00. Temp. 36,5. Pouls 84. Ton.

11 h. 00. Temp. 36,6. Pouls 96. Ton. 130 mm. Resp. 24.

15 Mars. 9 h. du matin. Temp. 36,6. Pouls 94. Ton. 95 mm. Resp. 22.

Après-midi. 4. h.00. Temp. 36,5. Pouls 96. Ton. 110 mm. Resp. 18. Incontinence d'urines et de matières fécales.

16 Mars. 8 h. 00 matin. Temp. 36,4. Pouls 74. Ton. 80 mm. Obnubilation.

Après-midi 4 heures. Temp. 37,2. Pouls 84. Ton. 55 mm. Resp. 24. Au tube d'Esbach, 2 3/4 p. 1.000. Hoquet.

17 Mars. — A Minuit trente, mort.

Autopsie le 17 mars 1904.

Néphrite parenchymateuse chronique et interstitielle, hémorrhagique avec atrophie des reins. Hypertrophie prononcée du ventricule gauche. Artério-sclérose des artères périphériques ; foyer de ramollissement au cœur gauche. Œdème du cerveau. Cicatrice d'origine apoplectique du corps strié. Pneumonie lobulaire au lobe inférieur droit. Entérite chronique. Cystite.

Les reins sont petits : le rein pèse 100 grammes. Le

rein gauche 200. Leur surface est bigarrée, rouge brun, bosselée, et offre en outre un pointillé hémorrhagique abondant. L'écorce a une épaisseur très réduite.

Dans ce cas comme dans le précédent nous voyons que l'amaurose est survenue à l'acmé de l'élévation de pression et que la vision est revenue avec la chute de la pression. Nous constatons en outre que les hémorrhagies, qui étaient ici très importantes, n'ont pu empêcher les accidents cérébraux, aussi longtemps que la pression ne fut pas abaissée. Les symptômes étaient ceux d'une anémie très intense.

OSERVATION III

Rein contracté avec hypertension. — Urémie chronique. —Diminution de la pression sanguine par le Rhodan. — Urémie aiguë avec amaurose passagère et contractures. — Deux ponctions lombaires sans résultat. — Arrêt des crises à la suite du développement d'une pleuro-pneumonie et d'une péricardite. — Autopsie.

T. Rosalie, 30 ans. Laveuse. Dans le service du 22 septembre 1903 au 7 avril 1904 et du 3 mai 1904 à sa mort, le 7 novembre 1904.

A 6 ans variole, à 16 ans anémie (palpitations, vertiges). Il y a deux ans érysipèle du tronc (séjour de six mois à l'hôpital). Depuis lors, céphalalgie, troubles gastriques, nausées, douleurs sacrées, selles normales,

Premières règles, à 18 ans. Il y a 8 ans accouchement. Nie les excès de boisson et la syphilis.

Malade de taille moyenne, grêle, nutrition diminuée. Les pupilles réagissent. Etat des yeux : névrite subaiguë, rétinite légère.

Etat des poumons : normal. Cœur augmenté de volume. La pointe du cœur bat en dehors de la ligne mamelonnaire, dans le cinquième espace intercostal ; très apparente ; la matité du cœur commence à la quatrième cote, et atteint à droite le milieu du sternum.

Abdomen normal. L'urine contient de l'albumine en abondance ; dans le sédiment, cylindres hyalins et granuleux. Au tube d'Esbach, 12 o|oo. Quantités d'urines: 700. Poids spécifique 1.012.

Le jour de l'entrée, la malade a une pression de 200 mm. ; les jours suivants, pendant trois jours, elle oscille entre 180 et 200 .Pouls 76. Resp. 24. Du 24 septembre au 9 octobre, la malade prend 1 à 2 grammes de Rhodanate de soude par jour. Par cette médication, la pression sanguine s'abaisse à 140 et 150 mm. L'albumine de l'urine tombe à 2 1|2 pour 1.000 (quantités 1.600 à 2.400. Poids spécifique 1.010). Du 8 au 16 octobre, règles abondantes, la pression tombe à 100 et 110 mm.

Pendant quelque temps, la malade se sent mieux : Tube d'Esbach 1 à 1/2 o/o. De temps à autre pendant 10 à 12 jours, elle reprend du Rhodan, qu'elle accepte volontiers.

Au début de décembre la pression remonte à 130 et 160 mm. avec augmentation de la céphalalgie et des douleurs sacrées. Les quantités d'urine sont plus fortes : 2 à 3.000 centimètres cubes.

L'albuminurie est passagèrement augmentée (jusqu'à 6 pour 1.000). La menstruation qui a duré 7 jours, du 16 au 22 décembre n'influence pas la pression.

Du 7 au 22 janvier 1904, 1 gramme à 1 gr. 75 de Rhodan abaisse peu la pression ; il en est de même de la menstruation pourtant abondante du 20 au 27 janvier. (Pression 125 à 145). La pression remonte peu à peu. En fin février, elle est de 160 à 180 mm.

Le 27 février, au matin elle est de 190 mm. Ce jour là, l'hémorrhagie menstruelle apparaît ; la pression reste cependant entre 170 et 190 mm. La malade prend pendant 3 jours 1,50 à 1,75 de Rhodan, ce qui abaisse passagèrement la pression à 135 et 140 mm., qui se maintient ensuite entre 140 et 160. Après quelques autres séries de traitement par le Rhodan, la malade quitte l'hôpital améliorée .

Le 3 mai 1904, elle revient. Elle raconte que, aussitôt après sa sortie, elle a eu de gros malaises, céphalalgie, gêne respiratoire, palpitations, nausées, œdème des jambes. Elle se présente l'après-midi, avec un fort degré de dyspnée. Pouls 128. Ton. 220. Resp. 32.

L'examen des poumons révèle leur dilatation : la dyspnée est expiratoire.

Etat du cœur : pointe du cœur battant le quatrième espace intercostal ; matité cardiaque s'étendant à droite jusqu'au bord droit du sternum. Souffle systolique à la pointe du cœur, deuxième bruit aortique claquant. L'état de l'abdomen n'est pas modifié. Œdème des extrémités inférieures. Urine riche en albumine.

Le 4 mai, la malade a au pouls : 88. Ton. 215 mm. Resp. 18. La quantié d'urines de ce jour est de 1600. Poids spécifique 1.009. Tube d'Esbach : 3 pour 1.000. La dyspnée est persistante.

Du 5 mai au 11 mai, puis du 17 au 24 mai, la malade prend 1 gramme à 1 gr. 75 de Rhodanate de soude. La pression s'abaisse peu à peu à 150 mm., la céphalalgie et les malaises disparaissent, l'albuminurie descend à 1 gr. 25 et 1 gr. 75 pour 1.000, plus tard à 1 gr. pour 1.000. (Caque jour) les œdèmes disparaissent.

Le Rhodan est suspendu à cause de l'apparition d'une stomatite.

Dans la deuxième moitié de juin, la pression sanguine augmente tandis que l'albuminurie reste la même (Esbach. 1 p. 1.000). Céphalalgie et troubles gastriques se montrent de nouveau. La quantité d'urines est un peu plus grande. Poids spécifique plus bas.

Dans les premiers jours de juin la pression atteint de nouveau le matin 205 mm. Albumine 1 à 2 o|oo

Du 5 au 8 juillet, Rhodan 1,50 à 1,75, par jour, mais il n'est pas toléré.

Le 8 juillet, avec un pouls de 104 à 116 et au tonomètre : 220 à 225, Resp. 20. Sensation d'oppression. Asthme. Quantité d'urines 2.000. Poids spécifique : 1.008. Au tube d'Esbach 1 gr. 1|2 p. 1.000. La menstruation survenant là dessus abaisse la pression à 175. Le dernier jour elle remonte de nouveau à 220. Dans la suite grandes oscillations (170-220). La nuit du 10 au 11, douleurs rétro-sternales fréquentes, de même à l'épaule gauche avec sensation d'angoisse : elles disparaissent pendant la menstruation. Du 10 au 29 août

1 gr. à 1,75 de Rhodan sans effet marqué. Ce n'est que dans les derniers jours de l'administration que la pression diminue, puis remonte aussitôt après la suspension du médicament, et se tenir à 195 et 215 mm. Tube d'Esbach : 1,75 à 3,50 pour 1.000. Vers ce temps, (début d'octobre) vomissements abondants répétés, céphalalgies, abattement. L'expectoration présente parfois quelques traces de sang. Cauchemars effrayants, par instants délire.

Le 28 octobre 1904, à 8 h. 3|4 du matin, pendant la visite, crise de stupeur, contraction de toute la musculature du visage, l'écume sort de la bouche, convulsions cloniques des extrémités supérieures, toniques des extrémités inférieures. Durée de la crise : 5 minutes.

Vers 10 heures, crise nouvelle pendant 4 minutes, avec cyanose et dilatation du cœur. Pression immédiatement après la cessation des contractures 200 mm. Pouls 100. Ausitôt après, pression : 140 mm.

A 10 h. 30, la pression étant de 220, on fait une saignée et on retire environ 200 centimètres cubes de sang. Pression après 195 mm.

11 h. 30. Le malade étant excité, 0,01 de morphine.

Midi un quart, sommeil. Pouls 112. Ton. 220.

Au cours de l'après-midi, vomissements répétés. Pouls 92 à 98. Ton. 205 mm. Quantité d'urines 1.100. Poids spécifique 1.010.

Le 29 Octobre à 8 h. 15 du matin. Pouls 90. Ton. 215 mm.

9 h. 45. Matin. Pouls 92. Ton. 195 mm. Nausées.

Soir   7 h. 20. Pouls 92. Ton. 240 mm. Vertiges. Augmentation des ré-
flexes. Clonus. Pupilles moy.
dilatées, réagissant mal à la
lumière.

30 Octobre. 8 h. matin. Pouls 102. Ton. 220 mm.
Pendant les convulsions (2
minutes) on ne fait pas de
constatations. Ces chiffres ont
été pris après.

12 h. 05. Pouls 112. Ton. 210 mm. Le
malade est abattu. Les pupilles moyennement dilatées :
ne réagissent pas à la lumière.

12 h. 08. Pouls **88**. Ton. 230 mm.

12 h. 12. Pouls **88**. Ton. 225 mm. Pupilles rétrécies.

12 h. 17. Pouls 112. Ton. 250 mm. Ani-
sokorie (à gauche $<$ qu'à
droite. Pas de réaction à la lumière.

12 h. 25. Pouls 128. Ton. 220 mm.

1 h. 15. Pouls 120. Ton. 235 mm. Le
malade crie, il proteste contre les mensurations tonométriques, 0,02 de morphine en
injection. Convulsions légères. Ponction lombaire. Ecou-
lement de 30 centimètres cubes de liquide clair.

4 h. 00. Pouls 120. Ton. 245 mm. Chiffres pris après la crise.

4 h. 45. Pouls 96. Ton. 195 mm.

6 h. 15. Pouls 100. Ton. 155 mm.

7 h. 00. Pouls 120. Ton. 135 mm.

7 h. 15. Pouls 96. Ton. 195. Torpeur.
Respiration bruyante. Légers
spasmes des extrémités,

8 h. 45. Pouls 100. Ton. 195 mm. pris 1|2 heure après la crise. Peu de réaction.

10 h. 00. Pouls 120 .Ton. 220 mm.

10 h. 05. Pouls 210 vers la fin de la crise. Morphine 0,01 en injection.

31 Octobre. Matin 1 h. 1/2. Pouls 124. Ton. 210. Crise d'éclampsie d'une minute de durée. A la suite abattement profond. Les veines du cou sont fortement gonflées. Les pupilles réagissent nettement.

1 h. 16. Pouls 116. Ton. 190 mm.

1 h. 18. Pouls 116. Ton. 180 mm.

1 h. 21. Pouls 116. Ton. 250 mm.

1 h. 25. Pouls 92. Ton. 240 mm.

1 h. 27. Pouls 96. Ton. 210 mm.

1 h. 33. Pouls 92. Ton. 225 mm.

1 h. 40. Pouls 92. Ton. 220 mm.

La malade a eu de 10 heures à midi dix crises. Elles débutent par du délire. La malade tourne d'abord la tête. Puis viennent avec un cri aigü des convulsions cloniques du visage et des extrémités. Après l'accès, la malade est sans connaissance.

Dans la crise les pupilles ne réagissent pas : plus tard elles réagissent paresseusement. Au moindre contact, la malade tressaille avec effroi. Aussitôt après la ponction spinale les crises deviennent plus légères, l'abattement a disparu. Ce jour là, anurie.

Le matin du 31 octobre, la malade est abattue, elle se sent métamorphosée, ne sait pas où elle se trouve, parat être amaurotique, est très excitable ; elle se refuse à se laisser faire les mensurations.

A 7 h. du soir. Pouls 100 Ton. 230 mm. Abattement. Obnubilation.

Le 1er novembre, à 5 h. et 7 h. 3|4 du matin, légères crises douloureuses, à 9 h. P. 96. Ton. 230 mm. Resp. 12. Au cou pouls veineux vrai. Matité cardiaque tout à fait élargie vers la droite. Souffle systolique aux orifices pulmonaires et triscupidien. Foie dépassant d'un travers de doigt le rebord costal sur la ligne mamelonnaire. Ralentissement de la respiration. Respiration rude et râles secs.

4 heures de l'après-midi. Pouls 96. Ton. 210 mm. Resp. 20.

De 6 heures de l'après-midi à 3 heures du matin, cinq crises d'éclampsie .Quantité d'urines 250. Poids spécifique 1.010.

Le 2 novembre. 9 h. 30 du matin. Pouls 104. Ton. 230 mm. A 9 h. 35 nouvelle et courte crise convulsive. A 9 h. 36, Pouls 108. Ton. 243.

La crise suivante se produit à 11 h. 48.

11 h. 51. Pouls 96. Ton. 260. *Ponction spinale* 11 h. 51.

On retire environ 40 centimètres cubes de liquide clair.

> 11 h. 59. Pouls 96. Ton. 255 mm. Pendant l'opération courte crise.
>
> 12 h 15. Pouls 100. Ton. 220 mm. perte de connaissance. Pupilles étroites, ne réagissant pas à la lumière.
>
> 12 h. 45. Pouls 100. Ton. 235 mm. La malade se refuse à la tonométrie.

24*

> Pouls 120. Ton. 215 mm. Confu-
> sion mentale.
> 6 h. 00. Pouls 100. Ton. 215 mm. Chif-
> fres pris aussitôt après une
> crise.

De 2 h. 3/4 de l'après-midi, jusqu'à 3 heures du matin sept crises. Urines peu abondantes. L'amaurose persiste.

Le 5 novembre la malade se sent soulagée : la pression est au tonomètre de 175, et elle reconnaît l'entourage et les objets. Elle se plaint de violentes douleurs pongitives dans le côté droit .

Les jours suivants apparut à droite, en bas et en en arrière une matité avec des râles secs sonores et des frottements. La matité du cœur est élargie. Les crises ont cessé : la pression monte encore passagèrement à 200 mm., pour s'abaisser finalement à 50 mm. Mort. dans le collapsus cardiaque le 8 novembre à 7 heures du soir.

Autopsie par le docteur Stoerk.

Atrophie granuleuse des deux reins, avec considérable diminution de volume, surtout du rein droit. Hypertrophie prononcée du cœur gauche. Œdème chronique du cerveau. Epaississement général des parois des vaisseaux artériels périphériques. (Hypertrophie portant sur la tunique moyenne).

Œdème du cerveau et des poumons ; pneumonie lobulaire aiguë, péricardite fibrineuse récente, et pleurésie. Dilatation de l'estomac avec gastroptose. Congestion des organes. Adhérences anciennes du foie avec le diaphragme : adhérences de périmétrite.

Etat histologique des reins ; à côté de nombreux glomérules intacts, béaucoup sont atrophiés : infiltration prononcée du tissu interstitiel avec atrophie des canalicules, répondant au tableau de la néphrite interstitielle. Nombreux dépôts calcaires dans les tissus. Les gros vaisseaux présentent une hypertrophie de leur tunique moyenne : quelques végétations de peu d'importance sur la tunique interne.

Examen chimique : pas de plomb, traces de cuivre.

L'état macroscopique des vaisseaux, (hypertrophie considérable de la tunique moyenne) éveillait l'idée d'une intoxication saturnine.

Cette observation est fertile en crises variées : dyspnée paroxystique, angine de poitrine et toute la série des symptômes urémiques : amaurose transitoire, et crises de convulsions. Avec la chute de la pression, acalmie complète.

Au moment de l'apparition des phénomènes convulsifs, la malade avait des émissions abondantes d'urines.

Sous le rapport thérapeutique, cette observation montre spécialement l'action des sels de Rhodan, et l'inefficacité de la ponction lombaire.

OBSERVATION IV

Néphrite parenchymateuse chronique avec atrophie secondaire. — Urémie aiguë. — Pneumonie lobulaire. — Péricardite. — Autopsie.

T. Gertrude, 24 ans, servante. Entrée le 30 juin, morte le 3 août 1903. Depuis deux mois elle souffre de

troubles gastriques et de catarrhe intestinal. Malgré
cela, elle continuait à travailler. Depuis huit jours, troubles respiratoires, en même temps gonflement du visage,
troubles de la vue. Anorexie. Réglée depuis l'âge de
15 ans, abondamment. Les règles durent depuis quinze
jours.

Etat actuel : grande, forte se cyanosant facilement.
Les pupilles réagissent vite. Œdème des paupières et du
visage. Léger œdème des jambes. Rétinite albuminu-
rique, orthopnée. Resp. 36.

Artère radiale, dure. Pression 200 mm.

Choc de la pointe visible à un travers de doigt en
dehors de la ligne mamelonnaire. Frémissement présys-
tolique. La matité du cœur commence à la troisième
cote, ne s'étend pas vers la droite.

Soufle systolique à la pointe du cœur, deuxième bruit
aortique claquant. Etat des poumons normal. Le foie
et la rate ne sont pas accessibles à la palpation. A la
percussion ils sont augmentés de volume. Région du foie
sensible à la pression.

Urine : elle contient 450 centimètres cubes. Poids
spécifique 1.011 ; albumine en abondance. Dans le sédiment globules rouges ; pas d'éléments rénaux.

30 Juillet. 5 h. après-midi. Temp. 36,9. Pouls 120.
Ton. 190. Resp. 36.

31 Juillet. 8. h. matin. Temp. 36,6. Pouls 120. Ton.
220 mm. Resp. 36. Quantité
d'urines 650. Poids spécifique
1011. Visage fortement bouf-
fi. Orthopnée. Premier bain
d'étuve.

Après-midi. 4 h. 00. Temp. 36,7. Ton. 210 mm.
5 h. 30. Temp. 36,7. Ton. 200 mm.

1er Août. 9 h. matin. Temp. 36,4. Pouls 120. Ton.
         210 mm. Quantité d'urines ?
         Poids spécifique 1.013. Matité
         du cœur élargie. Bruit de ga-
         lop. Saignée de 250 centimè-
         tres cubes.
     9 h. 15. Ton. 200. Chiffres pris après la
         saignée .
Après-midi. 4 h. 00. Temp. 36,6. Ton. 200 mm. De
         2 à 9 heures de l'après-midi,
         épistaxis.
         Deuxième bain d'étuve.
     6 h. 00. Ton. 160 mm. Le soir gouttes de
         morphine.
2 Août. 8 h. 00. Matin. Temp. 36,6. Pouls 120. Ton.
         190 mm. Resp. 36. Poids spé-
         cifique 1.014.   Amélioration
         subjective. Anémie prononcée.
         Souffles cardiaques. Injection
         saline.
Après-midi. 4 h. 00. Temp. 36,6. Ton. 175 mm.
3 Août. 8 h.00. Matin. Temp. 36,2. Pouls 120. Ton.
         130 mm. Resp. 36. La malade
         se trouve mieux. Les œdèmes
         augmentent.
Après-midi. 1 h. 5. Ton. 120 mm.
     2 h. 00. Temp. 37,5.
     4 h. 00. Ton. 40. A 4 h. 15. Mort.

Autopsie. — Néphrite chronique parenchymateuse
hémorrhagique avec atrophie rénale (petits reins bigar-
rés). Hypertrophie considérable du ventricule gauche.
Légère dilatation du ventricule droit. Stase dans les
deux poumons avec foyers de pneumonie lobulaire.
Épanchement abondant dans les deux cavités pleurales.

Péricardite fibrineuse. Œdème du foie, légère hydropisie. Ascite. Goître parenchymateux avec noyaux adé-
nomateux.

OBSERVATION V

*Néphrite subaiguë.— Etat transitoire suburémique,avec
augmentation de pression. — Amélioration.*

Br. Alexander, 33 ans, veuf, forgeron, du 3 novembre 1904 au 17 janvier 1905, dans le service.

En janvier par trois fois légères hémoptysies. La maladie n'a du reste commencée que 14 jours avant son
entrée à l'hôpital. A ce moment survenaient toutes les
nuits de violentes douleurs de tête, et avec elles de l'in-
somnie. Depuis cinq jours gonflement du visage et des
jambes. Le malade est très faible. De temps en temps,
nausées, éructations, et vomissements. La quantité
d'urines est très réduites. Boisson : deux à trois litres de
vin chaque jour. La syphilis est niée.

Etat actuel : moyennement grand, vigoureux. Se
plaint par instants de céphalalgie. Visage et muqueuses
visibles légèrement cyanosées.

Les pupilles réagissent vite. Fond d'œil normal. Artère radiale molle, non sinueuse. Pouls 60. Pression
140. Resp. 24.

Thorax bien conformé. Etat des poumons normal.

Etat du cœur : pointe du cœur battant dans le cinquième espace intercostal, sur la ligne mamelonnaire,
élargie. Percussion normale. A l'auscultation premier

bruit dédoublé à la pointe et très fort, deuxième bruit aortique claquant, les bruits sont d'ailleurs nets.

L'abdomen au niveau du thorax ne présente rien de pathologique.

Dans l'urine : albumine 3 o/oo. Dans le sédiment, pas d'éléments rénaux.

Thérapeutique : diète lactée, repos au lit absolu.

3 Novembre. 6 heures du soir. Pouls 54. Ton. 140. Resp. 30. Quantité d'urine 1.000. Poids spécifique 1.012. Albumine à 3 g. p. 1.000.

4 Novembre. 8 h. Matin. Pouls 60. Ton. 135 mm. Resp. 24.

Après-midi. 5 h. 00. Pouls 45. Ton. 145 mm. Resp. 36. Céphalalgie. Gêne respiratoire.

5 Novembre. 9 h. Matin. Pouls 56. Ton. 160 mm. Resp. 18. Urines 1.400. Poids spécifique 1.020. Albumine 2 1/2 p. 1.000 comme ci-dessus.

Après le premier bain d'étuve.

11 h. 20. Pouls 72. Ton. 190 mm. Fortes douleurs de tête. Visage rouge. Malade excité.

12 h. 20. Pouls 60. Ton. 140 mm.

Soir 6 h. 00. Pouls 48. Ton. 160 mm.

6 Novembre. 8 h. Matin. Pouls 54. Ton. 120 mm. Resp. 18. Quantié d'urines : 1.400. Poids spécifique 1.019. Albumine 2 p. 1.000. Pas de sédiment.

7 Novembre. 8 h. Matin. Pouls 54. Ton. 140 mm. Resp. 18. Quantité 2.600. Poids spécifique 1.012. Albu-

mine 1/2 p. 1.000. Pas de sédiment.

8 Novembre. 8 h. Matin. Pouls 60. Ton. 130 mm. Resp. 24. Quantité 2.400. Poid spécifique 1.014. Albumine 1 p. 1.000. Pas de dépôt.

9 Novembre. 8 h. Matin. Pouls 72. Ton. 155 mm. Resp. 24. Quantité d'urines 2.200. Poids spécifique 1.013. Albumine 3|4 p. 1.000. Pas de dépôt.

Soir 7 h. 00. Pouls 78. Ton. 100 mm. Resp. 14. Chiffres pris pendant le 2° bain d'étuve.

10 Novembre. 8 h. Matin. Pouls 66. Ton. 95 mm. Resp. 24. Quantités d'urines 1.800. Poids spécique 1.019. Albumine 1 1|3 p. 100.

11 Novembre. 8 h. Matin. Pouls 66. Ton. 90 mm. Resp. 24. Quantités d'urines 2.800. Poids spécifique 1.010. Albumine 1 p. 1.000.

12 Novembre 8 h. Matin. Pouls 84. Ton. 95. Resp. 24. Quantités d'urines 2.600. Poids spécifique 1.017. Albumine 1 1|3 p. 1.000.

13 Novembre. Pouls 60. Ton. 80 mm. Rep. 18. Quantité 1.400. Poids spécifique 1.020. Albumine 1 p. 1.000.

14 Novembre. 8 h. Matin. Pouls 54. Ton. 90 mm. Resp. 18. Quantité 1.400. Poids spécifique 1.018. Albumin 1 1/4 p. 1.000.

Ultérieurement, la pression sanguine reste entre 70 et 100 ; la quantité d'albumine tombe à 1|3 p. 1.000. Le 14 décembre, la pression augmente : 130 à 135. Pour la première fois arythmie. Quantité d'albumine ce jour là 1 p. 1.000. Quantité d'urines : 1.100. Poids 1.011.

Le 15 décembre, au matin, la pression revient à 112. Albumine 1|3 p. 1.000.

De même le 16 décembre avec une pression de 80.

Du 5 janvier à la sortie arythmie : l'état du cœur reste d'ailleurs sans changement. La belladone est sans action. Pression 80-110. La quantité d'albumine tombe à o. Dans le sédiment, pas d'éléments rénaux.

Nous avons vu ici des prodromes d'urémie aiguë apparaître après un bain d'étuve. L'observation nous montre également l'amélioration progressive, et la diminution de l'albuminurie coïncidant avec la chute de la pression.

VI. — L'ÉCLAMPSIE

L'éclampsie est encore aujourd'hui souvent considérée comme une crise d'urémie. Cela s'explique parce
qu'il y a entre la crise éclamptique et la crise urémique
aiguë, des analogies à peu près complètes, si l'on admet que leur pathogénie commune réside dans une crise
vasculaire. Mais la conception qui fait de l'éclampsie
une crise d'urémie est jusqu'ici sans fondement.

On regardait l'éclampsie comme une urémie parce
que l'on attribuait son apparition à une néphrite. Cette
manière de voir est inexacte pour divers motifs. D'abord
on ne trouve pas dans tous les cas d'éclampsie une alté-
ration des reins. Il y a des faits nettement constatés où,
quoique l'on ait pendant la vie observé de l'albuminurie,
au moment de la crise, on ne put après la mort découvrir de néphrite. Il y a en outre des cas où l'albuminurie
ne se montre que durant la crise, et enfin d'autres dans
lesquels elle se fait complètement défaut.

On n'est donc pas fondé à chercher dans la néphrite
la cause de l'éclampsie, d'autant que dans la néphrite,
l'origine immédiate du syndrome urémique ou éclam-
tique n'est pas la néphrite en elle-même, mais la crise
vasculaire qui se développe au cours de l'évolution de
la maladie. L'ensemble des phénomènes qui se passent

du côté des reins est plutôt en faveur de l'opinion qui
veut que la néphrite survenue dans ces conditions dé-
pende des mêmes facteurs que l'urémie, et qui regarde
la présence d'une albuminurie considérable, non comme
cause mais comme conséquence de la crise d'éclampsie,
et de l'ischémie rénale consécutive.

Tout cela ne doit pas faire oublier que, de même qu'il
se produit souvent chez les femmes enceintes de la néphrite véritable, des états urémiques peuvent se montrer
dans les mêmes conditions. Chez cette classe de sujets,
l'augmentation de la pression sanguine due à l'acte de
l'accouchement, et qui souvent est importante, est capable, à mon avis, de déterminer le syndrome éclamptique.

Je suis également convaincu que beaucoup de crises
d'éclampsie proprement dite, qui surviennent pendant
l'accouchement ne sont rien autre que les conséquences
de l'augmentation de pression causée par ce processus
physiologique chez des personnes prédisposées : ceci
s'accorde avec le fait que tous les phénomènes cessent
avec la terminaison de l'accouchement, et par conséquent avec la chute de la pression. Je ne crois cependant pas que dans tous les cas d'éclampsie, l'hypertension soit le fait de l'acte de l'accouchement, ni également que dans toutes les crises d'éclampsie survenant
dans ces conditions ce soit un même processus qui soit
en cause.

Il n'est pas douteux que chez les femmes enceintes
existe une disposition particulière à la crise d'éclampsie,
ainsi que le prouvent les expériences sur les animaux en
gestation faites par Blumreich et Zuntz. La même pré-

disposition se retrouve chez les brightiques. Il ne faut donc pas s'étonner, que là, où les deux facteurs se rencontrent, la crise éclamptique éclate d'une façon particulièrement fréquente.

En ce qui concerne les rapports de l'hypertension avec la crise, il est tout à fait certain, que ce phénomène la précède, et persiste jusqu'à son acmé, car, à cette phase, la pression peut comme dans la crise d'urémie s'abaisser.

Vinay, dans ses recherches sphygmomanométriques, trouva que chez les femmes enceintes la pression restait normale, jusqu'au début de l'accouchement. Quand la malade a de l'albuminurie, la pression s'élève pendant la grossesse jusqu'à 180 et 200 mm.

Vaquez et Nobécourt ont repris ces expériences et ont obtenu les résultats suivants :

Pendant les crises d'éclampsie, la pression augmente elle mesure en général à la radiale, avec l'instrument de Potain, environ 290 mm., mais elle peut également être plus haute et plus basse. Ils ne la trouvèrent jamais inférieure à 210 et 220 mm. Quand les crises subissent une rémission, la pression sanguine tombe pour un temps plus ou moins long, sans cependant revenir à la normale, pour augmenter de nouveau après la crise. Quand les crises disparaissent définitivement, la pression baisse rapidement et redevient peu à peu normale.

Vaquez et Nobécourt purent constater l'élévation de pression dès avant la crise. Dans un cas ils trouvèrent 2 jours avant la crise 250^{mm}., dans un autre, chez lequel apparaissaient des symptômes prémonitoires, 200^{mm} ;

deux jours plus tard, alors que la malade n'avait plus aucun accès, la pression sanguine atteignait 190 mm.

Pour expliquer l'éclampsie, Vaquez et Nobécourt admettaient une excitation vaso-constrictive dûe à certaines substances toxiques qui en dépit de l'excrétion urinaire séjourneraient dans le sang.

Ils affirment l'importance de la mesure de la pression dans la grossesse, particulièrement quand l'albuminurie survient.

D'autres auteurs Wiessner, Pflugbeil, Kronig et Füth ont apporté des observations analogues avec mensurations à l'appui.

Je veux également signaler que quelques gynécologues mettent en doute l'importance de l'élévation de la pression dans la genèse de la crise d'éclampsie. Un des auteurs la nie même, et n'a pas du tout mesuré la pression dans la période prodromique.

Dans sa récente description de l'éclampsie, Zweifel établit que la cause immédiate de la crise d'éclampsie est l'élévation de la pression. Je n'ai jamais eu l'occasion d'opérer des menstruations pendant le stade prodomique dans des cas d'éclampsie pure, mais j'en ai fait plusieurs à l'acmé de la crise, et j'ai constaté un parallélisme complet avec l'accès urémique.

Quant à la cause initiale de l'hypertension, il faut la chercher chez les femmes enceintes dans la partie de l'organisme où siègent les lésions, c'est-à-dire dans l'appareil génital, dans l'utérus, de même que dans l'urémie on la trouve dans les reins, et dans leurs inflammations.

Conheim a déjà établi un parallèle entre l'albuminurie de l'éclampsie et celle de la colique de plomb, et admis comme incontestable l'existence dans l'éclampsie de vaso-constrictions réflexes.

Comme je l'ai dit déjà à propos de l'urémie, Osthoff a confirmé l'importance de l'hypertension dans la genèse de la crise d'éclampsie et voulu rapporter l'apparition de ce processus à une excitation du splanchnique, d'intensité inaccoutumée, causée par l'état de l'utérus. Mais cette hypothèse ne cadre pas avec les faits cliniques.

Tout récemment, et d'accord avec l'état actuel de la pathologie, à la suite d'observations publiées sur le fonctionnement intime des organes, de nouveaux points de vue ont été abordés.

Actuellement, l'hypothèse la plus en faveur est celle qui attribue les phénomènes d'éclampsie aux produits d'une sécrétion interne des organes intéressés dans la **grossesse, c'est-à-dire** aux cytolysines qu'ils lancent dans la circulation.

A côté de leur action spécifique sur les organes sexuels, ces substances ont également des effets toxiques, d'où chez la mère des phénomènes de leucocytose, l'augmentation de la fibrine, et les lésions des reins. Il est admis, que cette intoxication, si elle dépasse certaines bornes, produit l'éclampsie. En faveur de cette conception, on cite le fait que, chez les enfants des éclamptiques, on observe souvent des phénomènes **qui** semblent faire prévoir chez ces jeunes organismes l'évolution de symptômes analogues. Sous l'influence de ces nouvelles idées, on a émis au sujet de l'apparition de l'éclampsie des théories compliquées, que je ne veux pas développer.

Je citerai une des plus récentes, celle de Halban qui attribue aux cellules épithéliales du chorion du placenta la sécrétion des dites cytolisines. Les toxines de l'éclampsie viendraient de là, et l'éclampsie n'apparaîtrait qu'à la suite d'une augmentation quantitative de l'intoxication normale due à la grossesse. Cette hypothèse a une certaine analogie avec celle d'Ascoli, qui prétend que dans une néphrite toute élévation de la pression sanguine est une forme très atténuée d'urémie.

Mais dans l'éclampsie, dont l'analogie avec l'urémie ne peut être niée, il faut remarquer, que l'élévation de **pression productrice de la crise**, peut être causée par un facteur tout à fait indépendant de la toxine éclamptique, à savoir par l'acte de l'accouchement.

Dans l'éclampsie, comme dans l'urémie, nous avons avant tout à traiter l'hypertension. Si nous arrivons à la diminuer, nous avons des chances de maîtriser la maladie causale.

Le traitement de l'accès éclamptique exige d'abord la terminaison de l'accouchement. En outre, il faut éviter les élévations de pression qui sont liées à cet acte, et conformément aux doctrines en faveur actuellement, enlever le placenta, cause des phénomènes morbides. Les crises d'éclampsie qui surviennent en dehors de ces conditions (éclampsie puerpérale) exigent la régularisation de la pression sanguine.

VII. — CRISES VASCULAIRES ET AFFECTIONS CÉRÉBRALES

Dans les chapitres précédents, j'ai souvent apporté la preuve ,que certains phénomènes cérébraux sont la conséquence de crises vasculaires. A cette catégorie appartiennent évidemment les hémorrhagies cérébrales. Quand survient une de ces hémorrhagies, sans qu'on ait observé de stade prodromique, on peut naturellement se demander si l'hypertension trouvée dans ces circonstances fut la cause immédiate de la catastrophe, ou si elle a été la conséquence d'une lésion, et provoquée par une excitation mécanique provenant de cette dernière.

Les apoplexies sont souvent les conséquences d'élévations aiguës de la pression sanguine ; elles sont surtout fréquentes chez les individus qui ont déjà une hypertension marquée. Dans la communication de Weiss un cas de ce genre est cité. Cependant dans le cas de lésions cérébrales survenues d'une façon aiguë, on ne peut tirer de l'existence d'une hypertension artérielle. la conclusion qu'une hémorrhagie s'est produite. De même, les embolies ou les thromboses des vaisseaux cérébraux et les ramollissements, qui les accompagnent, déterminent des hypertensions aiguës ; le développement de ces dernières dépend de la situation du foyer.

Le cas suivant offre un exemple de ce genre.

OBSERVATION I

Artério-sclérose. — Hémiplégie aiguë. — Hypertension. — A l'autopsie : thrombose de la sylvienne gauche.

V. Marie, 63 ans, cuisinière, du 20 au 23 décembre dans le service.

Il y a cinq jours la malade se plaignit d'avoir les pieds lourds, elle marchait comme si elle avait bu. Le langage était normal. Le 20 décembre au matin la malade fut trouvée gisant à terre, le visage contre le sol, paralysée d'un côté et sans voix.

Etat à l'entrée :

La malade est de taille moyenne, vigoureuse. Elle ne parle pas, et répond par des signes de tête, paraît ne répondre qu'aux questions concernant le nom et l'âge. Déviation des yeux à gauche. Les pupilles réagissent. La fente palpébrale droite est plus large que la gauche. Commissure droite des lèvres abaissée. La langue que la malade tire lentement, est déviée à droite.

L'extrémité supérieure droite est rouge et plus chaude que la gauche. Cette extrémité comme l'extrémité inférieure du même côté est paralysée. Les réflexes tendineux du membre supérieur droit sont diminués. Réflexes patellaires à droite moins forts qu'à gauche. Babinski dorsal à droite.

Etat des poumons normal :

Cœur : pointe du cœur battant dans le cinquième espace intercostal, un travers de doigt en dehors de la ligne mamelonnaire. A la pointe du cœur, souffle systolique. Bruits du cœur nets, le deuxième bruit aortique est exagéré. Artère radiale rigide et sinueuse. Pression 210. Pouls 78. Pouls ample. Resp. 30.

Abdomen flasque, dépassant le plan thoracique. Foie et rate non augmentés de volume. Pas d'œdème des extrémités inférieures. La malade urine sous elle. L'urine ne contient ni albumine, ni sucre.

> 5 h. 00. Pouls 64. Ton. 210 mm. Resp. 24.
>
> 6 h. 00. Saignée .On retire 450 centimètres cubes de sang.
>
> 6 h. 30. Pouls 70. Ton. 180 mm. (Après la saignée).

Le 21 décembre au matin : intelligence libre. La déviation et l'aphasie ne sont pas modifiées.

Le 22 décembre au matin : Temp. 38,1. Pouls 90. Ton. 165. Resp. 24. A droite en arrière et en bas matité, râles sonores, bulleux. Le soir stupeur.

23 Décembre : la stupeur persiste, râles trachéaux. A 9 h. 1/2. Mort.

Autopsie, par le docteur Landsteiner. — Ramollissement d'une grande partie de l'hémisphère gauche, du corps strié, du noyau lenticulaire et de la capsule interne. Trombose de l'artère sylvienne gauche. Artériosclérose prononcée de l'aorte et des vaisseaux périphériques. Foyer de ramollissement du myocarde. Hypertrophie du ventricule gauche. Stase dans les organes.

OBSERVATION II

Mort à la suite de thrombose de l'artère basilaire, avec hypertension par paralysie respiratoire.

W. Jean, 49 ans, aide-chapellier, marié.

Entré et mort le 15 février 1905.

15 février, le malade est apporté mourant dans le service et meurt 10 minutes après l'entrée. Sa femme donne les renseignements suivants : Père mort à 35 ans, d'une tumeur blanche, mère morte de goutte après sept ans de maladie à l'âge de 50 ans. Deux sœurs âgées de 60 et de 54 ans bien portantes, un frère souffrant d'un gonflement articulaire du genou (âgé de 47 ans).

Marié depuis 20 ans : pas d'enfants. La femme du malade a eu il y a 20 ans, une fausse-couche de six mois. Pas d'autre grossesse. Le malade n'a pas fait son service militaire, parce que depuis son enfance, il voyait mal de l'œil gauche, et qu'il entendait mal de l'oreille gauche. Pas d'écoulement d'oreille. N'a jamais subi de traitement pour son oreille. Comme fabricant de chapeaux le malade n'avait jamais manié de toxiques. En 1884, à cause d'une inflammation articulaire, il garda le lit pendant dix semaines. Il y a 15 ans, examiné pour une société d'assurance, il fut trouvé sain.

Il y a environ huit ans influenza avec angine ulcéreuse. Il boit 1 litre de bière par jour, et un quart de litre de vin. Depuis de nombreuses années, obésité.

Il y a trois semaines, émotion à l'occasion d'un décès

dans sa famille ; à la suite, vertiges pendant quelques minutes dans la rue ; il dut s'arrêter. Depuis lors, il a des vertiges quand il se baisse. Hier au réveil dans son lit vertiges, il put encore se lever, mais non travailler. Dans l'après-midi, il alla chez un médecin qui l'envoya au médecin de secours mutuels. Là il se trouva mal, en s'éloignant dans la rue il devint tout à coup rouge et ne put plus parler, il fit encore quelques pas, après quoi il tomba sans connaissance et fut apporté en voiture dans le service.

5 heures après-midi. *État actuel* : à l'entrée, cyanose prononcée, perte de connaissance, pouls plein, fréquent, 90-104. Pression sanguine : 195. Hoquet. Ne respire pas.

5 h. 2. Respiration artificielle. On prépare une saignée. Le pouls reste plein, la pression est de 200. Cyanose prononcée des doigts et du visage, pas de respiration spontanée. La matité cardiaque n'est pas augmentée. Pouls régulier.

5 h. 8. Pouls ralenti (64). Pression : 100. Bientôt après, augmentation de la cyanose, et mort.

M. le docteur Erben, qui avait examiné le malade à l'entrée dans l'après-midi, sans poser de diagnostic déterminé, me rapporta qu'il avait trouvé des réflexes pupillaires et patellaires normaux, une projection des bulbes oculaires, une cataracte polaire, pas de troubles respiratoires. Vertiges subjectifs dans l'acte de se baiser ; nystagmus.

16 Février. — Autopsie par le docteur Landsteiner. Thrombose récente de l'artère basilaire. Sclérose des artères coronaires. Hypertrophie modérée du ventricule

gauche du cœur. Hyperhémie des poumons. Situation élevée du diaphragme. Cicatrices de lésions tuberculeuses au sommet des poumons. Obésité générale. Hémorrhagies de la muqueuse du bassinet du rein. Ecchymoses punctiformes de la plèvre. Cataracte polaire à gauche.

C'est ici également une thrombose vasculaire qui fut la cause de la mort. Il y a lieu de remarquer que celle-ci est survenue au milieu des phénomènes de paralysie de la respiration, et avec de l'hypertension.

La marche des événements a été la suivante : le foyer du thrombose à excité le centre vaso-moteur, comme le démontre la congestion évidente. A la suite, apparut la paralysie de la respiration, tandis que l'hypertension persistait encore pendant quelques minutes.

Peu auparavant, j'avais observé le fait suivant dans lequel aussi la mort s'accompagna de paralysie respiratoire.

OBSERVATION III

Artério-sclérose. — Mort dans l'hypertension au milieu de phénomènes de paralysie de la respiration. — Autopsie : hémorrhagie de la base du cerveau. — Hypertrophie du cœur. Artério-sclérose presque uniquement périphérique, surtout splanchnique.

B. Marie, 62 ans, servante. Du 14 au 16 janvier dans le service.

La malade fut bien portante jusqu'en 1884 ; à cette

époque elle entra dans le service du professeur Dittel, pour des varices. Depuis quelques années, palpitations dans les efforts. Depuis quelques mois, forte gêne respiratoire et palpitations. Le 14 janvier, étant atteinte d'une oppression intense, elle s'abattit dans la rue sans connaissance et nous fut apportée par la société de secours.

A l'entrée, à 3 heures 1/2, la malade est petite, grêle, très cyanosée (visage et extrémités), très dyspnéique. Temp. 36,5. Pouls 102. Resp. 36. Aux poumons des deux côtés, râles diffus et abondants. Injection intramusculaire de 0,0005 de digitoxine et deux injections d'huile camphrée à 6 h. 30. Pouls 84. Ton. 150. Resp. 36. Disparition de la cyanose. Intelligence lucide. Dyspnée encore persistante. Réaction pupillaire paresseuse.

Etat physique : les limites des poumons en avant et en arrière sont déplacées vers le bas ; à l'auscultation, râles sonores, ronchus. Matité du cœur élargie. Pointe du cœur battant dans le sixième espace intercostal, en dehors de la ligne mamelonnaire. Pulsations du cœur régulières. A la pointe du cœur, pas de souffle. A la base, les deuxièmes bruits sont à peine perceptibles (à cause des bruits pulmonaires).

Pouls 84, régulier, pulsations moyennement élevées. Paroi artérielle rigide. Pression 150. Abdomen ballonné. Le foie dépasse le rebord costal d'un travers de doigt. La rate n'est pas augmentée de volume. Nombreuses évacuations diarrhéiques. Le réflexe patellaire ne peut être obtenu. Dans l'urine traces d'albumine. Quantités d'urines : 500. Poids spécifique : 1025.

Le 15 janvier, au matin, la malade se sent bien. Pas

d'oppression. Pouls 60. Ton. 160. Resp. 20. La matité cardiaque commence à la quatrième cote, et s'étend à à droite, jusqu'au bord gauche du sternum. Pointe du cœur dans le sixième espace intercostal, à deux travers de doigt en dehors de la ligne mamelonnaire. Contractions cardiaques régulières. Bruits du cœur sourds à la base.

Les jours suivants, tout va bien. Pression 160-155. P. 54-66. De même ,le 20 janvier pendant le jour. Mais à 8 heures 3|4, elle se plaignit de douleurs occipitales ; à 9 h. 19 du soir elle perdit connaissance, présenta de la cyanose des lèvres ,de l'abaissement de la commissure labiale droite, du ralentissement de la respiration. Le pouls était extrêmement dur : 72. Légère arythmie. Pression 225, puis 220. Resp. 12. L'écume sort de la bouche. Les poumons sont fortement dilatés. Une minute après, arrêt de la respiration, écume abondante hors de la bouche. Pression artérielle après l'arrêt de la respiration, très élevée : alors seulement arrêt du cœur.

Autopsie, (docteur Stoerk) : hémorrhagie méningée aiguë, surtout prononcée dans la fosse crânienne postérieure, s'étendant à travers le trou de Magendie jusque dans le quatrième ventricule. Pas d'anévrysme visible macroscopiquement. Rigidité diffuse, et sclérose des vaisseaux cérébraux de la base. Hypertrophie considérable du cœur gauche. Endartérite des vaisseaux coronaires dont les principaux ont une lumière élargie. Athérome de l'aorte descendante et surtout des vaisseaux vaisseaux périphériques ainsi que des vaisseaux mésentériques. Hémorrhagie muqueuse circonscrite dans une anse profonde de l'iléon. Adénôme de la grosseur d'une lentille dans la capsule surrénale droite. Induration rouge du foie et des reins.

La malade, qui présentait une artério-sclérose manifeste, entra avec des signes d'une insuffisance du cœur droit, qui vraisemblablement était due à l'hypertension. Le pouvoir contractile du cœur gauche, s'exprimait par une pression de 130 mm.

Après avoir été remontée par l'injection de digitoxine, la malade mourut soudainement avec une pression sanguine très forte, et en présentant des phénomènes d'une paralysie de la respiration, qui dénota tout de suite une hémorrhagie de la moëlle allongée.

L'autopsie montra une hémorrhagie de la base, qui, bien que l'anévrysme ne put être trouvé, devait dépendre d'une lésion de ce genre.

L'hémorrhagie ou la rupture de l'anévrysme a été causée par une hypertension aiguë, dont l'origine devait être cherchée dans l'artério-sclérose du splanchnique L'observation est remarquable, en ce qu'elle fait voir une hypertrophie considérable du cœur dans un cas d'artério-**sclérose surtout** périphérique, atteignant spécialement les vaisseaux mésentériques et l'aorte abdominale. (Hasenfeld. Hirsch). Les capsules surrénales étaient histologiquement normales.

OBSERVATION IV

Artério-sclérose. — Crise de douleurs abdominales avec hypertension. — Contractions cloniques dans une moitié du corps. — Élévation de la pression jusqu'à 290 mm. Mort. — Autopsie : hémorrhagie récente du lobe occipital. — Artério-sclérose.

M. E. J. 61 ans, veuf employé. Fut apporté le 1er mai 1904 à 6 heures du soir par la société de secours. Le malade grand et vigoureux prétendait avoir été bien portant jusqu'à 2 h. 3/4 de l'après-midi. En revenant chez lui, il éprouva de violentes douleurs dans le ventre. Le 30 avril il a du délire. Il boit par jour 3/4 de litre de bière. En 1874, chancre mou. D'ailleurs bien portant.

A 6 heures du soir, à l'entrée, il avait gardé sa connaissance. Il se plaignait encore de douleurs au-dessous de la dernière cote gauche et des nausées. Visage rouge, pas de cyanose. Artère radiale rigide, pouls 124, régulier. Ton. 190. Resp. 28. Contractions cloniques des muscles du cou (il tourne la tête à gauche). Contractions cloniques au niveau des extenseurs de l'avant-bras gauche le poing fermé. Contractions de même sorte dans les muscles du côté gauche de l'abdomen.

Contractions cloniques des extenseurs de la jambe gauche. (160 contractions à la minute). Les contractions secouent le lit. Le malade répond bien aux questions, il n'a pas de douleurs de tête, l'innervation des muscles oculaires, de la langue, du facial, est intacte.

Les pupilles sont moyennement dilatées, elles réagissent paresseusement. Le réflexe patellaire n'est conservé qu'à droite.

> 6 h. 15. Pouls 168. Ton. 265. mm. Resp. 40. La rougeur du visage augmente. Les veines sont engorgées. Les artères sinueuses battent d'une façon énergique. Les crampes persistent.
>
> 6 h. 30. Pouls 140. Un peu d'arythmie. Ton. 290 mm. Resp. 48. Langage net.
>
> 6 h. 45. Saignée de 400 centimètres cubes. Immédiatement avant le malade tombe sans connaissance. Convulsions dans le domaine du facial gauche ; elles cessent pendant la saignée. Après la saignée, l'intelligence redevient lucide.
>
> 7 h. 00. Pouls 120. Ton. 260 mm. Resp. 56. Les convulsions persistent.
>
> 7 h. 10. Contractures dans la jambe droite et de nouveau dans le territoire du facial gauche.
>
> 7 h. 30. Stupeur.
>
> 7 h. 35. Perte de connaissance. Pas d'urines.
>
> 8 h.ᵉ00. Soir. Mort.

Autopsie (docteur Bartel). Hémorrhagie récente du lobe occipital, au niveau de l'extrémité de la corne postérieure atteignant l'écorce cérébrale, de la dimension d'une noix. Athérome de l'aorte et des artères périphériques. Hypertrophie considérable du ventricule gauche, moins marquée au cœur droit. Foie gras. Dégénérescence graisseuse et atrophie scléreuse des reins. Catarrhe chronique de l'estomac et de l'intestin.

Cette observation est remarquable par l'élévation excessive de la pression sanguine au cours du développement des accidents. La crise de douleurs abdominales qui avait précédé, avait bien été le facteur déterminant.

OBSERVATION V

Syphilis. — Artério-sclérose. — Albuminurie chronique. — Crises urémiques.— Mort de pneumonie lobulaire. — Autopsie : ancienne hémorrhagie du lobe frontal. — Artério-sclérose. — Pneumonie lobulaire. Pas de lésions importante des reins.

B. Jean, 43 ans, retraité. Du 28 mai au 31 août 1903 et du 1er octobre au 6 novembre 1903, dans le service.

Sa mère est vivante, le père est mort d'affection inconnue, une sœur est morte dans un établissement d'aliénés.

Le malade a été bien portant jusqu'en octobre 1902, mais il a été établi d'une façon certaine que depuis vingt ans, il avait la syphilis, et qu'il avait eu en 1901, une tumeur fluctuante sur le front, guérie rapidement par l'onguent gris.

Il était membre d'un club athlétique, et célèbre par sa

force. Il ne buvait jamais plus de trois litres de bière, et n'aurait jamais été ivre.

Depuis octobre 1902, il se plaignait de troubles dyspeptiques après le repas, parfois d'éructations et de vomissements. Son poids tomba de 108 à 94 kilogrammes. Depuis février, il se sentait fatigué. Jusqu'en mai 1903 il a travaillé. A ce moment il avait des douleurs martelantes dans le côté gauche de la tête. Le 26 mai, il se trouva de nouveau bien, put travailler, passa une bonne nuit. Le matin du 27 au déjeuner il tomba privé de mouvements avec les pouces rétractés. Il appela : mère ! mère ! et respira bruyamment. Il ne se serait pas cyanosé. Il fut porté sur son lit, il ne répondait pas aux interrogations, ne prit rien, fit sous lui, il restait tranquille ou se retournait. Dans l'après-midi on l'apporta à la clinique de Nothnagel. De l'observation du malade, qui nous fut très aimablement communiquée, j'extrais les dates suivantes :

Pression 180 mm. au tonomètre : coma vigil. Dans l'urine 6 p. 1.000 d'albumine (nucléo-albumine).

Le 27 mai à 6 h. 1/2 du soir, crise dans le décubitus latéral gauche, convulsions toniques ou cloniques du visage et de la musculature tout entière. Les bras exécutent le mouvement de frapper. En outre, inspirations profondes et humées, cyanose progressive du visage. La salive s'écoule hors de la bouche en écume. Les deux bulbes oculaires présentent de la déviation conjuguée vers la gauche. Les pupilles sont dilatées et ne réagissent pas à la lumière, pas de réaction aux excitations sensitives. Réflexe patellaire accentué. Emission involontaire d'urines. Après environ deux minutes, arrêt de la crise avec ralentissement du pouls, 30 pulsations à la minute. Apnée. Puis le malade repose tranquillement,et fait des inspirations profondes dans un état complet de stupeur. A ce moment, les pupilles son moyennement dilatées, et réagissent à la lumière. Les bulbes oculaires ne sont pas déviés. La durée de la crise fut d'environ trois minutes.

28 Mai. — Dans la nuit huit crises : le malade étend lentement les bras, les mains fermées, les pouces rétractés, puis le dos devient raide, et s'arque légèrement, au point de laisser passer le bras au-dessous. La face se tourne à droite, la tête reste raide. Les yeux exécutent des mouvements d'élévation et d'abaissement. La durée d'une des crises est d'environ 10 minutes. Soulagement par la ¡morphine. Les pupilles ne réagissent pas ce matin. Les réflexes sont exagérés. Pendant le jour, plus de calme. Le malade n'est inquiet que quand on essaie de l'examiner. Pas de crises.

A 4 heures 0,02 de morphine en injection sous-cutanée. Saignée de 360 centimètres cubes.

29 Mai. — Le malade réagit aux interpellations, il est plus tranquille, il urine sous lui. Confusion intellectuelle.

30 Mai. — Le malade réagit à peine, pleure et crie ; il doit à cause de ces phénomènes être présenté à la clinique de psychiatrie.

Du 30 mai au 10 août 1903, il demeura à la clinique Wagner. Dans les premiers temps il était délirant.

Fond d'œil : névrite optique, gonflement inflammatoire évident des papilles et de leur voisinage immédiat, avec exsudats filiformes blancs, quelques hémorrhagies en stries. Réaction pupillaire normale.

Le 18 juin, crise d'épilepsie d'une durée d'une demie minute. Ne se souvient pas de l'accès.

Le 10 août 1903 , le malade nous est apporté ; son état s'étant un peu amélioré.

Etat actuel : grand, très vigoureux, bonne nutrition. Intelligence lucide. Pupilles moyennement dilatées, à réactions promptes.

Etat des poumons normal. Pointe du cœur battant en dehors de la ligne mamelonnaire, matité allant à droite jusqu'au bord droit du sternum. Bruits nets. Deuxième bruit aortique exagéré. Artère radiale bien pleine, un peu rigide. Pression 200 mm. Pouls 76. Abdomen normal. Réflexes patellaires conservés.

Dans l'urine sérum-albumine en abondance, légères quantités de nucléo-albumine : pas de dépôt important.

L'état du malade s'améliora bientôt par le repos au lit. La pression s'abaissa à 170 mm. Plus tard il prit de l'iodure de sodium un à deux grammes par jour. La pression demeura à 150 et 165 mm. Au tube d'Esbach 1|4 p. 1000. Poids spécifique 1010 à 1016. Quantité : 2000.

Le 31 août, le malade fut renvoyé à l'asile.

Le 1er *octobre* 1903, le malade revint dans le service. Dans l'intervalle, il a eu des douleurs dans la région rénale, plus tard des douleurs de tête. Il n'y avait ni vomissements, ni nausées, pas de gonflement, pas de palpitations. Il eut une fois une sensation passagère de vertige.

Depuis trois semaines, troubles respiratoires. La coustipation alterne avec les diarrhées. Urines abondantes, environ trois litres. L'appétit est bon. Prurit sur la poitrine. Le malade nie tout abus de boisson dans l'intervalle.

Etat actuel : bonne nutrition. Intelligence lucide. Pas d'œdème, pas de cyanose. Cœur gros, matité allant à droite jusqu'au bord droit du sternum, à gauche allant à deux doigts en dehors de la ligne mamelonnaire. Artère radiale rigide, paraissant moyennement remplie : Pouls 72. Ton. 145. Resp. 22.

Dans les poumons, bronchite diffuse. Abdomen sur le même plan que le thorax. Organes normaux. Dans la région rénale pas de sensibilité à la pression. Dans l'urine albumine du sérum en abondance 0,75 p. 1.000. Quantité 2.300 centimètres cubes. Poids spécifique : 1.012. Thérapeutique : régime lacté, repos au lit.

Dans les premiers jours la pression monte à 190 mm.

Le 6 au matin : Pouls 88. Ton. 180 mm. Resp. 24. Quantité d'urines 2.000. Poids spécifique : 1.011.

Le 8 octobre à 6 heures du matin, crise d'éclampsie d'une durée de trois minutes. Contractions au niveau du tronc et des extrémités. A 8 h. 45. Pouls 84. Ton 205. Somnolence.

A 10 h. 15. Pouls 92.. Ton. 195.

A 4 h. de l'après-midi. Pouls 104. Ton. 195 mm. Resp. 40.

A 6 h. du soir. Pouls 104. Ton. 190. Vomissements. Urine sous lui. Pas de selles. Les pupilles réagissent.

A 11 h. 30 du soir, nouvelle crise d'éclampsie. Pression 210 mm. Saignée de 300 centimètres cubes. A 11 h. 45, la pression est de 180 mm.

Le 9 octobre au matin : Pouls 84. Ton. 90. État général meilleur, cependant somnolence : céphalalgie surtout au vertex. Matité du cœur augmentée dans les deux dimensions.

4 heures de l'après-midi. Pouls 96. Ton. 185. Resp. 32. Urines peu abondantes : poids spécifique 1.007 ; cylindres granuleux isolés, sérumalbumine abondante, moins de nucléo-albumine.

Les jours suivants, pression 170 à 190. L'intelligence n'est pas lucide, mais l'état général est meilleur. L'état du cœur est le même. Deuxième bruit aortique claquant. Traces d'œdèmes aux tibias.

Du 10 au 22 octobre, chaque jour un bain de vapeur.

Le 19 octobre, l'intelligence est plus lucide, le pouls reste dur, la pression est de 185 à 190 mm. Les œdèmes des jambes augmentent.

Le 21 au soir, ici et là, contractures au bras gauche.

Le 23 au soir, de nouveau stupeur. Pression à 4 h. après-midi : 195. Pouls 96. Resp. 36.

10 heures du soir. Pression 205. Pouls 124.

La stupeur persiste les jours suivants. La dilatation du cœur augmente visiblement. La pointe du cœur est à trois travers de doigt et demi en dehors de la ligne malonnaire.

Le 28 octobre, pression 180 à 215. Stupeur. Le malade prend du 25 octobre au 1er novembre 1 gramme à 1 gr. 50 de Rhodan ; la pression tombe, le 24 octobre à 150-175.

Le 2 novembre, élévation de température : 38 à 39°,2. Un foyer de pneumonie lobulaire se développe au poumon gauche. L'expectoration est rougeâtre. La stupeur augmente.

Le 6 novembre au matin : Temp. 40°. Pouls 144. Ton. 145. Resp. 72.

A 10 h. 30 de l'après-midi. Mort.

Autopsie (docteur Landsteiner). Hémorrhagies anciennes à l'extrémité du lobe frontal droit, artério-sclérose étendue de l'aorte et des vaisseaux périphériques, surtout des artères de la base du cerveau. Pneumonie lobulaire au début. Stase pulmonaire, pleurésie fibrineuse droite, récente, du lobe inférieur. Hypertrophie cardiaque surtout prononcée au ventricule gauche.

Examen histologique des reins : forte hyperhémie des vaisseaux rénaux, gonflement modéré des cellules épithéliales capillaires. Petites quantités de coagulats dans les espaces capsulaires des corpuscules de Malpighi. Lésions interstitielles grossières, pas d'infiltrats. Cylindres hyalins dans les tubes de Henle.

Ainsi qu'on ne put le constater avec certitude que dans la dernière phase de la maladie, le sujet avait eu la syphilis, qui en son temps fut à peine traitée. A côté de signes caractérisés d'artério-sclérose, existait ceux d'une néphrite chronique. Le malade avait une pression élevée, avec augmentation des urines, dont le poids spécifique était relativement bas, et albuminurie. Dans le dépôt, nous ne trouvâmes qu'une fois des cylindres granuleux, et dans des examens répétés, on constata par ailleurs l'absence d'éléments du rein.

Après la crise qu'il avait eue chez lui, le malade eût à la maison de santé plusieurs accès éclamptiques, que leurs relations avec d'autres phénomènes firent considérer comme des crises d'urémie.

Dans notre service, il eut une crise de ce genre coïncidant avec l'augmentation de la pression sanguine.

Après une saignée, l'état du malade s'améliora et finalement il mourut d'une broncho-pneumonie. Un fait étonnant fut la persistance de la stupeur, bien qu'après la saignée les crises d'éclampsie eussent cessé, et que la pression fut redescendue, quoique d'une façon peu importante. De tous les signes recherchés et observés chez le malade, découlait d'après moi le diagnostic de néphrite avec urémie. Et l'absence de diminution de la quantité des urines ne pouvait être alléguée contre cette hypothèse. Ainsi que le démontra l'autopsie, le diagnostic était inexact. Les reins présentaient des lésions histologiques très minimes; ils n'étaient certes pas la cause des phénomènes éclamptiques.

Mais le malade se trouvait dans un état constant d'hypertension, état qui était dû à l'artério-sclérose, et qui, avant et pendant la crise d'éclampsie, s'aggravait. On pouvait encore considérer le foyer cérébral d'hémorrhagie ancienne comme l'origine de l'excitation vasomotrice. Ceci n'était guère vraisemblable, car, dès avant l'hémorrhagie qui se produisit antérieurement à la dernière série de crise d'éclampsie, des crises avec élévation paroxystique de la pression étaient survenues. De telle façon que ces crises vasculaires dûes à l'artério-sclérose semblaient plutôt avoir été la cause de l'hémorrhagie et de la crise d'éclampsie.

J'attribue une certaine importance à cette observation, d'abord parce qu'elle est une preuve que dans le syndrome éclamptique, c'est la crise vasculaire, et non la néphrite qui est le facteur essentiel, et en outre parceque lesdits phénomènes étaient survenus chez un artério-scléreux.

Forlanini, dans une communication au congrès de Médecine interne à Naples, en 1897, au sujet de trois cas dans lesquels avec de l'hypertension, de l'albuminurie et une sécrétion urinaire suffisante, existaient des phénomènes d'urémie, a posé les mêmes conclusions relativement à la signification essentielle de l'hypertension.

De ces trois cas un seul put être autopsié (néphrite interstitielle).

VIII. — CRISES VASCULAIRES
DES EXTRÉMITÉS

Les crises vasculaires des extrémités ont déjà été souvent décrites. Elles atteignent simultanément plusieurs extrémités, ou elles se limitent à une seule, et parfois seulement à des segments d'une extrémité. J'ai observé plusieurs cas de ce genre chez des individus, qui avaient en même temps d'autres crises vasculaires, particulièrement des crises thoraciques ou abdominales.

La plus importante et la plus intéressante de mes observations est celle que je vais relater, et que je dois d'avoir pu étudier dans mon service, à l'amabilité de mon collègue le docteur Ehrmann.

Il s'agit d'une crise vasculaire évoluant dans un territoire extra-viscéral, chez un tabétique au début ; c'est en quelque sorte l'équivalent d'une crise vasculaire abdominale. Nous y trouvons en outre le tableau d'une dysbasie ,ou plutôt d'une forme de claudication intermittente. Enfin ce cas est encore remarquable en ce que, malgré la gravité des phénomènes locaux, il n'eût pas de suites sérieuses ; les phénomènes vasculaires disparurent en effet sous l'influence d'un traitement antisyphilitique.

Pour expliquer ces processus on pourrait penser à

une lésion des vaso-moteurs, particulièrement des vaso-dilatateurs, amenant la prédominance d'action des vaso-constricteurs. Comme les vaso-dilatateurs cheminent dans les racines postérieures (Striker) leur relation avec les lésions tabétiques se conçoit parfaitement. Il est même étonnant que ce genre de phénomènes ne se montre pas plus fréquemment dans le tabès. Dans le fait, ils se présentent assez souvent, mais rarement avec l'intensité qu'ils offrent dans cette observation.

Erb, Buch, Strauss, ont déjà depuis de nombreuses années attiré l'attention sur l'existence des phénomènes vaso-moteurs des extrémités dans le tabès. Collier en particulier sur dix cas d'érythromélalgie en a vu deux qui concernaient des tabétiques, et comme les crises d'érythromélalgie coïncidaient avec des crises gastriques, il désignait l'érythromélalgie sous le nom de « crise vasculaire ».

Il n'a pas trouvé l'explication de cette dépendance. D'après mes recherches, il faut comprendre les choses ainsi : l'augmentation de pression, causée par la crise abdominale, amène une dilatation passive des vaisseaux, dont les parois sont ainsi lésées, ou dont les nerfs sont excités.

P. Vincent, 28 ans, apprenti cordonnier, du 3 juin au 27 juillet, dans le service.

Anamnèse : la mère du malade mourut en couches. Le père et deux enfants sont vivants et en bonne santé. Pas de maladie dans l'enfance, à 6 ans quelques furoncles à la nuque. Pas de ganglions cervicaux. A 20 ans, blennorhagie. Un mois après la syphilis. Le malade resta pendant 14 jours à la clinique de Neumann, il y commença uen cure mercurielle, mas il fut atteint d'une inflammation des poumons, et transporté à la salle 101. où il demeura six semaines. En 1901, il eut des bubons, et resta cinq semaines à l'hôpital Rodolphe où il fut opéré. Jusqu'au jour de l'an 1903, il fut tout à fait bien portant, put marcher et courir sans difficulté.

Quelques jours après le premier de l'an, il remarqua que les orteils des deux jambes étaient froids. Ce symptôme existe encore aujourd'hui.

Vers le milieu de mars, il ressentit des douleurs dans les deux plantes des pieds, puis des fourmillements à la plante et au dos des pieds, et sur la face antérieure des edux jambes ; il remarqua que ses orteils étaient tantôt tout à fait pâles, tantôt tout à fait bleus. Les paresthésies survenaient ordinairement avec la chaleur, la sensation de froid le plus souvent avec les températures basses, même au lit.

Les douleurs devinrent plus violentes à partir d'avril et les paroxysmes étaient si forts que souvent le malade ne pouvait continuer son chemin et était réveillé par eux. Les douleurs s'étendaient aux jambes, elles étaient plus intenses dans la marche, et avaient un caractère lancinant. Aussi le malade demanda-t-il son admission à l'hôpital des Frères de la Charité, où il resta du 16 avril au 16 mai 1903, et fut traité par l'iodure de potassium. Une légère blessure sur le dos du pied droit que le malade se fit à la fin de mars avec un clou, ne guérit qu'en six semaines. Le gros orteil gauche est depuis la fin de mars sensible sur la face dorsal.

Depuis Pâques, le malade ne peut lire pendant longtemps à cause des flammèches qui apparaissent devant ses yeux, surtout à l'éclairage artificiel. Jamais de diplopie. Depuis le premier de l'an 1903, il a par paroxysmes, tantôt à gauche, tantôt à droite des céphalalgies frontales unilatérales, qui débutent par une sensation de pesanteur oculaire, et durent environ 2 heures. Il n'a pas été exposé à l'action du froid, n'a pas fait d'efforts physiques depuis l'hiver 1902, jusqu'en 1903.

Jamais de gonflement des jambes .Dans les ateliers où le malade travaille, il ne fait pas froid. Il n'y a pas d'humidité. Dans la famille, pas de maladie analogue. Depuis le service militaire, en automne 1897, il existe de la sensibilité au froid, dans les pieds, les doigts, et les oreilles .Par un temps froid, les crises sont plus intenses .

Depuis janvier 1903 le malade doit pour uriner faire de violents efforts. Dans les dernières semaines, il urine fréquemment (quatre fois par jour, une fois par nuit) : auparavant il n'urinait que deux fois par jour ; depuis deux mois environ, ischurie de temps à autre. Depuis quatre semaines, surtout le matin, douleurs en ceinture et sacrées. Depuis quatorze jours, environ, alternatives de diarrhées et de constipation. Actuellement, il ne peut pas marcher plus de quelques minutes ; il doit ensuite s'arrêter à cause des douleurs dans les jambes. Ces douleurs persistent quelques minutes.

Le malade a travaillé jusqu'à Pâques 1903, il dut renoncer au travail à cause de sa douleur. Depuis novembre 1902, il faisait marcher sa machine avec le pied droit. Depuis un mois, diminution des érections.

Le malade fume chaque jour quinze à vingt cigarettes et boit un litre de bière.

Le 16 mai, il alla à la consultation externe du professeur Ehrmann.

On fit au malade une injection de sublimé, qui lui fut si douloureuse, qu'il dut renoncer à ce mode de traitement.

État actuel : homme de taille moyenne, intelligence lucide, pas de céphalalgie, fortement charpenté, musculature bien conservée, pannicule adipeux peu abondant. Décubitus dorsal. Pas d'œdème. Crâne de configuration normale, pas de cicatrices sur le crâne, pas de douleurs à la percussion de la tête. Les points d'émergence des nerfs crâniens ne sont nulle part sensibles à la pression.

Visage symétrique. Le malade voit avec netteté. Il

est tranquille, l'expression du visage ne dénote pas la douleur. Les pupilles sont moyennement dilatées, la pupille droite un peu plus large. Elles paraissent légèrement ovales, à grand diamètre vertical. La pupille droite ne réagit presque pas à la lumière, même avec un éclairage intense. La pupille gauche est paresseuse, et réagit d'une manière peu intense. La réaction à l'accommodation est très faible.

Les muqueuses visibles sont assez injectées. La langue légèrement chargée, elle peut être tirée hors de la bouche, et ne présente pas de tremblement. Rien de pathologique au pharynx. Pas de ganglions cervicaux : à la nuque, quelques cicatrices anciennes de furoncles. Sur le prépuce à droite une petite cicatrice ancienne. A l'aine, des deux côtés, cicatrices opératoires parallèles au ligament de Poupart.

Réflexes tégumentaires abdominaux, épigastriques, et hypogastriques conservés ; de même, réflexes crémastériens normaux. Réflexe patellaire à droite, aboli ; à gauche, il ne peut être provoqué que de temps en temps d'une façon nette (ils ont, paraît-il, disparu à l'époque de son séjour à l'hôpital de la Charité). Le réflexe du tendon d'Achille n'existe pas. Les réflexes plantaires des deux côtés sont exagérés. Le signe de Romberg est positif. Le nerf sciatique poplité externe est très sensible à la pression, de même le mollet droit ; le nerf sciatique n'est pas sensible. La marche n'est pas ataxique. En marchant, le malade éprouve de violentes douleurs dans les deux plantes des pieds et aux mollets.

Extrémités supérieures : la force musculaire est bien conservée : pas d'atrophies. Depuis quelques mois, de temps en temps, légères crampes de la main droite. Pas de tremblement des doigts.

Extrémités inférieures : la motilité et la force musculaire sont conservées aux extrémités inférieures. A la face dorsale du gros orteil gauche, hyporesthésie marquée et hypoalgésie. La sensibilité profonde n'est pas troublée aux extrémités inférieures. Il n'y a d'ataxie ni aux extrémités inférieures, ni aux extrémités supérieures.

Les jambes du malade ne sont ni très chaudes, ni très froides. Anesthésie à la température aux deux pieds, et aussi à la face dorsale du gros orteil gauche. Pas de troubles sudoraux.

Urines sans sucre ni albumine, riche en phosphates. 5 *juin* : pendant la marche douleurs plantaires des deux côtés en avant, de même au niveau des deux articulations tibio-tarsiennes, et au côté interne des deux jambes (plus à gauche qu'à droite) : après quelques minutes, les segments antérieurs des deux pieds pâlissent d'une manière étonnante. Les parties pâles sont du reste bien limitées. Le malade éprouve une violente sensation de froid et de l'engourdissement aux endroits anémiés.

Après environ un quart d'heure, les parties auparavant pâles apparaissent colorées d'une façon plus foncée que le reste de la peau.

Pendant la crise, hypoesthésie évidente du dos des orteils. L'hypoalgésie des régions plantaires est moins prononcée pendant la crise, de même le réflexe plantaire est diminué. Dans la crise, la persistance de la sensibilité ne peut être démontrée. Au cours d'une marche lente, les parties susdites des deux pieds pâlissent. Dès que le malade a fait quelques pas, il ressent du froid aux orteils des deux pieds, puis les orteils deviennent pâles, et la sensation d'engourdissement apparaît.

Lorsque le malade a marché pendant environ cinq minutes, il ressent des douleurs au niveau les éminences thénar des deux gros orteils. S'il continue, les douleurs deviennent plus intenses, atteignent aussi le côté interne des articulations tibio-tarsiennes et les mollets, et deviennent si fortes, qu'il doit s'arrêter. Après une ou deux minutes de repos, il peut continuer, jusqu'à ce que, après un certain temps, la crise se répète.

Les intervalles entre ces crises sont toujours courts, aussi doit-il finalement s'asseoir.

Si le malade porte des souliers, il a des paresthésies

sur la face dorsale des orteils, hypoesthésie et hypoalgésie de la face dorsale des orteils. Par un temps chaud,
la pâleur des orteils, et les douleurs aux pieds ne se
manifestent qu'après une marche plus longue que par
un temps froid.

8 *Juin* : pression sanguine au repos. Ton. 100 mm.
Les orteils sont pâles. Après une marche de plusieurs
minutes : 120 mm. Les deux chiffres ont été pris au
repos.

9 *Juin* : Même expérience. Avant et après la marche.
Ton. 95 mm. Les orteils du malade, pendant qu'il est
au repos, et qu'il n'a pas de douleurs, ne sont pas froids
au toucher et ont leur couleur normale.

La pression sur l'ongle du gros orteil est douloureuse.
Des deux côtés, en arrière des malléoles internes, et à la
plante du pied du côté du gros orteil, sensibilité à la
pression localisée.

Après deux minutes et demie de marche dans la chambre, douleurs d'abord à l'éminence thénar du gros orteil
gauche (à l'endroit sensible à la pression) : 4 minutes
après pâleur et sensation de froid aux orteils du pied
gauche, et seulement huit minutes après, à ceux du pied
droit. Les orteils sont nettement froids.

La cicatrisation de l'égratignure du coup de pied ne
fait aucun progrès et, d'après le patient, a le même
aspect depuis trois semaines.

Sensibilité marquée à la pression derrière les deux
malléoles internes. Les réflexes plantaires des deux
côtés sont exagérés. Sensibilité à la pression des deux
côtés, entre le premier et le deuxième métatarsien.

Le pouls de l'artère pédieuse n'est ni visible, ni sensible ; il est net à l'artère tibiale-antérieure. Les nerfs
sciatique et sciatique poplité externe ne sont pas sensibles. Sensibilité exquise, à la pression, du paquet vasculo-nerveux au-dessous du ligament de Poupard.

12 *Juin* : les deux pieds sont placés jusqu'aux malléoles dans l'eau glacée. Jusqu'au niveau de l'eau, la
peau du coup de pied est rouge sombre, cependant le

malade ne sent pas à la face dorsale des orteils la température de l'eau, mais seulement au coup de pied.

Avant l'action du froid : Ton. 105. Pendant l'action : Ton. 115.

Pâleur des orteils surtout évidente aux basses températures ; leur linge de séparation d'avec les téguments normaux est moins précise par un temps chaud.

La croissance des ongles des orteils n'a été que faiblement troublée.

16 *Juin*, matin. Poul 72. Ton. 110 mm.

9 heures matin. Pouls 72. Ton. 110. Après un quart d'heure de marche. Pouls 88. Ton. 120. Anémie évidente des orteils. Hypoesthésie de la face dorsale des orteils. Les deux péronés sont sensibles à la pression.

20 *Juin*, le matin au réveil, pas de douleurs, pas de paresthésie. Pouls 84. Ton. 120 mm.

Au lever, sensation immédiate d'engourdissement de tous les orteils et douleurs dans le mollet gauche, et dans toute la jambe gauche. Paresthésies sur la face dorsale des orteils, par la chaleur, au repos ou en marche, plus prononcées pendant la marche.

22 *Juin*, A la suite d'un bain de vapeur partiel des jambes, les orteils, malgré la longue durée de bain, ne sont pas extrêmement rouges.

Paresthésies plus violentes dans le bain de vapeur. A la face dorsale du gros orteil, sensation marquée d'engourdissement.

23 *Juin*, à la marche, par une température fraîche, les orteils pâlissent en un temps relativement court, de même la face dorsale et la face plantaire ; les limites de démarcation avec les parties saines du pied sont nettes. Sensation de froid intense au niveau des orteils ; aux mêmes endroits, hypoesthésie et hypoalgésie exactement localisées aux parties anémiées.

Avec le retour de la coloration et de la circulation cutanée, l'hypoalgésie et l'hyperalgesie disparaissent aussitôt.

Aujourd'hui, violentes douleurs pendant la marche et

aux mêmes places (parties latérales de l'éminence thénar du gros orteil, côté interne de l'articulation tibio-tarsienne, côté interne des deux mollets).

24 *Juin*, paquet vasculo-nerveux dans les deux régions crurales, et nerfs tibial antérieur et postérieur sensibles à la pression.

8 *Juillet*, le malade commence aujourd'hui un traitement par les frictions mercurielles, chez le professeur Lang.

20 *Juillet*, pendant une marche, malgré une température élevée (25° le matin), anémie des orteils et douleurs. Ils sont plus chauds que la peau du cou de pied. Les parties pâles tranchent nettement sur le voisinage. La région signalée aux plantes des pieds, entre le premier et deuxième métarsien est sensible à la pression, de même le paquet avsculo-nerveux derrière la malléole interne.

Le réflexe patellaire gauche existe, il est plus fort qu'il y a quelques semains.

24 *Juillet*, le matin au réveil, aucune espèce de douleurs. Le malade signale spontanément une hypoasthésie évidente de la face dorsale du gros orteil gauche s'étendant à quelques centimètres, du côté du cou de pied. Le malade peut marcher un quart d'heure sans douleurs. Caractère toujours intermittent des douleurs.

27 *Juillet* 1903. A la sortie de l'hôpital.

Le malade peut marcher environ un quart d'heure sans douleurs. Cependant après quelques minutes, les orteils deviennent pâles et froids. En même temps, apparaissent de légères douleurs au niveau de la masse charnue de la base du gros orteil. Sensibilité à la pression à la plante des pieds, et derrière les deux malléoles internes. Légère sensibilité à la pression des deux péronés. Les orteils sont nettement plus froids

Réflexe plantaire marqué, réflexe patellaire conservé à gauche, manquant à droite. Pas de Romberg. La pupille droite est plus large que la gauche. Elles ne sont pas parfaitement rondes, elles ne réagissent pas à la lumière, et réagissent mal à l'accommodation.

Pas de douleurs fulgurantes, pas de douleurs en ceinture, faiblesse des jambes.

Le malade a, pendant son séjour à l'hôpital, subi 18 frictions. Après sa sortie, en huit semaines, on lui fait à la consultation externe du professeur Ehrmann encore seize injections de sublimé.

Depuis lors, son état s'est amélioré.

Le malade se présente le 15 février 1904. Les douleurs aux pieds ne se montrent qu'après une marche très pénible, à gauche plus qu'à droite.

Pouls 112. Ton. 145 mm. Resp. 26, à l'état de repos.

Pupille droite ne réagissant pas à la lumière : pupille gauche très paresseuse. L'accommodation est normale des deux côtés. Pas de réflexe patellaire, pas de signe de Romberg. Les orteils ne pâlissent plus pendant la marche. Ils sont un peu livides. Pas de douleur à la pression.

BIBLIOGRAPHIE

Alter Leubus. — *Uber das Verhalten des Blutdruckes bei gewissen psychopatischen Zuständen. (Jahrbücher für Psychiatric.* (Vol. 25).

Apert. — *Bulletin de la Soc. med. des Hôpitaux.* 1903.

Arnaud. — *Les hémorrhagies des capsules surrénales.* (Archives générales de Médecine, 1900).

Ascoli. — *Vorlesungen uber Urämie.* (Iéna, 1903).

Askanasy. — *Klinisches uber Diuretin. (Deutsch Archiv. für klin Medizin.* Vol. 56.).

Aubertin et Ambard. — *Lésions des capsules surrénales dans les néphrites avec hypertension. (Tribune médicale,* 1904).

Balfour. — *Clinical lectures on diescases of the heart and Aorta.* (London, 1898).

Bardenhewer. — *Zur theorie der Bleintoxication.* Berlin, *Klin. Wochensch* (1877).

Basch. — *Das sphygmomanomètre und seine Verwertung.* (Berlin, 1887).

— *Die Herzkrankheiten bei Artériosklerose.* (Berlin, 1901).

— *Uber latente arterioklerose. (Wiener med. Presse).*

Baylyss. — *The non antagonism of visceral and cutaneous vascular reflex (Journal of Physiology.* Vol. 23).

Bernard et Bigard. — *Etude anatomo-pathologique des capsules surrénales dans quelques intoxications expérimentales. (Journal de physiol. et de pathologie générale*. 1902)

BERVOETS. — *Bijdrage tot de Kennis aon het spontan gangreen. Nederl. tzd. von Geneeskund*, 1894).

BEZOLD. — *Untersuchungen aus dem physiol. Laborat. Würzbourg*. 1869.

BIELD. — *Über die Centren der Splanchnici. Wiener Klinisch. Wochenschrift*. 1895.

BLUM. — *Die Harn vergiftüng. Volkmann Samunlung* nº 365.

BLUMREICH. *Experimentelle Beitrage zür Patholo-gie der Eclampsie. (Arch. für Gynécologie*, 1902).

BORGEN. — *Blutdruckbestimmungen bei Bleikolik. (Arch. f. Klin med.* Volume 56).

BOSC et VEDEL. — *La tension artérielle dans les mala-dies.* (Congrès médical. Paris, Octobre 1904).

BRAUM. — *Zur frage der Arteriosclerose nachintrave-noser Adrenalinzufuhr. (Wiener Klin Wochens.* 1905).

BREUER. — *Zur therapie und Pathogenese der Steno-cardie und verwandterstände. (Munsch. med. Wo-chenshr*, 1902).

BRODIE et DIXON. — *Contributions to the Physiology of the lungs. (Journal of Physiology*, 1904).

BR. SÉQUARD. — *Importance de la sécrétion interne des reins. (Archives de physiologie*, 1893).

BUCH. MAX. — *Uber einige seltene symptome der ta-bes Dorsalis. (Archiv. für Psych. und Nervenkr.* 1880).

— *Die sensibilitätsverkœltnisse des Sympaticus und Vagus. (Arch. für Anat. und Phys.* 1901).

— *Zur pathologic des Sympathicus. (Nordist medie Arch.* 1901).

— *Uber das Wesen und den anatomischen Sitz der Gastralgie (Arch. für Verdanungskr.* 1901).

— *Enteralgie und Kolik (Arch. für Verdauungskr.* Vol. 10).

BUTTERMANN. — *Einige Beobachtungen uber das Verhalten des Blutdrucks bei Kranken. (Deutsch. Archiv. für Klin mediz.* Vol. 74).

CARRIÈRE. — *Les gastropathies d'origine cardiaque. (Gazette des hôpitaux*, 1900).

CASSIRER. — *Die vaso-motorisch trophisch-neurosen.* Berlin, 1901).

CATHCLIN (Fernand). — *Les injections épidurales.*

CHARCOT. — *Travaux cliniques.*

CHRISTIANSEN. — *(Centralblatt Neurologie*, 1900).

CONHEIM. — *Pathologie générale.*

CONHEIM et ROY. — *Untersuchungen über die Circulation in dem Nieren. (Virch. Arch.* Vol. 92).

COLIN. — *Sur la sensibilité des artères viscérales. (Acad. des Sciences*, 1862).

COLLIER. — *The occurence of erythromelalgia in dieseases of the spinal cord.* (Lancet 1898).

CONTI. — *Colelithiasi ed apparecchio circulatorio. (Rivista di clinica medica.* Fiorenze, 1904).

DARKSCHEWITSCH. — *Uber die Behandlung des Tabes Dorsalis (Allg. Wien. mediz. Zeitung*, 1902).

DELEZENNE. — *Sur l'existence de nerf vaso-sensibles régulateurs de la pression sanguine. (Académie de Médecine.* Vol. 124).

DONATH. — *Skolikoiditis und Colica saturnica. (Wien. Klin. Rundschau.* 1903).

DUCHENNE DE BOULOGNE. — *Recherches cliniques sur l'état du grand sympathique dans l'ataxie locomotive (Gaz. hebd.* 1864).

DUMIN. — *Der Blutdruck im Verlaufe der arteriosclerose. (Zeitschr. für Klin Med.* Vol. 54).

DUTIL et LAMY. — *Contribution à l'étude de l'artérite oblitérante progressive et des névrites d'origine vasculaire. (Arch. de med. exp.* 1893).

ECKERT. CARL. — *Uber die intestinalen Erscheinungen der Tabes.* (Th. Berlin. 1887).

EDEL. — *Uber Wesen und Atiologie der Schrumpf-*

niere und ihre erfolgsprechende Behandlung. (Münsch. mediz. Wochenschr. 1903).

ELSCHNING. — *Sehstorungen durch Bleivergiftüng. (Wiener med. Wochenschr. 1898).*

ERB. — *Uber. experimentel erzeugte Arterienerkrankung beim kaninchem (Kong für inn. Med. 1904).*

FEDERN. — *Uber partielle Darmatonie. (Wiener Klinik, 1891).*

— *Blutdruck und Darmatonie. (Vienne 1894).*

— *Die bedeutung des Blutdruckes für die Pathologie. (Wienir Klinik 1903).*

— *Resultate der Blutchruckmessung an Kranken. Kongr. für inn. Mediz. 1904).*

FORLANINI CARLO. — *Contributo clinico allo studio della uremia. (Gaz. med. di Tornio, 1898).*

— *Un caso di accesso uremio curato al salasso. (Gaz. med. di Tornio, 1901).*

FOURNIER. — *Leçons sur la période préataxique du tabès. (1885).*

FRANKEL (Albert). — *Zur lehre vom weakened heart nebst Bemerkungen uber das Symptomenbild des Kardialen Asthma. (Charité Annales. Vol 5).*

— *Die clinischen Erscheinungen der Arteriosclérose und ihre Behandlung. (Zeitschr. für Klin Mediz, 1882).*

— *Uber Kardiale Dyspnoë. (Berlin Klin, Wochenschr. 1888).*

FRÆNKEL (Alexander). — *Uber angio-neurotische Arteriosclérose. (Wien. Klin. Wochenschr. 1898).*

FRANKS-HOCHWART. — *Akroparasthesien. Nothnagels Pathologie. Vol. XI).*

FRANÇOIS-FRANCK. — *Effet vaso-dilatateur du nitrite d'amyle sur les vaisseaux de l'écorce cérébrale et sur les vaisseaux du myocarde. (C. R. de la Soc. de Biologie 1903).*

— *Sur l'action directe du nitrite d'amyle, indépendante de la dépression artérielle. (5 novembre 1904).*

— *Recherches sur l'innervation vaso-motrice intestinale* (*Archives de Physiologie*, 1896).

FRANCK (Aug.). — *Uber die Veränderungen am Zirculations apparate bei Bleikolik.* (*Arch. für Klin Med.* Vol. 16).

FISCHER. — *Münschen med. Woch.* 1905.

FLEISCHER. — *Uber Urämie. Kongr. für inm. Medizin.* 1885).

FUSCH. — *Mitteil. d. Gesellsch. f. inn Medizin in Wien.* 1903).

GÆRTNER. — *Sitzungsberichte der Gesellchaft der Arzte in Wien.* (1887).

— — *Uber das Tonomoter.* (*Münschner. Mediz. Wockenschr.* 1900).

— *Uber einen neuen Blutdruckmesser.* (*Wien. mediz. Wockenschr.* 1899).

GIBSON. — *The nervous affections of the heart.* (Nov. 1902).

GOLDFLAM. — *Uber intermittierendes Hinken.* (*Deutsch. med. Wochenschr.* 1895).

GOLTZ. — *Uber gefässerweiternde Nerven.* (*Pflügers Archiv.* 1874).

GOUGET. — *Saturnisme expérimental, hypertrophie considérable des capsules surrénales. Sclérose aortique.* (Compe rendu de la Soc. de Biologie, 1903).

GRŒDEL. — *Herzaffection bei Tabes dors.* (*Deutsch. med. Wochenschr.* 1888).

GROSS. — *Zur Kenntniss der pathologischen Blutdruckanderungen nach Beobachtungen von Dr Hensen.* (*Deutsch archiv. füur Klin. Medizin.* Vol. 74).

GROSSMANN. — *Experimentelle Untersuchungen zur Lehre von akuten allgemeinen Lungenödem.* (*Zeitschr. für Klin. mediz.* Vol. 16).

— *Weitere experimentelle Beitrage zur Lehre von den Lungenschwellung und Lungenstarrheit.* (Id. Vol. 20).

GSCHEIDLEN. — *Untersuchungen aus dem phys. Laborator in Würzburg.* (Leipzig, 1869).

HALBAN. — *Schwangerschaftreactionen der fötalem organ und Gynaecologie.* Vol. 53).

HARNACK. — *Die Wirkungen des Bleis auf den tierischen Organismus.* (Arch. fur. exp. Path. und Pharm. Vol. 9).

HASENFELD. — *Über die Herzhypertrophie bei Arteriosclerose nebst. Bemerkungen uber die Herzhypertrophie bei Schrumpfniere.* (Arch. fur. Klin Mediz. Vol. 59).

HEAD. — *Die sensibilitätstorungen der Haut bei Visceralerkrankungen.* (Berlin 1898).

HEITZ. — *Du siège des anesthésies cutanées chez les tatiques dans leurs relations avec les crises gastriques et intestinales.* (Comptes Rendus hebd. de la Soc. de Biologie, 1903)

— *Les nerfs du cœur chez les tabétiques.* (Th. Paris, 1903.

HENDERSON et STARLING. — *The influence of changes in the intraocular circulation on the intraocular pressure.* (Journal of Physiology. 1904).

HENSEN. — *Beitrage zur Physiologie und Pathologie des Blutedruck.* (Deutsch. arch. Klin. mediz. Vol. 67).

HEUBELI. — *Pathogenese und Symptomatologie der chron .Bleivergiftung.* (Berlin, 1871)

HIRSCH. — *Uber die Beziehungen zwischen dem Herzmuskel und der Korpermuskulatur ünd uber sein Verhalten bei Herzhypertrophie.* (Archiv. für Klin Med. Vol. 68).

HITSCHMANN. — *Sitzungsbericht des Vereins für Psychiatrie* (1902) (Wien. Klin. Wochenschr.)

HOFFMANN. — *Asthma cardiale.* (Deutsche-Klinik. Vol. 68).

HORWART. — *Zur Physiologie der Darmbewegungen.* (Centrabl für med. Wissenchraft, 1873).

HUCHARD. — *Traité des maladies du cœur.*

IKALOWICKR UND PAL. — *Uber die Kreislaufsverhält-nisse in den Unterleibsorganen. (Wiener mediz. Presse, 1887).*

JABOULAY. — *Traitement de quelques perturbations fonctionnelles des viscères abdominaux par l'élongation du plexus solaire. (Lyon med. 1899).*

JAKSCH. — *Uber den therapeutischen Wert der Blutentziehungen. (Prog. med. Wochenschr. 1894).*

JOFFROY et ACHARD. — *Névrite périphérique d'origine vasculaire. (Archiv. de med. exp. 1889).*

JOSEPH. — *Recherches sur le glaucome primitif.* (Th. Paris, 9104).

JOSUÉ. — *Athérome aortique experimental par injections répétées d'Adrénaline dans les veines.* (Compte Rendus hebdomadaires de la Soc. de Biologie 1903).

KAHN. — *Uber Beenflüssung der Gefassweite in der Netzhaut. Centralblatt für Physiologie* (18 juin 1904).

HAUFFMANN et POLI. — *Zur symptomatologie des Stenokardischen Anfalles. (Wiener klinisch. Wochensch. 1902).*

KNAPP. — *Hemianopsie bei Eclampsie. (Prag. mediz. Wochenschr. 1901).*

KONIGSTEIN. — *Erblindung nach einer Geburt infolge von Ischemia retinæ. (Wien. mediz. Presse, 1885).*

— *Uber die Anwendung des Extract-suprarenale hæmostaticum.*

KOHN. — *Uber die Nebenniere. (Prag. med. Wochenchr. 1898).*

KOLISKO. — *Lehrbuch der Gerichtlichen Medizin.* (Vienne ,1903).

KRONEKER. — *Uber den Tonus des Pfortadersystems. (Zentrablatt für Physiologie, 1890).*

KRÖNIG. — *Verhalten der Deutsch. Gesell. für Geburtshilf. Giessen, 1901).*

KYRI. — *Beziehungen des cerebrospinalen nervensystems zu den Fonctionem und Erkrankungen des Geschlechts. organ. und insbesondere die Beziehungen des sympathicus zü dem Gesamtnervensystem. (Verhalten des Gesellch. für Gynæcologie, 1893).*

— *Die segmentation des sympathicus und seine Beziehungen zum cerebrospinalen nervensystem. (Versamlung der deutsch natur Forscher und Arzte. (Vienne, 1894).*

LAACH. — *Uber die Anwendung des Aderlasses bei Urämie. (Deutsch. med. Wochensch. 1898).*

LAIGNEL-LAVASTINE. — *Recherches sur le Plexus solaire. (Th. Paris, 1903).*

LANGE. — *Deutsch Zeitschr für Nervenheilkunde. (Vol. 27).*

LANDER-BRUNTON. — *On the use of nitrite of amyle in angina pectoris. (Lancet, 1867).*

LENNANDER. — *Beobachtungen uber die sensibilität der Bauchhöhle. (Miteil. Grenzgebieten der Mediz und Chirurgie, 1902).*

LEYDEN. — *Uber Herzaffectionem bei der Tabes dorsalis. (Zentralblatt für iun. Medizin. 1887).*

LOEB. — *Ein Fall von Atemstillstand bei Tabes. (München med. Wochenschr. 1904).*

LOEPER. — *Action de l'adrénaline sur les organes cardia vasculaires et sur la capsule surrénale. (Soc de Biologie, 1903).*

LUDWIG et THIRY. — *Sitzungsber. der Wiener Akademie. (1864).*

MARKENSIE. — *Die Lehre vom Puls. (Frankfurt, 1904).*

MARKWALD. — *Uber ischæmische Schmerzen. Beitrag. zur Arteriosclerose. (Zeitschrift für pratische Artze, 1900).*

MEIGE. — *Migraine ophtalmique, hémianopsie et aphasie transitoire. (Revue de Neurologie, 1904).*

MENETRIER. — *Encéphalopathie saturnine et hyperten-sion artérielle.* (*Soc. med. des hôpitaux*, 1904).

MERKLEN. — Cité dans la *Thèse* de Heitz.

MOEBIUS. — *Die migräne.* (*Nothnagels speziell. Path.* 1894).

MORISSON. — *The nature ,causes and. treatment of the cadiac pain.* (Lancet, 1902).

MORITZ. — *St-Petersburger med. Wochenschr.*, 1901).

MOSSE. — *Zur Kenntnis der experimentellen Bleiko-lik.* (*Deutsch. med. Wochenschr.* 1902).

MOSZKOWICZ. — *Physostygmin gegen gefahrdrohenden Meteorismus.* (*Wiener Klin. Wochenschr.* 1903).

NEU. — *Experimentelle und Klinische Blutdruckmes-sungen mit Gärtners Tonometer.* (*Verhandl der Na-tur histor. mediz. Vereines in Heidelberg.* (1902).

NEUSSER. — *Die Erkrankungen der Nebennieren.* (Vienne, 1897).

— *Zur Symptomatologie gastro-intestinale Storungen bei arteriosclerose.* (*Winer klin. Wochenschr.* 1902).

— *Ausgewählte Kapital. Angina pectoris.* (Vienne, 1904).

NOTHNAGEL. — *Zur Lehre von den vaso-motorischen Neurosen.* (*Archiv. für Klin med.* Vol. 2).

— *Angina pectoris vaso-motoria.* (*Id.*).

— *Schmerzhafte Empfindungen bei Herzerkrankungen.* (*Zeitchr. für kln Med.* 1891).

— *Ubr Gefasschmerzen.* (*Wiener Klin. Wochenschr.* 1893).

— *Die Erkrankungen des Darmes und des Peritoneum.* (Vienne, 1898).

OBERTHUR et BOUSQUET. — *Contribution à la thérapeu-tique du tabès. Le nitrite de soude. Kongres der franz Neurologen in Pau. Revue de Neurologie.* (1904).

OPOCENSKY. — *Uber Beziehungen zwischen Arterios-klerose. Pseudo-tabes.* (*Wien. med. Wochenschr.* 1904).

ORLANDI. — *Sulla pathogenesi degli accessi di angina pectoris. (Gazetta med. di Torino. 1897).*

OPPENHEIM. — *Lehrbuch der Nervenkrankheiten.*

OPPENHEIM et LOEPER. — *Insuffisance surrénale chronique expérimentale. (C. R. Société de biologie, 1903).*

— *Lésions des glandes surrénales dans quelques intoxications expérimentales. (8 février, 1902).*

ORTNER. — *Klinik der Angiosclerose der Darm arterien. (Wien. klin Woch. 1902).*

OSTHOFF. — *Beitrage zur Lehre von der Eklampsie und Urämie. 1886. (Volkmanns Sammlung).*

OWSJAMIKOW. — *Die tonischen und reflectorisches Zentren der Gefässnerven. (Arbeit ans d. physiol. Anstalt zu Leipzig, 1892).*

PAGANO. — *Sur la sensibilité du cœur et des vaisseaux sanguins, (Archives italiennes de Biologie). 1900).*

PAL. — *Uber die Innervation der Leber. 1Mediz. Jahrbücher, 1888).*

— *Nebennierenextirpation bei Hunden. (Wiener. klin Wochenschr. 1894).*

— *Das Herz bei der Phosphorvergiftung. (Jahrbuch, der k. k. kranken. Austalten. (1895).*

— *Uber das Verhalten des Herzens und der Gefässe bei der Phosphor vergiftung. (Ib. 1896).*

— *Uber die Bedeutung der Herzmuskelveranderung bei der Phosphor vergiftung der. Zeitschr. fur. Heilkunde, 1900).*

— *Uber Gefässtod. (Wien. klin. Rumdschau, 1899).*

— *Uber den motorischen Einfluss des Splanchnicus auf den. Dünndarm. (Archiv. für Verdaungskrankh. Vol. 1899).*

— *Uber Beziehungen zwischen Zirkulation, Motilität ünd Tonus des Darmes. (Wien. med. Presse).*

— *Physostigmin ein Gegengift des curare. (Zentralblatt für Physiologie. 1900).*

— *Nene Untersuchungen uber die Darmwirkung des opium und des Morphin.* (Wien. med. Presse, 1900).

— *Uber den Darmschmerz.* (Wiener. med. Presse, 1903).

— *Zur Pathogenese der akuten transitorischen Amaurose bei Blerkolik. Urämie und Eclampsie.* (Zentralblatt für Medizin, 1903).

— *Venengeräusch an der rechten Lungenspitze, entstanden in der Vena Azygos. Paroxysmale Tachycardie,* (1903.)

— *Uber Gefässkrisen und deren Beziehung zu den Magen und der Bauchkrisen der Tabiker,* (Münsch. med. Wochenschr. 1903).

— *Die vaso-motorischen Begleiterscheinungen der lanzienierenden Schmerzen und das Alternieren tabischer Krise.* (Wiener mediz. Wochenschr. 1904).

— *Uber angina pectoris und abdominis.* (Id. 1904).

— *Paroxysmale Hochspnannung Dyspnoë.* 1907.

PAULI. — *Uber Ionenwirkung und ihre therapeutische Anwendung.* (Münch. mediz. Wochenschr. 1903).

PICK. — *Uber Hemianopsie bei Urämie.* (Deutsch. Archiv. für klin Medizin. Vol. 56).

PIERRET. — *Sur les relations du système vaso-moteur du bulbe avec celui de la moëlle chez l'homme.* (Académie des Sciences, 1882).

PINELLES. — *Theocinbchandlung stenokardischer Anfalle.* (Mitteil. der Gesell. f. inn. Medizin. Vienne 1903).

POTAIN. — *La pression artérielle.* (Paris, 1902).

PUTNAM. — *Recherches sur les troubles fonctionnels des nerfs vaso-moteurs dans l'évolution du tabès sensitif.* (Paris, 1882).

RECKLINGHAUSEN. — *Uber Blutdruckmessung beim Menschen.* (Arch. f. exp. Path. und Pharmlkol. 1901).

RIEGEL. — *Zur symptomatologie und Theorie der Bleikolik.* (Deutsch Archiv. f. Klin Mediz.)

RIVA-ROCCI. — *Un nuovo sfigmomanometrio.* (*Gaz. med. di Torino.* 1896).

ROMBERG. — *Experim Untersuchungen über die allegemeine Pathologie der Kreislaufstörungen bei akuten Infectionskrankheiten.* (*Deutsch. Archiv. f. Klinik. Medizin.* 1903).

ROSENSTEIN. — *Uber Epilepsia saturnina und derem Beziehung zur Urämie.* (*Virchows Archiv.* Vol. 39).

ROUX. — *Les lésions du syst. gr. sympathique dans le tabès et leurs rapports avec les troubles de la sensibilité viscérale.* (Th. Paris, 1900).

SAWADA KEIGI. — *Blutdruckmessungen bei Arteriosklerose. Deutsche med. Wochenschr.* 1904).

SCHAEFER. — *Do the coronary vessels posses vasomotor nerves.* (*Archives des sciences biologiques. Pawlow Festchrift.* 1904).

SCHAUTA. — *Lehrbruch der gesamten Gynakologie.* (Vienne. 1901).

SCHLESINGER. — *Uber eine Gefässerkrankung bedingte Form der Neuritis.* (*Neurol Zentralblatt,* 1895).

SCHNITZLER. — *Zur symptomatologie des Darmarterienverschlusses.* (*Wien. med. Wochenschr.* 1901).

SCHROTTER. — *Erkankungen der Gefässe. Nothnagels Spec. Path.* (Wien. 1901).

SCHWEINBURG. — *Zur Wirkungsweise des Amylnitrit.* (*Wien mediz. Presse,* 1885).

SERGENT et BERNARD. — *Sur un syndrome clinique non addisonien à évolution aignë lié à l'insuffisance capsulaire.* (*Archiv. générales de médecine.* 1899).
— *Note pour servir à l'étude de la pathologie des capsules surrénales.* (C. R. de la Société de Biologie, 1898).

STEJSKAL. — *Klinisch experim Untersuchungen uber den Herztod infolge von Diphterietoxin.* (*Zeitschrift.*

STENBERG. — *Beiträge zur klinik der Nierensteine, insbesondere ihrer gastro-intestinalen Erscheinungen.* (*Wien klin Wchenschr.* 1901).

STILLING. — *A propos de quelques expériences nouvelles sur la maladie d'Addison. (Revue de médecine, 1890).*

— *Die chromophilen Zellen und Körperchen des Sympathicus. (Anat. Anzeig, 1898).*

STRAUSS. — *Des ecchymoses tabétiques à la suite des crises de douleurs fulgurantes. (Archives de Neurologie, 1881).*

STRICKER. — *Untersuchungen uber die Ausbreitung der tonischen Gefässnervenzentren im Ruckenmarke des Hundes. (Sitzungsberichte der Akad. d. Wissen. Wien. 1877).*

— *Untersuchungen über die Gefässnervenwurzeln des Ischiadicus. (Medizin Jahrbücher, 1877).*

TANQUEREL DES PLANCHES. — *Traité des maladies de plomb. (Paris 1839).*

TEISSIER. — *L'aortite abdominale. (Sem. med. 1902).*

TERSON et LAMPOS. — *Sur le glaucome. (Arch. d'ophtalmologie, 1898).*

THAUNIG. — *Zur Kenntnis der Gefasswirkung des Iod. (Wien. mediz. Woch. 1902).*

THOMA. — *Uber die Abhangigkeit der Bindegewebsnenbulding von den mechan. Bedingungen des Blutumlaufs. (Virch. Arch. Volumes : 93, 95, 104).*

— *Bemerkung uber die Vater-Pacinischen Korper in der Gefässwand. (Id. Vol. 116).*

TIGERSTEDT UND BERGMANN. — *Niere und Kreislauf (Skandinavisches Archiv. f. Physiologie. 1897).*

TRAUBE. — *Gesammelte Beitrage. (Berlin, 1878).*

VAQUEZ. — *Hypertension. Bull. de la Soc. medic. des Hôpitaux. (5 février, 1904).*

— *Hypertension artérielle dans le saturnisme aigü et chronique. (Semaine médicale. 1904).*

VAQUEZ et NOBECOURT. — *De la pression artérielle dans l'éclampsie puerpérale. (Bull. de la Soc. medicale des Hôpitaux, 1897).*

VASCHIDE et LAHY. — *Les données expérimentales et cliniques de la mesure de la pression sanguine. (Arch. gén. méd. 1902).*

VULPIAN. — *Tabès dorsal, accès de douleurs thoraciques, précordiales, à forme d'angine de poitrine. Crises gastriques très violentes. (Revue de médecine, 1885).*

WAGEMMANN. — *Beitrag zur Kenntniss der Zirculationstörungen in dem Netzhautgefässen. (Græfs Archiv. 1897).*

WALKO. — *Uber den therapeutischen Wert und die Wirkungsweise des Aderlasses bei Urämie (Zeitschr. für Heilkund.* Volume 22).

WEBER. — *Soc. med. des Hôpitaux.* 1892).

WEISS HUGO. — *Blutdruckmessungen mit Gärtners Tonometer. (Münschn. med. Woch.* 1900).

WIESEL. — *Zur Pathol. Anatomie der Addisenschen Krankheit. (Zeitschr. f. Heilkunde.* Vol. 24).

WIESSNER. — *Uber Blutdruckuntersuchungen während der Menstruation und Schwangerschaft. Gesell für Geburtshilfe in Leipsig.* 1899).

ZIEMSSEN. — *Deutsche Naturforscherversammlung. Lübeck,* 1895).

ZWEIFEL. — *Zur Aufklärung der Eclampsie. (Archiv. für Gynäkologie,* 1904).

TABLE DES MATIÈRES

PARTIE GÉNÉRALE

PARTIE SPÉCIALE